计算机导航技术在膝关节韧带重建中的应用

主　编　王大平
副主编　陆　伟　熊建义　柳海峰
编　者　（按姓氏拼音排序）
冯文哲　顾洪生　郭岱琦　李　皓
李文翠　刘国平　刘健全　柳海峰
陆　伟　欧阳侃　王大平　熊建义
杨　雷　尤　微　朱伟民

科学出版社
北　京

内 容 简 介

本书从临床角度出发,通过展现大量临床资料,采用手术图谱的方式,直观介绍了计算机导航技术的基本原理、操作步骤,并且分章节详细介绍了计算机导航技术在前、后交叉韧带、侧副韧带重建手术中的具体应用,以及术前和术后需要面对的问题、解决方法。我们力求通过本书的介绍,使读者对计算机导航技术的手术技巧及操作流程一目了然,从而起到"看图识术"的作用。

图书在版编目(CIP)数据

计算机导航技术在膝关节韧带重建中的应用 / 王大平主编 .—北京:科学出版社,2012. 4

ISBN 978-7-03-033885-3

Ⅰ. 计… Ⅱ. 王… Ⅲ. 计算机技术-应用-膝关节-关节韧带-关节损伤-治疗 Ⅳ. R686. 5. 05-39

中国版本图书馆 CIP 数据核字(2012)第 046907 号

责任编辑:王　颖　秦致中　李国红 / 责任校对:李　影
责任印制:张欣秀 / 封面设计:范壁合

科 学 出 版 社 出版
北京东黄城根北街 16 号
邮政编码: 100717
http://www.sciencep.com
北京建宏印刷有限公司 印刷
科学出版社发行　各地新华书店经销
*
2012 年 4 月第　一　版　　开本:787×1092　1/16
2019 年 1 月第二次印刷　　印张:7 1/4
字数:164 000
定价:128. 00 元
(如有印装质量问题,我社负责调换)

序

“请君莫奏前朝曲，听唱新翻杨柳枝”。信息科学和生命科学都是先行已久的前沿性科学，两者都有长期卓著的辉煌成就。现将信息科学领域中先进的计算机技术，与生命科学领域中实用性很强的医学紧密结合，实现了外科手术数字化、可视化、导航化，验证了“科学技术是第一生产力”的真谛，也翻开了创新性发展中新的一页。

“工欲善其事，必先利其器”。计算机辅助导航外科手术，是基于计算机对大量数据信息的高速处理及控制能力：通过图像三维重建、空间定位、虚拟环境，使医生能够在术前充分评估病人情况，依据个性化的术式方案设计，确定手术范围，导航手术路径，使手术微创化，是更安全、更准确的一门综合性技术。

《计算机导航技术在膝关节韧带重建中的应用》是由深圳市第二人民医院王大平教授等编写的一门实用性很强的专著。作者们都是临床一线的专家学者，术中内容是他们临床和教学经验的结晶。本书通过图文结合，形象直观地把导航手术的流程和关键要点介绍给读者，可以缩短学习过程，早日掌握导航微创新技术，提高手术质量，与国际医学界发展同步。

2011年“中华医学会数字医学分会”正式成立，学术专著《计算机导航技术在膝关节韧带重建中的应用》的出版，为这个新兴学科和学术团体，献上了一份学术厚礼。数字医学的膝关节外科导航技术，毕竟是一项难度较大、技巧要求较精的新技术。专著内容中，重点讲解了导航技术在运动医学，在前、后交叉韧带、侧副韧带重建的应用和技巧，是一本很好的导航下关节镜手术教材和参考书。

“数典忆祖”、“追根溯源”。我们必须清醒地认识到，膝关节镜技术是一门经验科学，操作者要具备综合的基本理论和技巧素质，导航技术这种新理论，确能缩短学习时间，增加手术精度，但不能完全替代操作者的扎实基本功。为此，在这本专著中，融入了王大平教授及其团队在运动创伤救治领域的传统经验，是特别值得珍惜的宝贵结晶。

钟世镇

中国工程院院士
中华医学会数字医学分会专家咨询组组长
南方医科大学教授
2012年春于广州

前　言

近年来随着骨科学和运动医学的飞速发展，"关节镜下手术"和"微创手术"的概念越来越为骨科和运动医学科专家们所接受。如何能提高关节镜手术的准确性，又可以规避手术风险是每一位骨科医生都希望达到的理想境界，也是迫切需要解决的问题。近年来，数字医学技术的迅猛发展，特别是导航辅助手术、可视化手术操作的实现，为解决该问题提供了一个研究方向，展现出巨大的发展潜力。我们较早地在手术中引入导航概念，将导航与关节镜下手术结合，发现导航技术对于关节镜下膝关节韧带重建，特别是在前、后交叉韧带重建手术中表现出明显的优势，能消除关节镜二维视野的限制，更加准确地定位，规避手术风险，并且导航技术应用在膝关节内外侧副韧带、后外侧角重建手术中，较传统手术方式更加微创，大大提高了手术的精准度，使微创技术更上一层楼。然而，导航辅助手术毕竟是一项新兴技术，手术初期我们遇到各种问题，早期开展这项技术困难较多。为了让有志运动医学微创技术的同道少走弯路，尽快地掌握这门技术，我们编写了《计算机导航技术在膝关节韧带重建中的应用》一书，将我们的经验与广大的运动医学医生分享，这是我们编写这本书的初衷。

本书的编写特点就是从临床角度出发，总结我们近5年来的临床资料，并参考国内外近年来在关节镜等方面的新进展，采用手术图谱的方式，直观地介绍导航技术的基本原理、操作步骤，分章节详细介绍了导航技术在前、后交叉韧带、侧副韧带重建手术中的具体应用，术前和术中需要面对的问题和解决方法，使读者对导航技术的手术技巧及操作流程一目了然，从而起到"看图识术"的作用。希望读者能通过此书对导航手术有较为系统的了解，缩短学习曲线，发挥出该技术应有的优势。

限于编者水平和阅读的局限性，在编写过程中会有不少疏漏和错误，敬请广大读者批评指正。

编　者

2012年3月

目　　录

第一章　计算机导航技术基本知识

第一节　计算机辅助导航的应用与研究进展

近十年来，随着计算机技术和精密机械自动控制技术的日益成熟，医学影像设备质量的不断提高，结合计算机医学图像处理及三维可视化、医用机器人、空间三维定位导航系统和临床手术，由定量诊断、手术模拟和预测、立体定向导航和远程医疗等组成的计算机辅助外科手术(Computer Assisted Surgery，CAS)系统已成为生物工程研究的热门领域之一。它可以对图像进行三维重建和融合，术前充分评估患者的情况，规划手术路径、方案，模拟手术，术中追踪手术器械，引导手术，确定手术范围，从而使外科手术更加精确、安全和微创化(图 1-1-1～图 1-1-6)。

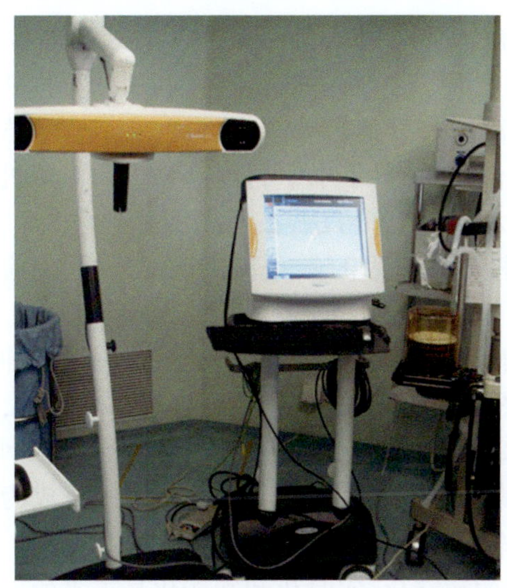

图 1-1-1　骨科手术导航设备

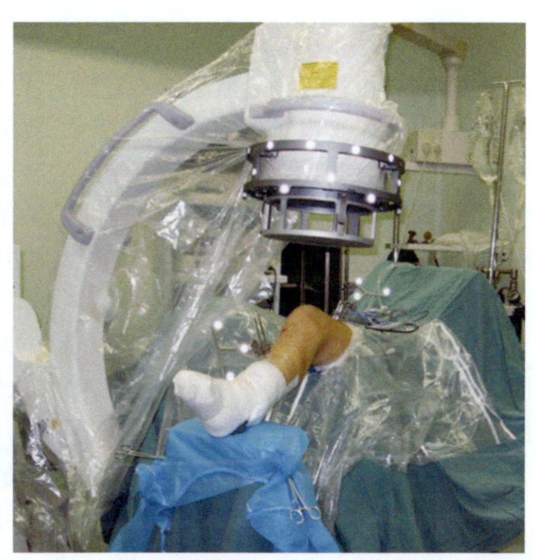

图 1-1-2　C 型臂 X 光机

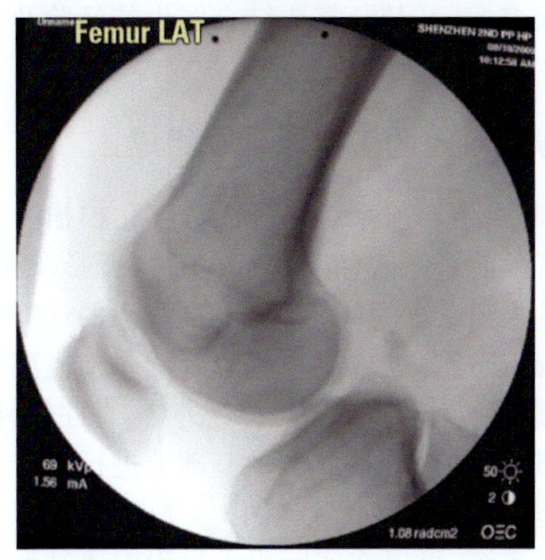

图 1-1-3　导航手术中的影像学

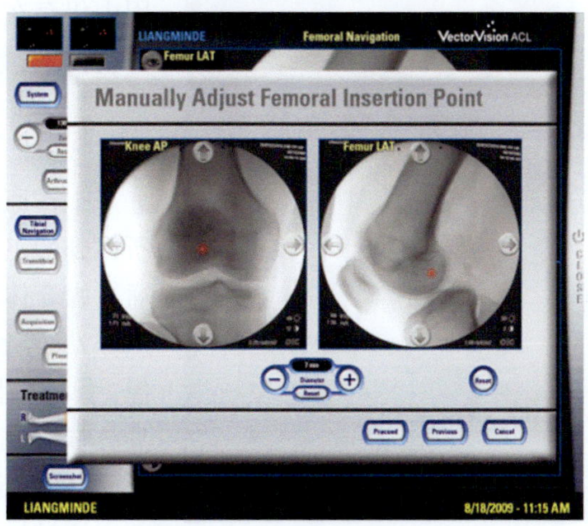

图 1-1-4　导航指导术中定位

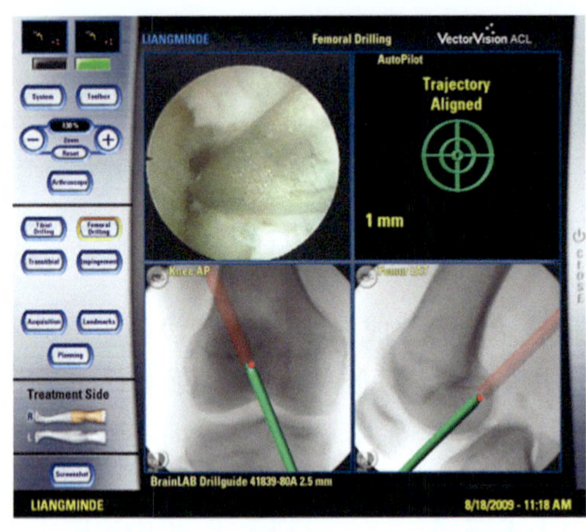

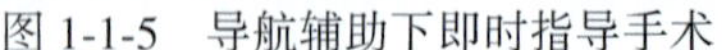

图 1-1-5　导航辅助下即时指导手术

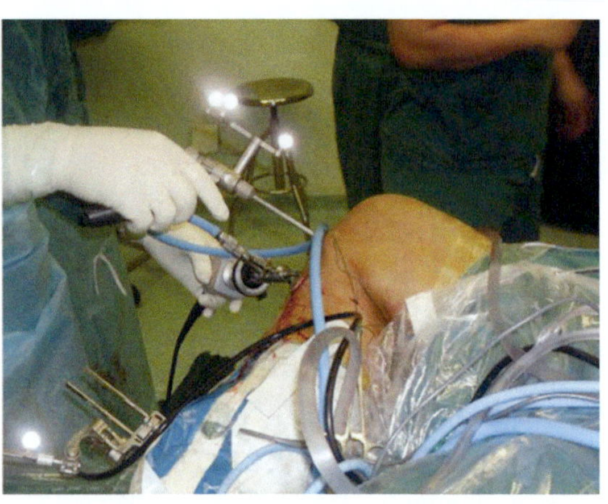

图 1-1-6　导航指导术中的操作

CAS 在骨科手术中的具体应用称为计算机辅助骨科手术(Computer-Assisted Orthopedic Surgery,CAOS),也称骨科导航手术。它综合了当今医学领域的先进设备,利用计算机断层扫描、磁共振成像、正电子发射断层摄影术、数字减影血管造影等图像信息,并结合立体定位系统,对人体肌肉骨骼解剖结构进行显示和定位,在骨科手术中利用计算机和医用机器人进行手术干预。CAOS 为骨科医师提供了强有力的工具和方法,在提高手术定位精度、减少手术损伤、实施复杂骨科手术、提高手术成功率方面表现卓越,虽应用时间较短,但应用日益广泛,受到各国骨科医师的高度重视。

手术导航在临床手术中的应用可以带来如下几大益处:①通过使用手术导航,延伸了医生有限的视觉范围。通过在外科手术中引入图像的引导,能够有效地提高手术精度,缩短手术时间,减少手术创口以及并发症的发生。②全程数字化的手术导航系统有利于网络传输与数字存储,使远程手术协作、手术规划仿真、教学及诊疗全过程记录与回放成为可能。计算机辅助导航系统使外科手术迅速、安全、准确,导航系统的数字化、实时化和智能化是未来的发展方向。当然目前手术导航系统仍处在发展阶段,在使用中仍存在很多实际问题,需要结合医生的经验及计算机技术、数字化医疗图像设备的逐步完善。

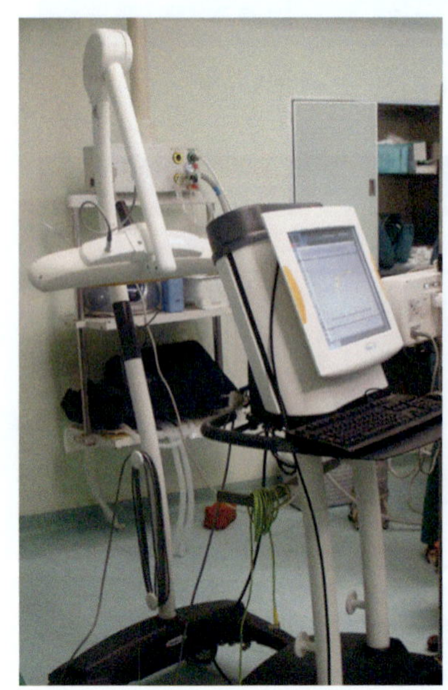

图 1-1-7　计算机导航系统

(一) 导航系统的工作原理及组成

工作原理:手术导航系统是利用数字化扫描技术所得到的患者术前影像信息(CT、MRI、C 型臂影像等)通过媒介体输入到系统的核心——功能强大的计算机工作站,经过高速运算处理后重建患者的三维模型影像,手术医生即可操作相关软件(神经外科、脊柱外科、耳鼻喉科、整形外科等),在此影像基础上进行术前计划,并可设定多条手术计划路线(图 1-1-7,图 1-1-8)。

通过导航系统,可以在实际手术过程中通过系统红外线摄像头动态追踪手术器械相对患者解剖结构的当前位置(图 1-1-9),并明确提示患者的影像资料,手术医生通过显示屏从各个方位观察到当前的手术入路以及各种参数(角度、深度等)。从而最大限度地避开危险区,在最短的时间内到达靶点,减少手术创伤以及并发症,完成真正意义上的微创手术。

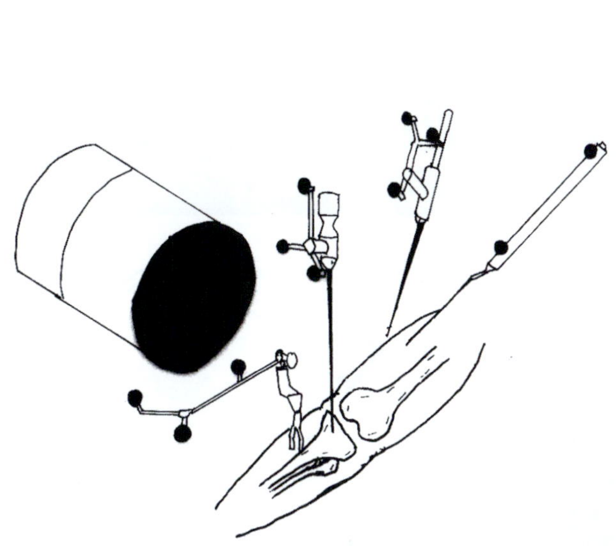

图 1-1-8　将患者影像信息通过媒介体(工作站+红外线摄像系统)输入到工作站

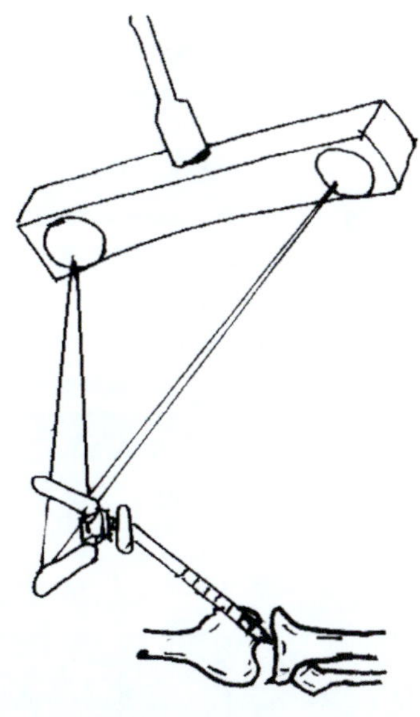

图 1-1-9　红外线摄像头动态追踪手术器械相对患者解剖结构的当前位置

(二) 手术导航系统的基本构成

手术导航系统中使用的设备一般包括:位置跟踪设备,手术器械,患者及手术导航服务器(图像处理与显示,位置信息采集与显示,与其他系统协调与通讯等)。利用注册方法,将各设备的坐标系统一在一个坐标系下,以手术器械与手术图像的位置关系,对手术器械进行定位与跟踪,并在图像系统中显示出来(图 1-1-10)。

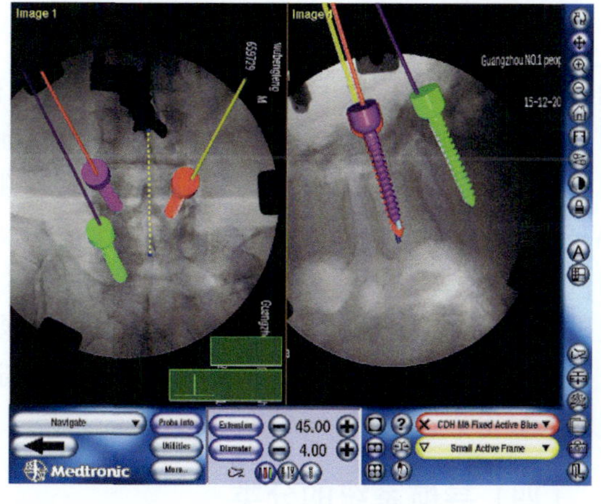

图 1-1-10　导航下实施手术,规避风险,减少手术创伤

手术导航系统基本构成主要有以下几个方面:①手术导航工具用于发射或反射光信号以确定手术工具的位置。②位置跟踪仪是通过接受光电信号来监视跟踪手术器械的位置(图 1-1-11)。③监视器用于反映手术器械的位置和患者的影像资料。④工作站可将虚拟坐标系与实际坐标系通过计算匹配(图 1-1-12)。

(三) 导航技术的发展历史

导航技术的最早应用是 1907 年 Horsley 和 Clarke 在小动物身上的实验研究。由于利用体外解剖标志位置来确定体内位置,精度较差,不能应用于人体手术。直到 1947 年,Spiegal 和 Wycis 采用一种被称为“气脑造影术”的图像技术给软组织标志予以空间定位,才首次开创了导航系统在人体手术中的应用。20 世纪 50 年代至 60 年代,导航系统开始广泛应用于丘脑切开手术中，但这一时期的导航系统都是基于平面影像。CT 技术的出现和发展，使得三维空间定位成为可能，为导航系统的发展提供了广阔的空间。近 20 年来，各种导航系统相继问世，并逐渐应用于临床。

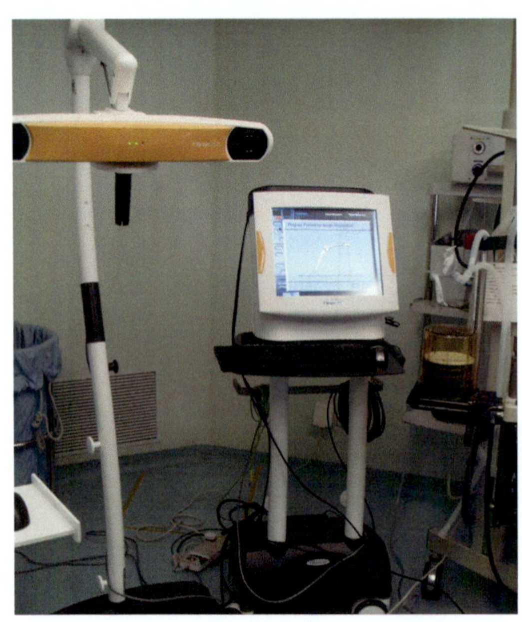

图 1-1-11　导航工作站及位置跟踪仪

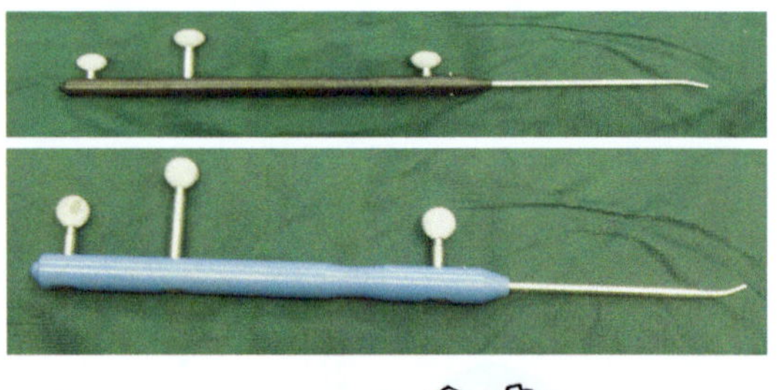

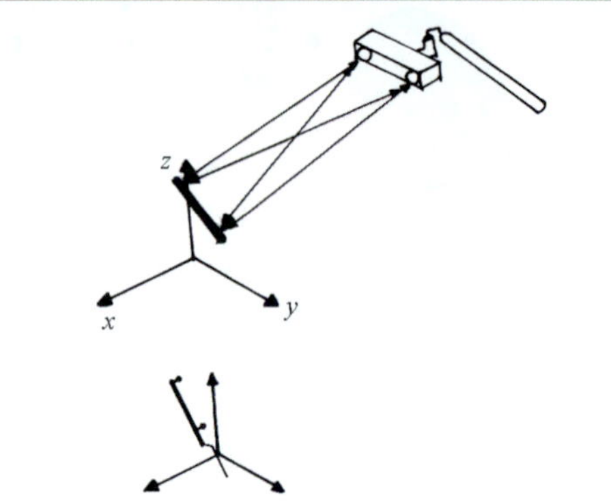

图 1-1-12　通过跟踪导航工具，将虚拟坐标系与实际坐标系通过计算匹配后指导手术

最简单的影像导引系统仅由头部定位框架和有标志点的影像所组成，只能用于术前计划。进一步的发展是有臂系统，即用数字化机械臂作为空间定位设备，不仅能用于术前规划，还可用于术中导航，这类产品中最具代表性的是加拿大 ISG Technology 公司的观察棒(Viewing Wand)。该类产品由于机械臂的使用给手术医师带来了不便。更进一步的系统成为自由漂浮系统，即无臂系统，这类系统在患者和影像之间没有机械臂相连，而是用光学、电磁感应等方法来联系患者和影像，追踪并记录手术器械的位置。目前最新的影像引导系统是机器人手术显微镜，即机器人根据术前制定的方案自动调整手术显微镜的位置，利用机器人做手术。

(四) 导航系统的分类

1. 按交互方式分类

所有的 CAS 系统均是导航工具与手术环境(包括医生)的交互操作，从而实现一定的空间位置关系。按照交互方式的不同，将手术导航系统分为主动式、半主动式、被动式 3 种。被动式手术导航系统占据主要的市场份额。

(1) 手术机器人可归为主动式导航系统，这是因为机器人在实施手术的过程中完全凭借机器手进行操作，不需要手术医生的人工干预。机器人可以按照手术计划进行精确的手术操作，但目前机器人在灵活性方面却往往难以满足手术的复杂性要求，因而限制了手术机器人的临床推广应用。

(2) 半主动式导航系统属于第 2 代机器人手术系统，多数处于实验研究阶段，尚未见临床应用报道。它允许医生在机器人控制的安全范围内随意移动手术工具,但如果手术超越此安全范围,系统将终止操作。该系统不但确保了手术的安全性,还充分发挥了人手的灵活性,有待进一步研究、应用。

(3) 被动式导航系统在手术过程中起辅助作用,仅仅控制手术工具的空间运动轨迹,最终的手术操作还要靠手术医生来完成(图1-1-13,图1-1-14)。空间立体定位技术是其关键技术,可确定手术器械与患者解剖结构之间的空间位置关系。实现该技术的方法主要有光学定位法、电磁定位法、超声定位法和机械手定位法等。

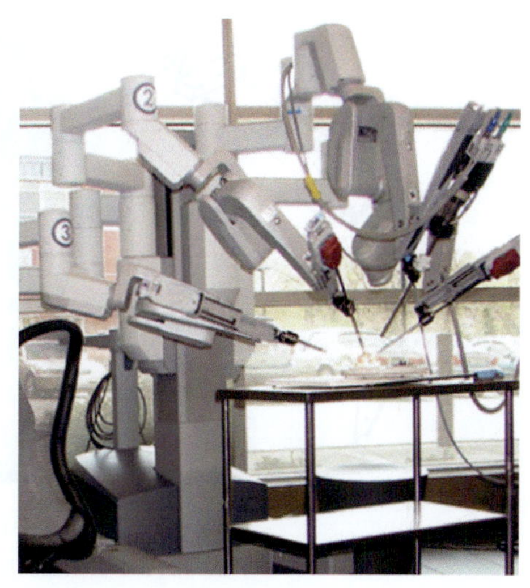

图 1-1-13　达芬奇手术操作系统(被动式导航系统)

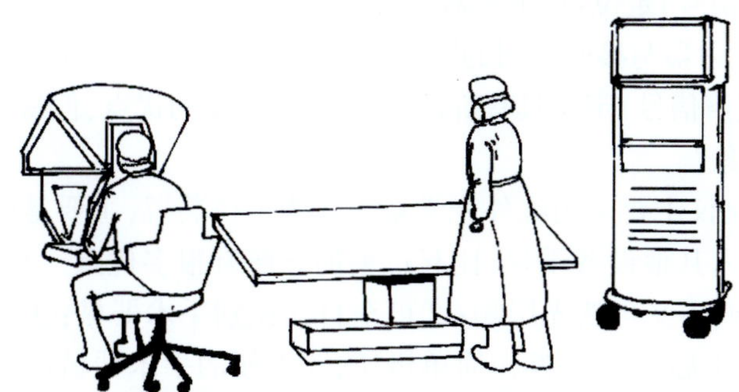

图 1-1-14　被动式导航系统手术决定者为手术医师

2. 按照被动系统是否采用术前 CT 分类

按照被动系统是否采用术前 CT 分为需影像的系统和无需影像的系统。无需影像系统还有两个亚型:①以标志结合点动力性建模的系统;②以三维骨建模为基础的系统。

3. 按导航信号分类

(1) 光学定位(红外线):是目前使用最广、精度最高的主流定位方法,以 CCD 摄像机作为传感器,利用安装在手术器械上的发光二极管发出的红外线的空间位置,判断手术器械的位置和姿态,指导医生完成操作。典型的精度为 1mm。优点是手术器械更换方便、体积小、易操作、可跟踪多个目标、速度快,缺点是易受手术室背景光线和其他反射物的干扰、价格昂贵(图 1-1-15)。

(2) 磁(电场)定位:利用每个电磁产生的线圈定义一个空间方向,共 3 个线圈,然后根据已知的对位关系就可以确定目标的空间位置。精度较高一般为 3mm。优点是价格相对较低、体积小、不被遮挡,缺点是工作范围小、易受铁磁性物体的干扰。

(3) 机械定位法:即机械手,至少有 6 个自由度,且每个关节均有编码器,可通过其几何模型和关节编码器的瞬时值计算出与机械手相连的手术器械位置。机械定位法是最早应用到 CAOS 系统的定位方法,典型精度为 2~3mm。优点是技术成熟可靠、可在特定位置夹持手术器械,缺点是系统庞大、无法跟踪移动物体、自由运动有限。

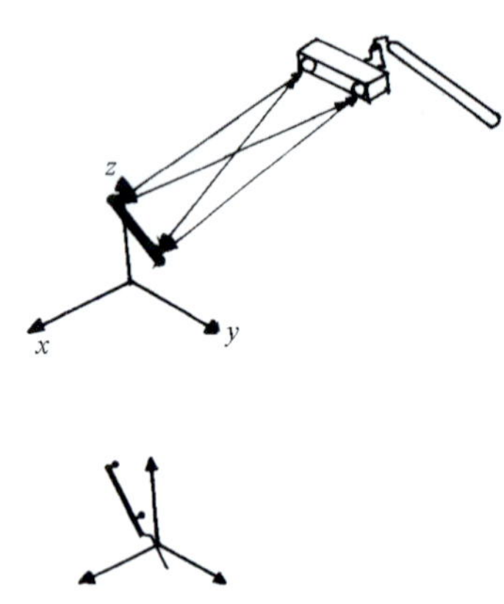

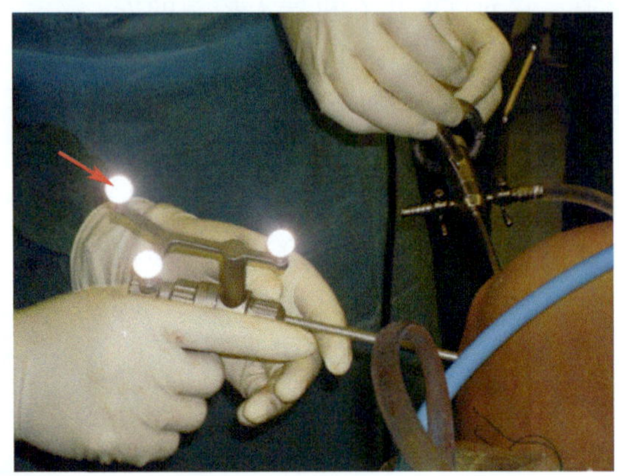

图 1-1-15 光学定位

箭头示手术器械上的反射子在强闪光下的反射信号

(4) 声学(超声信号)定位:在手术器械上放置 N 个(≥3)超声发射器,通过测定超声波的传播时间来计算发射器与接收器间的距离,从而计算出手术器械的位置和姿态。精度一般为 5mm。声学(超声信号)定位具有价格便宜、校准方便的优点,但易受环境的影响,精度差,存在遮挡干扰现象。

现在的手术导航仪主要使用红外光学系统作为定位装置,主要是因为分辨准确,可三维定位,不受手术室内其他设备干扰,比起过去的导航有很多优点。其优点有:①主/被动红外光作为定位光源,不受自然光影响;②可全自动识别手术器械;③可自我诊断,方便知道导航的精确度;④可无线遥控,操作简单迅速;⑤方便的手术器械注册,可使自己的手术器械变成导航示踪器;⑥大视野摄像跟踪系统使操作的限制明显减少。

(五) 导航系统在临床中的应用

CAS 系统从一出现,就不断得到临床应用的检验。许多报道描述了相关的各种应用步骤。最优到达病灶、确定切除程度、保证完成既定手术方案和保护非病态重要结构等,在任何手术中都是基本原则。这些原则是微创手术的重点,手术导航系统是这些原则的重要保障。下面是 CAS 系统在各种临床中的主要应用。

1. 神经外科手术

切除颅内肿瘤可能是计算机辅助手术系统最普遍的应用。由于人脑的特殊性,颅内病灶是不能直接看到的。对于颅内肿瘤,首先要精确确定肿瘤位置,在图形工作站上计划最佳手术路径。预先在患者头部做出标记,一旦在手术室中的配准工作完成,立体定位系统可以准确指导开颅位置和深度,引导精密仪器通过头颅的一个小孔进入大脑组织。小孔切口的位置、形状和大小都被裁剪得最优。手术中尽可能避开大脑中的重要组织器官,如主要血管和运动中枢。导航系统可以跟踪手术仪器的位置,使医生在显示器上监视仪器是否按最优路径到达病灶。病灶的切除基于同样的技术完成。

2. 血管畸形手术

由于血管解剖关系清楚,手术导航系统在血管手术中的应用(如动脉瘤切除)可能收获不多。但传统病理学无法反映血管畸形,像动静脉相连的畸形,考虑到它们特殊的血管结构,术中切除畸形血管有大出血的危险。通过 DSA 或 MRI,建立血管及其周边组织的整合数据库,术前计划可用来确定畸形血管位置。在术中对已知标志点的识别会进一步增加医生的信心。对于深部 AVM 进行手术路线优化,如同在神经外科手术中描述的那样,可指导医生以最小损伤周边组织到达畸形血管,手术导航可以起到减少手术失误的作用。

3. 内镜手术

20 世纪 90 年代,内镜手术取得了明显进展,其微创的优点被广泛接受。但内镜视野有限,医生不能观察到他所正在做的一切,并且不易获知内镜的精确位置。内镜与 CAS 结合能产生很好的效果,通过立体定位,可将内镜得到的图像与标准的医学图像组合,完成对局部图像的定向。尽管内镜是微创的,由于其深入人体内部,其错误定向的潜在风险很高。如果导航系统能提供一个简单的术前计划,沿某一路径能顺序到达所有的囊肿,就能使它们被分别开窗,那么,错误定向和不完全治疗的担心就大大减小了。

4. 耳鼻喉科手术

在耳鼻喉科手术中,鼻窦区的手术空间十分狭小,视神经和动脉血管均属易损的危险结构。在大多数情况下,由于患者的头部不被头环固定,因此需要系统跟踪头部的运动。临床应用中最大的问题是配准。传统的方法是利用解剖标志点,而在耳鼻喉科手术中,这些标志点恰恰是病变区域。研究表明,使用一种配准方法难以达到要求,组合配准是发展的趋势。

5. 计算机辅助骨科技术的临床应用

计算机辅助骨科技术目前来说运用的比较成熟,其开始于欧洲和北美洲,于 2000 年 2 月开始联合召开 CAOS 年会。由于骨骼的特殊性,此项技术在骨科领域发展迅猛,在脊柱外科,髋、膝关节置换,前交叉韧带重建,骨盆及长骨干骨折等方面开始应用,已经成为微创外科的一部分,促进了微创外科的发展。

(1) CAOS 在脊柱外科的应用:椎弓根螺钉内固定方面,是目前 CAOS 在脊柱外科领域发展最快,应用最广的领域。CAOS 是从 20 世纪 90 年代开始的,当时神经外科应用的脑立体定向导航手术显示了很大的优势,在此技术应用于神经外科的脊柱手术时被骨科医生所关注。20 世纪 90 年代初,Foley 等首先分别进行了导航系统在脊柱外科领域中应用的尝试。他们最早在实验室进行了计算机辅助下的椎弓根螺钉内固定术实验,并于 1995 年在芬兰赫尔辛基实施了世界第 1 例计算机辅助导航下的腰椎椎弓根螺钉内固定术。此后相关实验研究和临床应用报道逐渐增多。计算机辅助手术增强了手术显示度,增加了内置物安放准确性,显示出较好的优越性,但是延长了手术时间,更多的经验有待总结(图 1-1-16)。

(2) CAOS 在关节方面的应用:在关节置换方面,有研究结果显示,应用 CAOS 进行关节置换较传统手术有较高的准确性。早期以美国 Taylor 为首开发的 Robodoc 系统最为典型,于 1991 年首次成功应用于全髋关节置换术。此后 CAOS 在髋、膝关节置换方面的研究应用逐渐增多,近年也有大宗病例应用研究的报道。应用 CAOS 系统行全髋置换,髋臼假体外展角度的变异减少,假体与人体更匹配,安装过程也更精确,手术质量明显提高,对避免术后一些并发症有着重要意义。

(3) 韧带的重建方面:在膝关节交叉韧带的重建方面,Dessene 等最早将该技术应用于前交叉韧带重建手术,取得满意手术效果。Klos 等介绍了前交叉韧带重建术中应用 CAOS 精确定位移植前交叉韧带,较传统方法更安全准确。Picard 等在体外模拟应用导航系统与

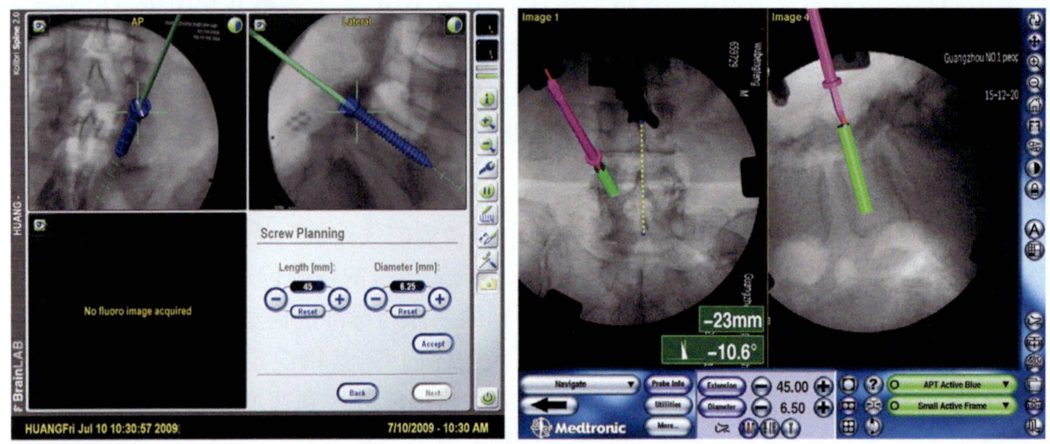

图 1-1-16　导航系统运用于椎弓根螺钉内固定术

传统关节镜下行膝关节前交叉韧带重建术进行随机对照实验分析，通过对术前设定的理想位置点与实际手术骨孔之间的距离测量显示，导航系统比传统关节镜手术更精确，两组间有统计学差异(图 1-1-17)。

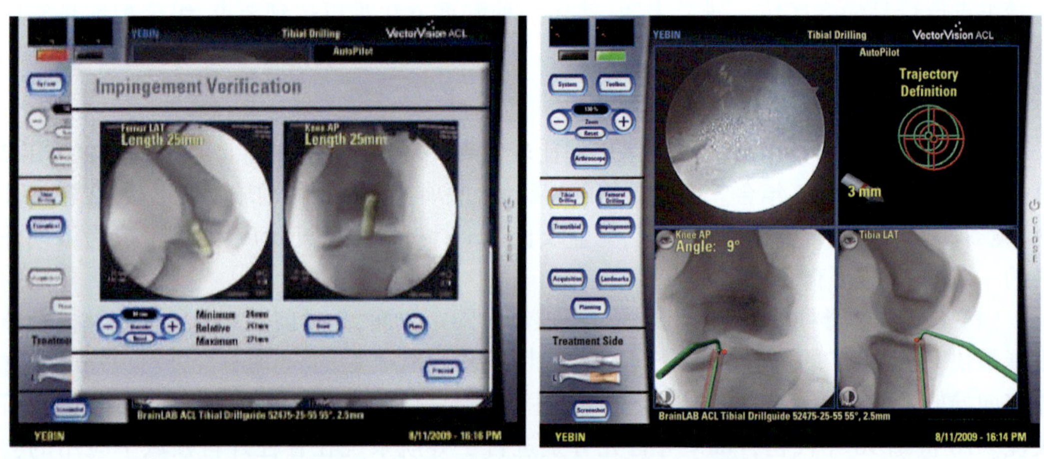

图 1-1-17　导航系统运用于膝关节前交叉韧带重建

(4) 骨折髓内钉内固定方面：1997 年首先报道计算机辅助下的髓内钉远端锁钉技术，近年这方面的应用逐渐增多，且已证实其可以缩短手术时间并减少射线的照射，甚至手术过程中完全不用 C 型臂 X 线机透视。Hazan 等报道在行股骨骨折带锁髓内钉内固定术中应用 CAOS 系统全部锁钉一次锁准，而且缩短了手术时间，术中射线的暴露明显减少。但目前缺乏大宗临床病例的报道，有待进一步研究。

(5) 骨盆骨折方面：Hufner 等开发新的 CAOS 软件系统应用于骨盆环骨折复位内固定手术，与直视下对骨折块复位比较，两组的残余错位程度和旋转角度差异不大，无统计学意义。髋臼骨折方面 Kahler 等研究应用 CAOS 对髋臼骨折进行螺钉内固定，有 9 5%的螺钉与目标的差异小于 5mm，且 90%的螺钉可以经皮植入。髋臼骨折类型复杂，多为粉碎性，且解剖位置深，暴露困难，若选择切开复位内固定术，合适的手术入路是手术成功的关键。而螺旋 CT 的多维重建为此类骨折的诊治提供了一种新的手段，对手术方案的制定有重要参考作用。王坤正等还认为，由于容积重建技术包含了髋臼骨折术后骨质内、外部结构的信息，因此是目前显示髋臼术后形态的最佳方法，对骨折术后疗效判断有较高的价值。研究发现通过计算机图像处理技术可将儿童各时期髋关节的正位X线叠加在一起，以了解髋臼的形态变化。阿良等通过此法证明，8岁后髋臼仍发育不良即应行矫正手术。手术前对股骨头、髋臼形态和头臼关系的三维观察，可为手术方案的制定提供客观依据。

(6) 跟骨和肩胛骨骨折方面：张英泽等报道利用计算机辅助跟骨骨折复位，取得了初步结果。他们根据术前的跟骨模型，用计算机控制机器人进行挤压塑形，结果显示恢复了粉碎性跟骨骨折的基本正常外形。郝毅等对成人肩胛骨的颈部、肩胛冈的基底部和肩胛骨外侧缘进行三维观测后指出，这些部位可以接受钢板螺钉内固定。但这些只是初步的研究，有待进一步发展。

(7) 长骨骨折复位方面：Grutzner等应用CAOS对模型长骨骨折复位及微创固定系统固定进行探讨，显示其微创、精确的优越性。Zheng等进行无透视下计算机辅助骨干骨折闭合复位的实验研究，平均误差约1mm。在这方面虽然有所研究，但其可发展的空间很大。

(六) 计算机辅助骨科技术的应用价值和优点

准确的复位有利于骨折的愈合和功能恢复，小儿畸形的合理矫正有利于正常的生长发育，假体的安放决定了手术效果和使用寿命，这些都对操作的可预见性和精确性提出了要求，计算机辅助骨科技术提高了操作的精确性和安全性，对以往依靠医生的经验和机械模具的操作提出了挑战。

初步的临床实践表明这项技术具有广阔的发展前景，它具有以下几个优点：①丰富了微创骨科的内容，减轻了患者的痛苦；②可以使骨科医生未雨绸缪，进行详尽的术前计划；③相对于传统手术，CAOS更加安全、有效；④缩短了医生和患者接触射线的时间；⑤由于创伤小，减少了输血需要以及相应的并发症。

(七) 计算机辅助骨科技术存在问题

计算机辅助骨科技术为患者提供了高质量的医疗服务，它的优点是显而易见的。由于这是一项高科技产物，技术含量高，计算机辅助骨科技术系统的性价比是首先需要考虑的问题。如同C型臂、关节镜等设备一样，从设计到临床广泛使用，都要经历一个成熟的过程，计算机辅助骨科手术系统目前也存在着一些问题。每一套手术系统的硬件都需要专有的软件来支持，目前尚达不到应用一套硬件设备来进行多种骨科手术之目的。如果同时开展几种CAOS，则需要购买相应的设备，因而价格也十分昂贵。

在计算机辅助骨科技术的过程中，任何一个环节出现偏差都将影响到系统的精确性，立体定位和配准是系统精确性的关键。如果出现偏差，医生术中则不能准确判断术前计划好的一些解剖位置。例如固定于骨骼上的固定器由于操作发生位置变化，系统配准发生变化，做出错误的信息反馈，错误的引导医生导致手术失败。这些都属于技术上的问题，有待于外科医生和工程师共同解决。如果手术过程中手术定位器械配准发生变化，则会出现错误信息，引导手术失败(图1-1-18)。

影像漂移是导航系统的最大弊病，即手术进行中组织结构移位导致的导航系统影像与真实位置的误差，其发生率高达66%。CAOS操作复杂，要求具有很高的专业性；临床应用经验不足，任何不正确的操作反而导致手术时间延长；更可怕的是不正确的导航信息会增

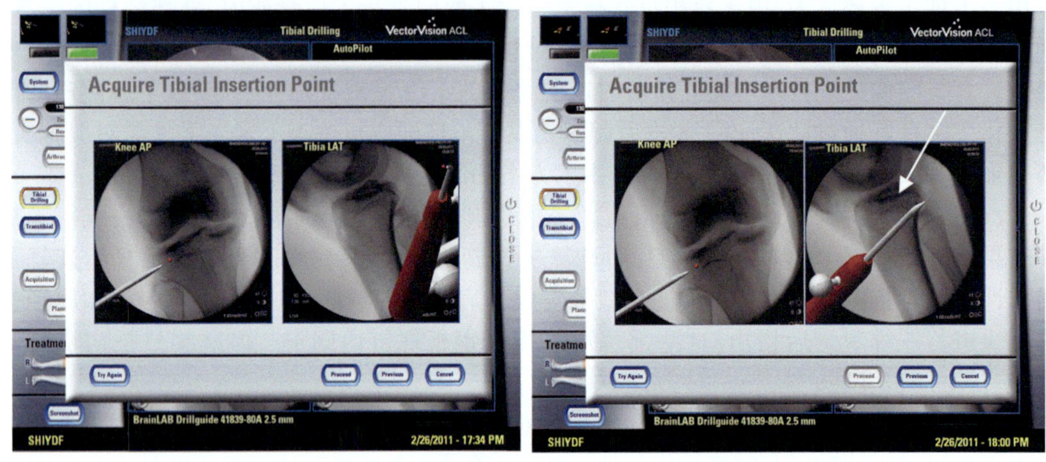

图 1-1-18 计算机辅助骨科技术在手术中的应用

如果手术过程中手术定位器械配准发生变化，则会出现错误信息，引导手术失败

加手术风险，甚至导致手术失败。因此，应用 CAOS 的医生必须深入理解导航系统的基本原理，熟悉所用导航系统的特点与不足，最大限度的降低对导航信息的误解，同时还必须具有丰富的临床经验，必要时传统手术加以灵活应对，这样才能充分体现 CAOS 应有的价值。

（八）计算机辅助骨科技术的展望

手术导航的数字化、实时化、智能化是未来发展的方向，导航系统的自动认知模式将会进一步提高手术的实用性和效率。如今的显微镜、内窥镜、神经电生理、超声等外部设备的影像都能输入导航系统，并与导航影像同步显示在液晶触摸屏上，可采用的导航设备有超声、显微镜、内窥镜、激光等，也可联合几种设备，以提高导航的精度和灵活性。将 CT、MRI、血管造影和正电子发射断层摄影术（PET）等多模三维图像融合在一起，利用消隐或透明等显示技术，可形成含有解剖结构和生理功能信息的四维（或多维）图像。目前已成功地实现与功能性影像如磁共振功能成像（MRI）的融合，可在术中确定脑部各功能区，以避免损伤。

展望未来，随着计算机技术的发展及计算机图像处理技术的不断提高，计算机辅助骨科技术应用会越来越广泛。如果很好的解决了价格、系统准确性以及人机交互的问题，计算机辅助骨科技术作为一种常规骨科手术方法就指日可待了。

第二节 计算机导航技术在运动医学中的应用

目前，计算机辅助手术导航技术在关节外科的应用主要集中于髋、膝关节置换和膝关节交叉韧带重建方面。髋、膝关节置换的应用多以骨病为研究对象，而针对关节创伤需关节置换的较少。有研究结果显示，应用计算机辅助手术导航技术行关节置换较传统手术有较高的准确性。早期以美国 Taylor 为首开发的 Robodoc 系统最为典型，于 1991 年首次成功应用于全髋关节置换术。此后导航技术在髋、膝关节置换方面的应用研究逐渐增多，近年也有大宗病例应用研究的报道。Jenny 等对两组各 100 例患者分别行导航下和常规人工膝关节置换的对照研究，前者的假体优良率为 33%，后者为 15%。Bathis 等报道对随机的 80

例患者分组作膝关节置换术，发现导航组中96%的下肢力线偏差在3°以内，而常规组仅78%。Hsieh等报道对36例患者随机进行在计算机辅助图像导航、传统切开方法或CT导航下行髋臼周截骨，并进行2年随访临床研究，显示计算机辅助图像导航组无副损伤、无骨坏死，而出血量、形态及功能改善等方面各组无明显区别。国内在这方面研究应用较晚，罕见大宗病例应用报道。

在膝关节交叉韧带的重建方面，目前计算机导航系统多通过CT和X线透视采集图像。应用CT多需在手术前采集图像，术中进行匹配；而X线透视可在术中直接进行采集和匹配，不同的方法各有其优缺点。对于膝关节韧带重建技术来说，因膝关节韧带重建手术需在术中不停变换关节活动度，选择X线即时图像相对更准确。Dessene等最早将该技术应用于前交叉韧带重建手术，取得满意手术效果。Klos等介绍了前交叉韧带重建术中应用计算机辅助手术导航技术精确定位移植前交叉韧带，较传统方法更安全准确。王雪松等报道分别选用40例患者进行导航下和关节镜下重建前交叉韧带，结果显示导航组骨隧道位置更接近前交叉韧带的解剖位置（图1-2-1）。

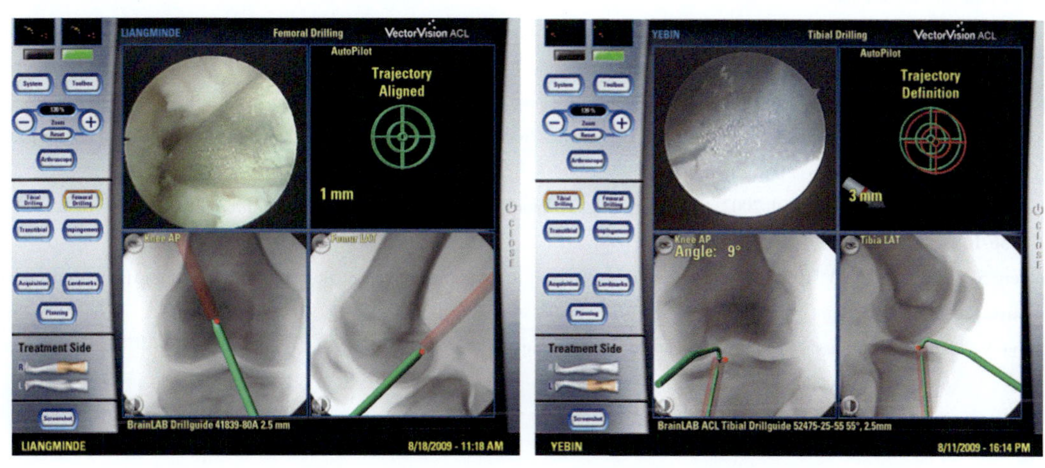

图1-2-1　导航系统使得前交叉韧带定位更加准确

总之，计算机辅助导航系统使运动医学科手术迅速、安全、准确，随着计算机和电脑图像处理系统的发展，该技术将会辅助医生完成更多运动医学科疑难与复杂手术。但我们必须注意每一项新技术的应用都有一个学习和熟悉的过程，不能因为应用过程中遇到挫折就轻易放弃，同时计算机导航系统仅是一个"外科助手"，必须在医生严格而专业化的监控下工作，才能及时纠正偏差，避免发生不良后果。计算机导航技术也需在不断的实践中得到提高和发展。

参考文献

杨永宏，郑杰 . 2005. 计算机辅助导航系统及其骨科应用 . 中华创伤骨科杂志，7(7)：614-616

喻忠，王黎明 . 2005. 骨科手术导航系统研究现状 . 国际骨科学杂志，26(3)：140-143

Amin DV, Kanade T, Digioia AM, et al. 2003. Ultrasound registration of the bone surface for surgical navigation. Comput Aided Surg, 8：116

Amiot LP, Poulin F. 2004. Computed tomography-based navigation for hip, knee, and spine surgery. Clin Orthop Relat Res, 77-86

Delp SI, Stulberg SD, Davies B, et al. 1998. Computer assisted knee replacement. Clin Orthop, (354)：49-56

Flofian Gebhard, Andreas Weidner. 2004. Navigation at the spine. Injury, 35：3545

Gebhard F, Kinzl L, Arand M. 2000. Computer-assisted surgery. Unfallchirurg, 103:612-617

Gertzbein SD, Robbins SE. 1990. Accuracy of pedicular screw placement invivo. Spine, 15:1142-l17

GrutznerP, Zheng G, Vock B, et al. 2004. C-arm based navigation in total hip arthrop lasty-background and clinical experience. Injury, 35:90-95

Langlotz F, Bachler R, Berlemann U, et al. 1998. Computer assistance for pelvic osteotomies. Clin Orthop. (354):92-102

Leenders T, Vandevelde D, Mahieu G, et al. 2002. Reduction in variability of acetabular cup abduetion using computer assisted surgery: a prospective and randomized study. Comput Aided Surg. 7:99-106

Merloz P, Tonetti J, Pittet L, et al. 1998. Computer-assisted spine surgery. Comput Aided Surg, 3:297-305

Messmer P, Gross T, Suhm N, et al. 2004. Modality-based navigation. Injury, 35 Suppl I:S-A24-29

Moody JE, Nikou C, Picard F, et al. 2002. Computer-integrated anterior crueiate ligament reconstruction system. J Bone Joint Surg (Am), 84(Suppl 2):99-101

Nolte LP, Beutler T. 2004. Basic principles of CAOS. Injury, 35 Suppl I:S-A6-16

Nolte LP, Slomczvkowski MA, Berlemann U, et al. 2000. A new approach to computer-aided spine surgery: fluoroscopy-based surgical navigation. Eur Spine J, 9(Suppl 1):S78-88

Pitto RP, Graydon AJ, Bradley L, et al. 2006. Accuracy of a computer-assisted navigation system for total knee replacement. J Bone Joint Surg Br, 88:601-605

Richter M, Amiot LP, Puhl W. 2002. Computer navigation in dorsal in-strumentation of the cervical spine: an in vitro study. Orthopade, 31:372-377

Saragaglia D, Picard F, Chaussard C, et al. 2001. Computer assisted total knee arthrop;asty: comparison with a conventional procedure. Results of a 50 cases prospective randomized study. In: Proceedings of the First Annual Meeting on the Computer Assisted Orthopaedic Surgery (CAOS). Davos. Switzerland

Stindel E, Briard JL. Merloz P, et al. 2002. Bone morphing: 3D morphological data for total knee arthroplasty. Comput Aided Surg, 7:156-168

Stulberg SD, Loan P, Sarin V. 2002. Computer-assisted navigation in total knee replacement: results of an initial experience in thirty-five patients. J Bone Joint Surg(Am), 84(Suppl 2):90-98

Sugano N. 2003. Computer-assisted orthopedic surgey, J Orthop Sci, 8:442-448

第二章　计算机导航系统的组成与工作流程

第一节　计算机导航系统的基本工具

计算机辅助导航系统一般由4个部分组成:①手术导航工具用于发射或反射光信号以确定手术工具的位置。②位置跟踪仪可通过接受光电信号来监视跟踪手术器械的位置。③监视器反映手术器械的位置和患者的影像资料。④工作站将虚拟坐标系与实际坐标系通过计算匹配。

我院采用BrainLAB公司的VectorVision ACL设计用作手术中的图像引导定位系统,进行微创手术。该系统采用徒手探针(该探针由被动标记传感系统跟踪),与经过VectorVision工作站(图2-1-1)处理的影像资料结合指导手术,本节将对用于手术导航的VectorVision工具进行概述。

1. VectorVision工作站

VectorVision ACL工作站为无线导航系统,该系统使用被动标记球,以及两个发射红外线闪光的红外线照相机。被动标记球安装在手术器械上,以及患者骨骼结构固定的一个或多个参考架上。每个被动标记球都可以反射有红外线照相机发出的红外线闪光,从而建立不同的红外线反射图像(图2-1-2)。

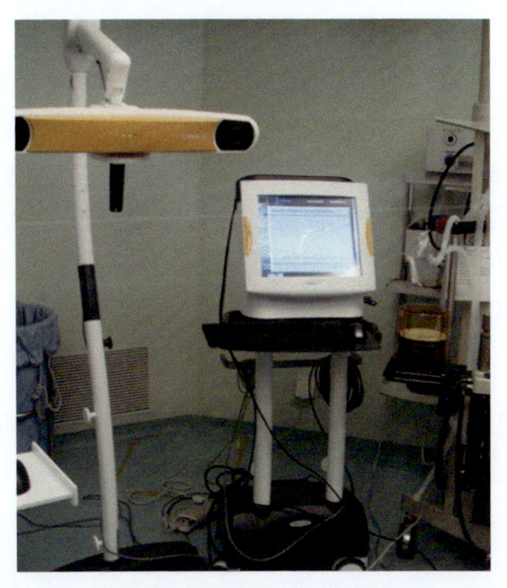

图2-1-1　VectorVision工作站

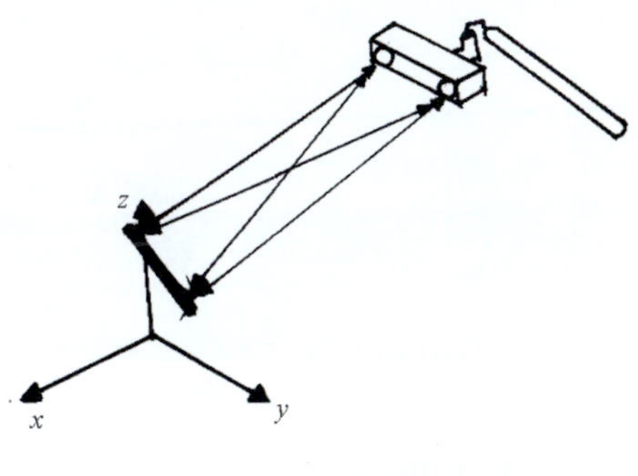

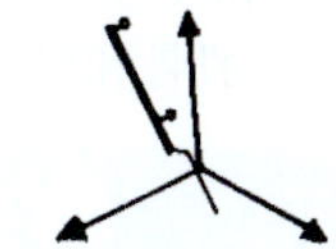

图2-1-2　无线导航示意图

这些图像由两架照相机镜头进行数字化,每个镜头均可以从不同的角度"看到"标记球。然后,软件会使用所获得的信息计算手术器械上标记球相对于参考架上标记球的三维空间位置。完成患者注册后,则可以准确地判定手术器械与患者之间的相对位置。

2. 一次性反射标记球

反射标记球可作为导航器械与导航工作站的通信接口。照相机探测标记球,并使用其计算相应器械的几何形状位置。因此,所有用于导航或者跟踪的器械适配器和参考架上必须安装反射标记球(图 2-1-3)。在使用前,需确认标记球的表面良好,为了获得最佳的准确性,需要确保其表面无脱落。

3. 弯头探针

Point Angled(弯头探针)是特别为骨科应用设计的,可根据 VectorVision ACL 作出的指定要求在胫骨上采集特定标记点。如图 2-1-4 所示,弯头探针带有弯曲的尖端。这种设计可以更加方便的进入特定的间隙或者难以到达的区域。弯头探针带有黑色手柄,在弯头探针的尖端还可以看到一个圆球。这就使得指示器可以更加平滑地沿着骨骼运动,避免指示器的尖端被卡住,例如在骨骼表面或者细胞组织。

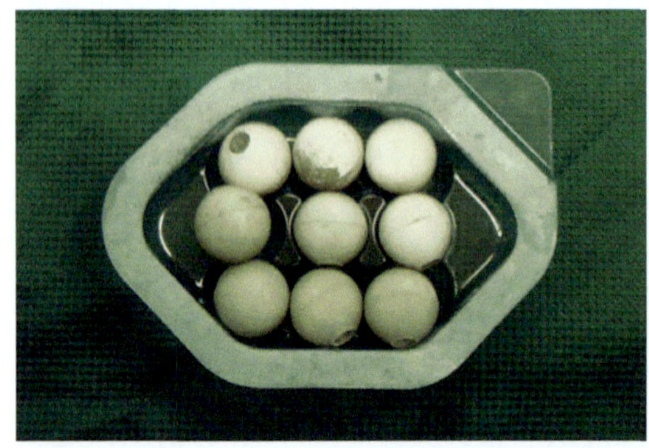

图 2-1-3 一次性反射标记球

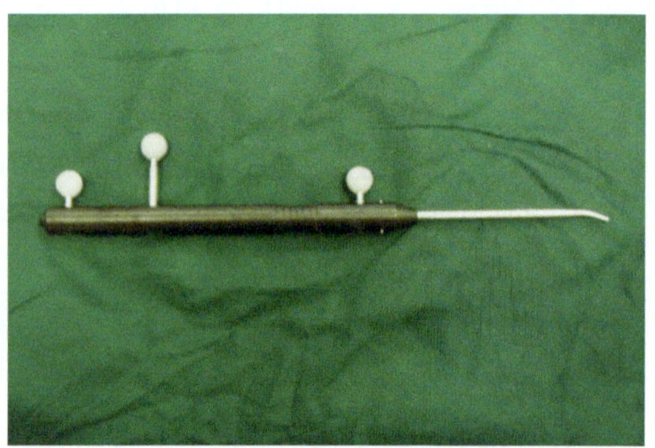

图 2-1-4 弯头探针

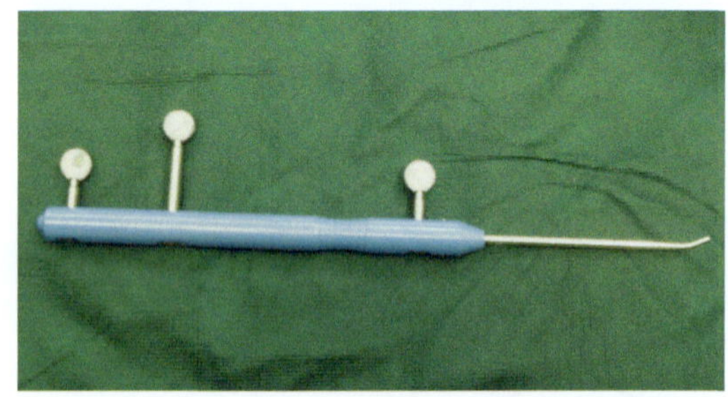

图 2-1-5 反向弯头探针

4. 反向弯头探针

反向弯头探针用于在股骨上采集标记点(图 2-1-5)。反向弯头探针设计与弯头探针相似。但是,反向弯头探针的尖端向上翘起。这样就可以更容易接触到股骨切迹。为了避免和弯头探针相混淆,反向弯头探针带有蓝色手柄。

5. 参考架 X-Press

参考架 X-Press 分为 T 型和 Y 型两种,T 型固定在胫骨上(图 2-1-6),Y 型固定在股骨上(图 2-1-7),用于导航中采集股骨和胫骨的空间位置。

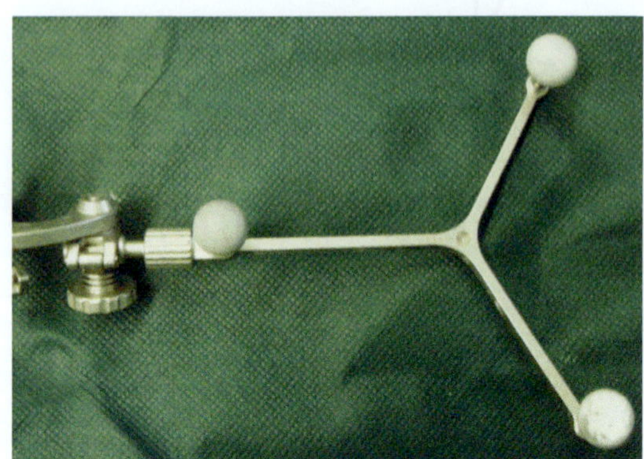

图 2-1-6 Y 型参考架

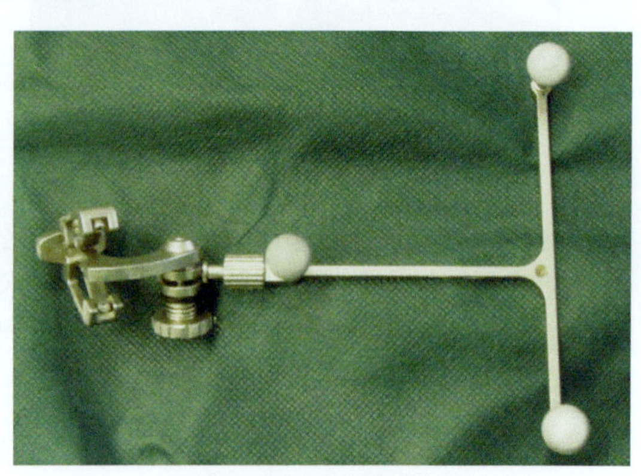

图 2-1-7 T 型参考架

6. ACL 股骨导向套筒

ACL 股骨导向套筒(图 2-1-8)主要用于股骨隧道导航下的定位钻孔,为移植物准备股骨隧道使用,其可使用钻头和直径为 2.5mm 克氏针。使用前需验证其准确性。

7. ACL 胫骨导向套筒

ACL 胫骨导向套筒(图 2-1-9)主要用于胫骨隧道导航下的定位钻孔,为移植物准备胫骨隧道使用,其可使用钻头和直径为 2.5mm 克氏针。使用前需验证其准确性。

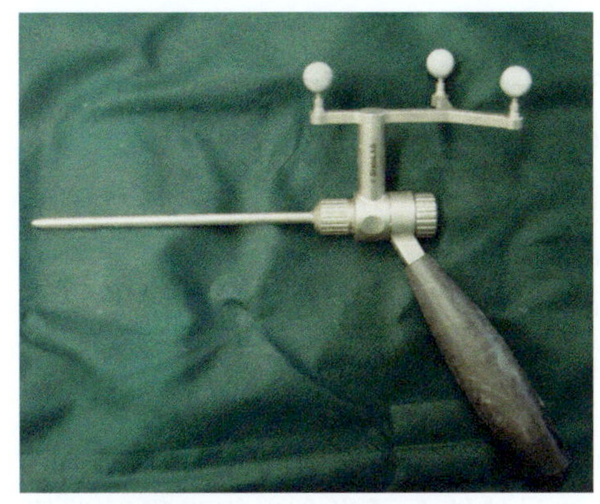

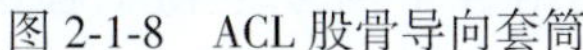

图 2-1-8 ACL 股骨导向套筒

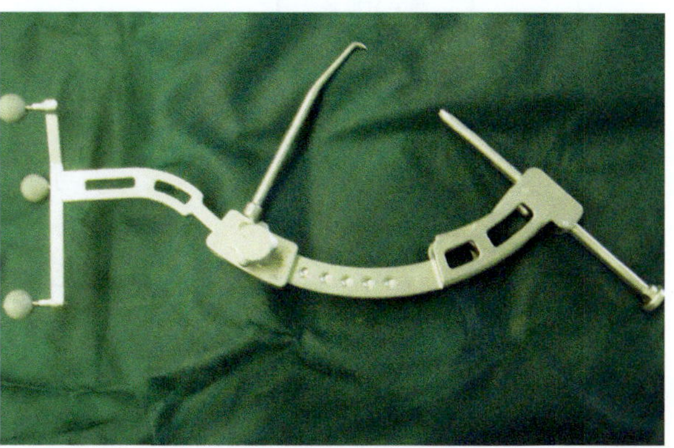

图 2-1-9 ACL 胫骨导向套筒

8. 器械校准模床(ICM)4.0

为了使器械可以精确导航,必须使用 ICM 4.0(图 2-1-10)对器械的轴和直径进行校准。当系统探测到 ICM 4.0 以及安装在校准工具上的反射标记球后,会激活校准程序。ICM 4.0 的侧面为一个带有小至中等大小不等圆孔的半圆,这些就是校准插槽。使用插槽进行器械校准时,可以简单的将其尖端插入相应直径的插槽内,并旋转器械。ICM 4.0 的顶部为 V 型,V 型槽用于设备的校准和预先校准。可以简单地将器械放在 V 型槽内,旋转 45°,然后,系统可以校准设备的直径以及路径。ICM 4.0 提供了广泛的校准可能性,其中包括各种直径的器械,以及摆锯和钻头。

9. C 型臂及透视注册套装(Rev. 2)

透视注册套装用来采集透视注册过程中所需的图像(图 2-1-11)。

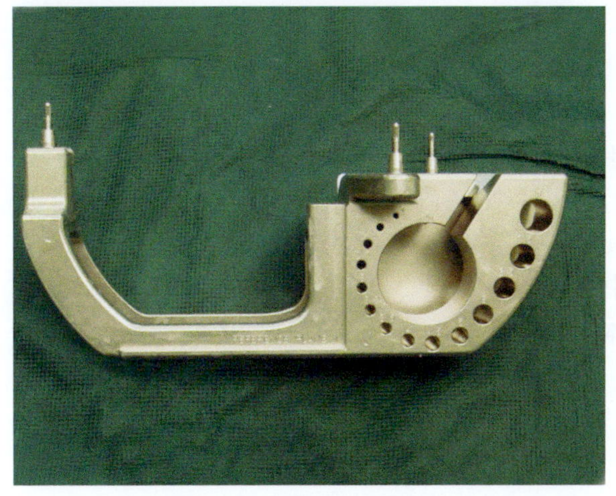

图 2-1-10 器械校准模床(ICM)4.0

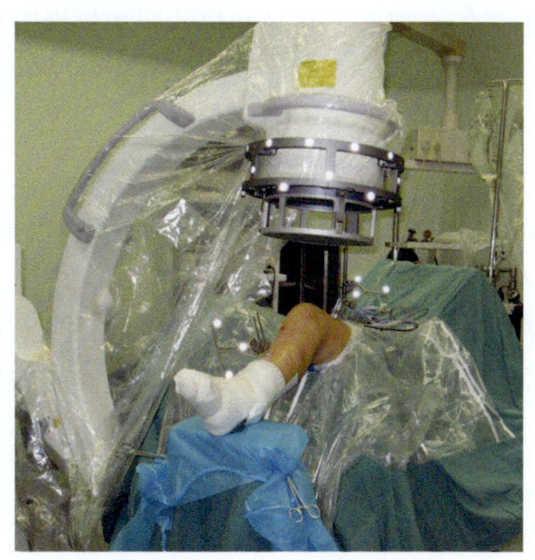

图 2-1-11 C 型臂及透视注册套装(Rev. 2)

第二节　计算机导航系统的准备及工作流程

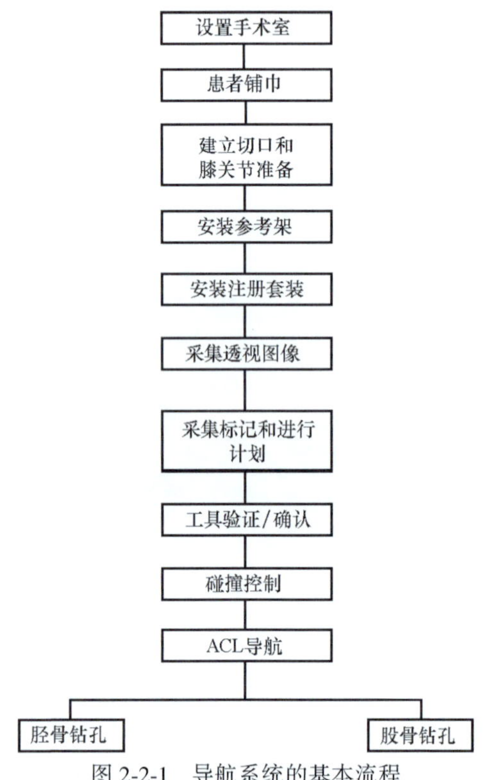

图 2-2-1　导航系统的基本流程

术中导航系统的建立包括系统软件界面建立和系统硬件设备连接，运动医学科医生不但要学会软件的键盘输入程序，还要明确软件界面的操作含义，将手术流程同人机交互的界面操作步骤有机地结合，才能优化 CAOS 手术方案，减少术中误操作和无效操作。CAOS 设备连接包括术中医学影像设备与计算机图像处理工作站连接、导航示踪设备连接、定位手术器械连接。设备连接必须充分考虑手术现场的空间布局，不能影响手术操作空间、麻醉监测设备、手术床、患者输液通道。如何将手术流程和系统建立协调统一，是确保手术顺利有序进行的必要条件。CAOS 系统虽然结合了当今生物工程医学的许多高新技术，但是，使用者是临床医生，所以，要尽量使系统运行符合医生的操作习惯，通过规范系统建立步骤、优化手术操作流程等方法，使临床医生便于掌握，导航系统的基本流程见图 2-2-1。

（一）计算机导航系统的术前准备及建立

1. 透视图像采集过程中手术室的设置

图像采集过程中，需将 C 型臂上的注册套装、T 型架、Y 型架等器械上的一次反射子能全程暴露在导航仪的照相机视野内（图 2-2-2）。

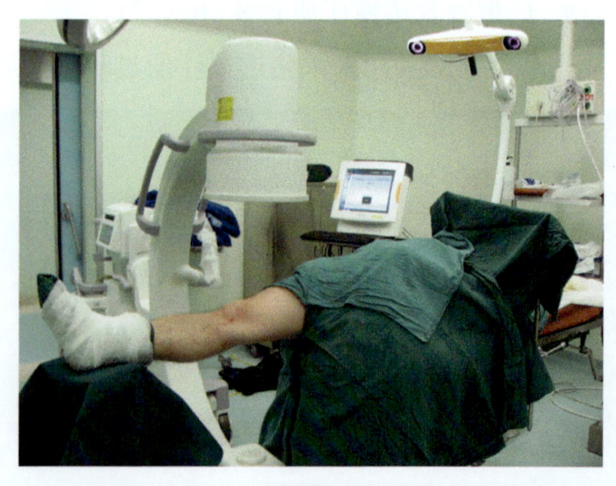
图 2-2-2　包括 C 型臂在内的手术室设置

2. 患者体位的摆放

为了确保精确注册和导航，定位照相机时应使手术野和标记球始终不受阻挡。人为造成的反射因素会造成不准确，尤其在图像采集和注册过程中。因此，在术中应确认其他光源或者具有高反射性的物体不影响照相机的视野（图 2-2-3）。

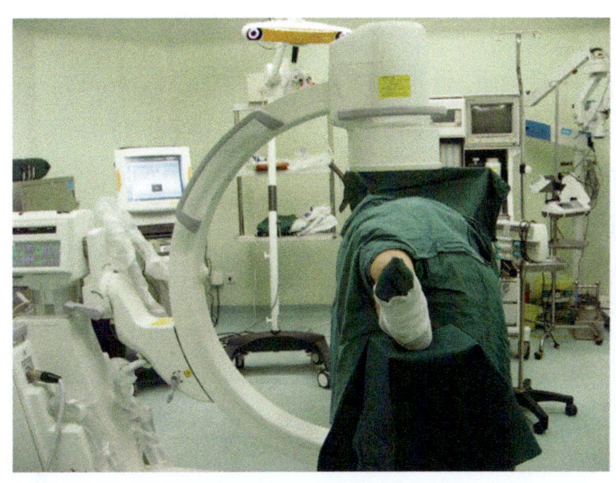
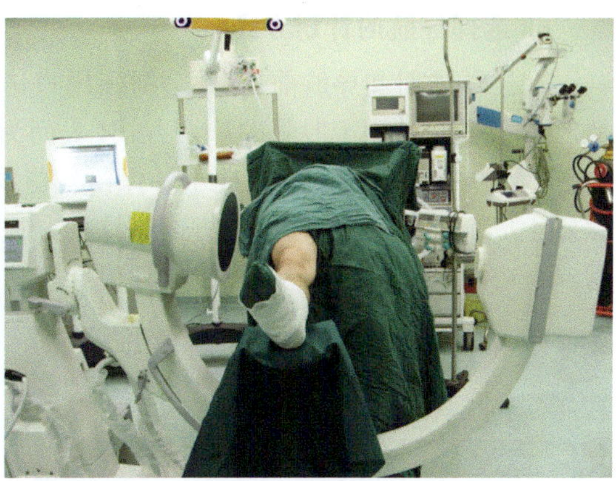

图 2-2-3 手术室中患者摆位

3. 打开系统

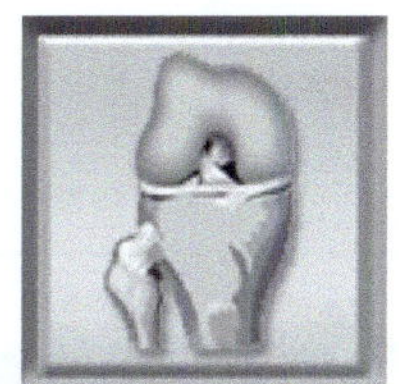

图 2-2-4 启动 VectorVision ACL

启动工作站，如果系统中只安装了 VectorVision ACL 程序，则软件会自动运行该程序。如果系统中安装了多个 BrainLAB 程序，在所打开的对话框中点击 VectorVision ACL 图标（图 2-2-4）。

4. 进行工作站的初始设置

启动 VectorVision ACL 程序后，使用触摸式键盘输入患者的姓名（图 2-2-5），在其后注册，计划和导航过程中，将使用在该步骤中命名的患者姓名。

在进行注册程序前，指定患者的治疗侧。从 Treatment Side（治疗侧）窗口中，选择 Right Knee（右膝）或者 Left Knee（左膝）（图 2-2-6）。

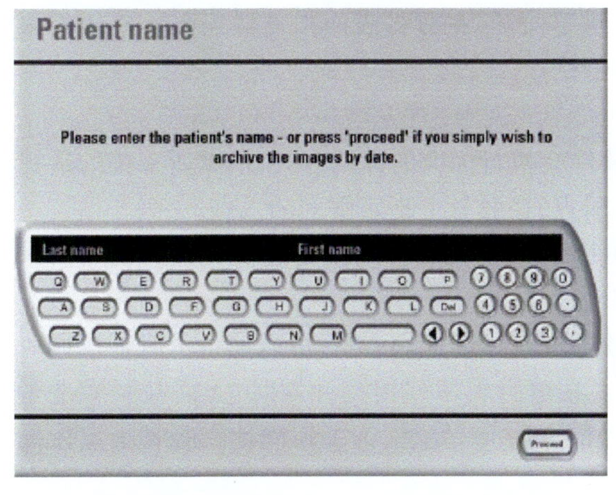

图 2-2-5 患者资料输入（患者姓名和 ID）

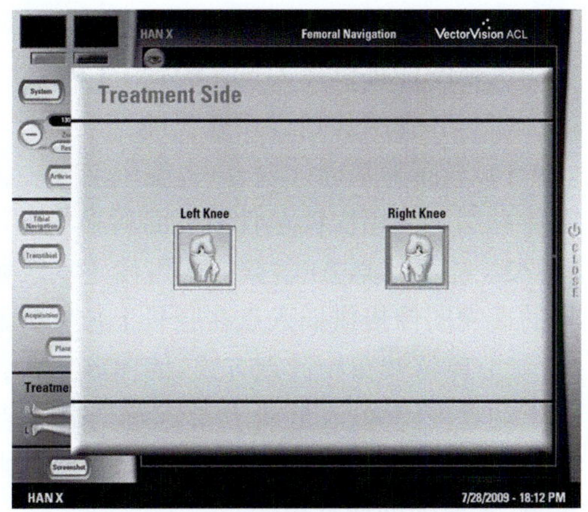

图 2-2-6 根据患者情况选择治疗侧

5. 安装参考架

根据软件的提示在胫骨和股骨上安装正确的参考架。将 Y 型参考架安装在股骨，而将 T 型参考架安装在胫骨（图 2-2-7）。可以点击 Previous（上一步），返回上一个对话框。点击 Proceed 继续进行初始化设置。安装参考架后，软件会提示用户调整照相机，使得参考架清晰可见。

6. 选择导航的计划方式

在进行注册和导航前，软件会提示用户选择胫骨和股骨所需的计划方式。VectorVision ACL 提供了两种用于股骨的计划方式(表面为基础和徒手计划方式)，而对于胫骨则提供了3种计划方式(表面为基础，徒手和保留残留物计划方式)(图2-2-8)。可以根据医师的手术偏好生成个性化的工作流程，将这些计划方式进行任意组合。选择了胫骨和股骨计划方式后，软件会按照预先设定的工作流程引导用户完成操作。

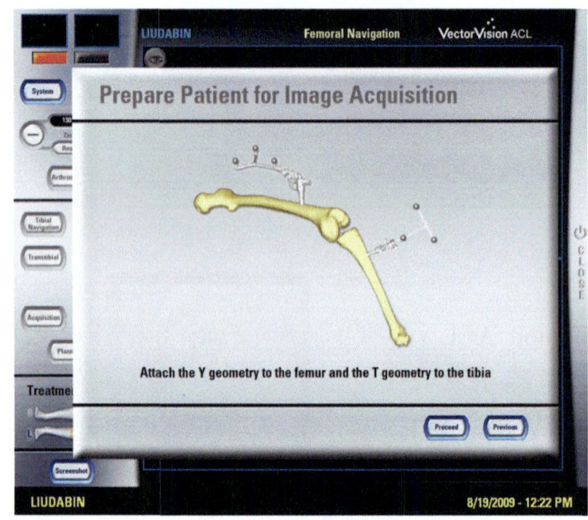

图 2-2-7　安装者参考架

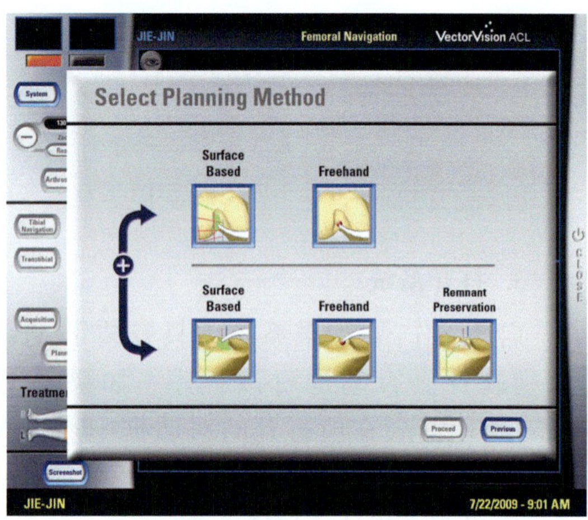

图 2-2-8　选择计划工作流程

(1) 股骨的计划方式有2种

1) 表面为基础计划方式：使用该方法，软件会执行标准的计划方式，根据所采集的透视图像和用户使用探针在骨骼表面所采集的注册点，在股骨上指定解剖插入点。

2) 徒手计划方式：该方式可使手术医师使用探针，在股骨表面指定插入点。使用所采集的透视图像提供插入点在股骨上位置的解剖信息。

(2) 胫骨的计划方式有3种

1) 表面为基础计划方式：使用该方法，软件会执行标准的计划方式，根据所采集的透视图像和用户使用探针在骨骼表面所采集的注册点，在胫骨上指定解剖插入点。

2) 徒手计划方式：该方式可使手术医师使用探针，在胫骨表面指定插入点。使用所采集的透视图像提供插入点在胫骨上位置的解剖信息。

3) 保留残留物计划方式：使用该方式，软件进行标准计划方式，可以使手术医师根据所采集的透视图像，在胫骨上指定解剖插入点。在进行保留残留物计划时，无需在胫骨上采集标记点(例如，当由于软组织遮盖，不易触及胫骨时)。但是，为了正确地在胫骨上定位插入点，需要辅助调整步骤。

7. 选择C型臂

如果软件配置支持多种C型臂，系统会提示用户选择所需的C型臂，选择C型臂时，可以在 Select C-arm(选择C型臂)对话框中简单地点击相应的图标(图2-2-9)，选择所需的C型臂后，软件提示用户直接进行图像采集。

（二）VectorVision ACL 使用的软件介绍

1. 主界面的分布及介绍

主界面中提供了 VectorVision ACL 软件所有可用功能的入口，并且显示手术工具和安装有参考架的骨骼结构的运动（图 2-2-10）。

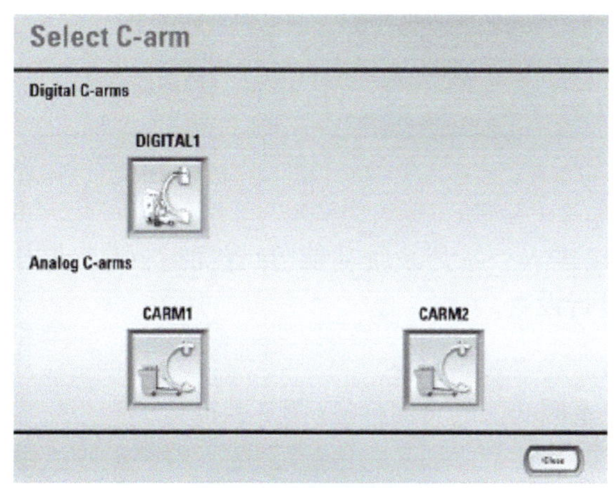

图 2-2-9　选择 C 型臂

图 2-2-10　VectorVision ACL 主界面

2. 照相机显示

照相机显示窗口：在菜单栏的顶部有两个照相机显示窗口（图 2-2-11）。用来检查照相机是否可探测到选定参考架和导航器械上的标记球。点击照相机显示窗口，可以打开 Camera field of view（照相机视野）对话框（图 2-2-12）。

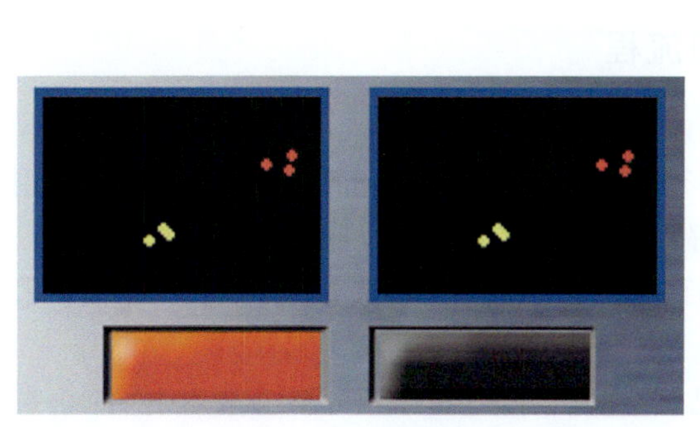

图 2-2-11　照相机显示

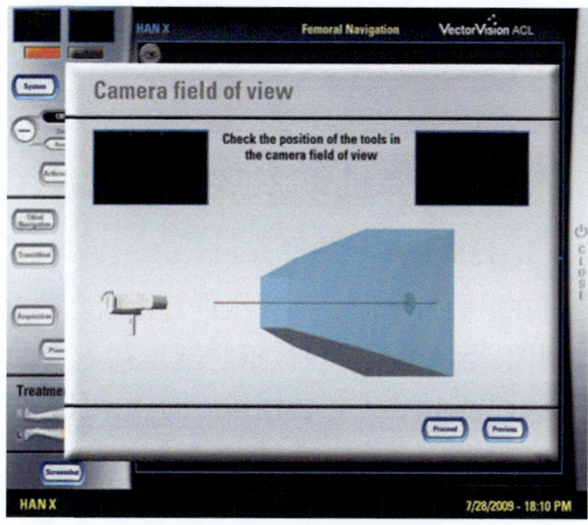

图 2-2-12　照相机视野

照相机视野用蓝色圆锥形表示。照相机视野内，参考架和导航器械的位置以彩色圆点显示在圆锥形内。如果这些球形从视野中消失，则表明该器械或者参考架存在问题，不能再被跟踪。以圆环表示参考架和导航器械至照相机的距离。点击 Proceed 退出照相机视野，并返回主界面。

一般来说,照相机视野中会出现不同颜色的原点,各种颜色表达不同的意义(表 2-2-1)。

表 2-2-1 照相机视野中各种颜色表达不同的意义

红色圆点	激活参考架上的标记球几何形状(输入患者姓名后)
橘红色圆点	选用预校准工具,校准器械适配器和探针上标记球的几何形状
黄色圆点	没有经过校准的辅助参考架,和预先校准但未选用工具上的标记球几何形状
蓝色圆点	图像采集过程中,透视注册套装上反射片的几何形状,以及 ICM 4.0 上标记球的几何形状
灰色圆点	两个照相机均可见该标记球,但不能指定为工具
灰色圆环	只有一个照相机可见该标记球,不能对其进行显示

3. 系统功能及介绍

使用 System(系统)按钮(图 2-2-13),可以进入一系列系统功能,设置完后,可以点击 Close,随时退出系统功能。手术者根据情况进行设置。

4. 工具箱功能及介绍

使用 Toolbox(工具箱)按钮可以打开具有不同功能的页面标签(图 2-2-14)。

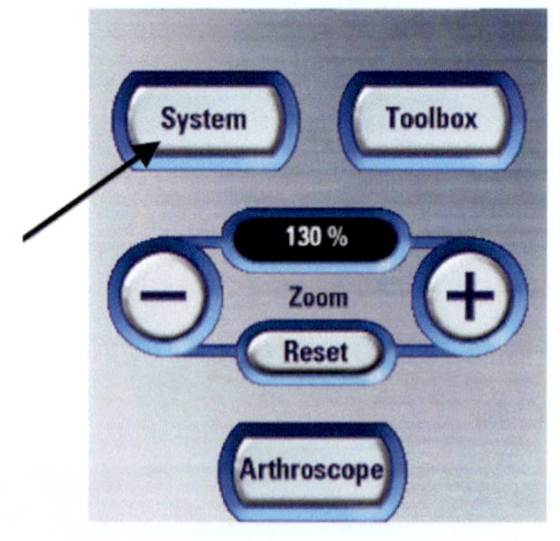

图 2-2-13 黑色箭头示系统按钮

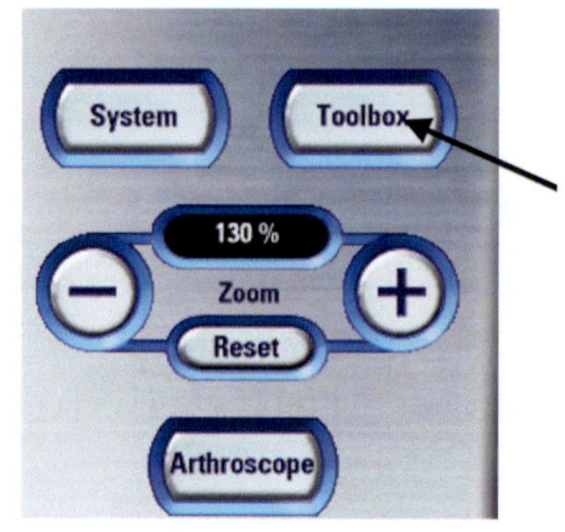

图 2-2-14 黑色箭头示工具按钮

(三) 计算机导航系统术前透视注册流程

1. 透视注册前的准备

在对胫骨和股骨插入点进行计划之前,必须采集透视图像。VectorVision ACL 通过使用该图像,提供用来定位移植物隧道插入点的解剖信息。当用户完成初始设置,软件就会自动提示采集所需的透视图像。同样,可以点击菜单栏中的 Acquisition 按钮,在手术过程中采集透视图像。

在进行注册和导航前,须确认导航工具已经准备完毕:①T 型参考架安装在胫骨上,在胫骨上安装钢针的建议位置为,大约距离髌骨下缘两个手掌宽的位置(图 2-2-15a、b);②Y 型参考架安装在股骨上,在股骨上安装钢针的建议位置为,大约距离髌骨顶端一个手掌宽的位置(图 2-2-15c、d);③所选用的注册套装已经安装在 C 型臂上。

T 型和 Y 型参考架在安装时,应注意照相机视角范围,使照相机可以随时探测到参考架。在定位参考架时,应该考虑到在手术过程中不能使其与水和冲洗液相接触;并且需考虑到手术工具的尺寸,必须留有足够的空间使得进行切开和钻孔时,能保持参考架不发生移动。在安装前必须检查标记球的反射性，所使用的工具必须对系统清晰可见，并且牢固固定反射标记球。由于反射标记球必须保持清洁和干燥，因此建议在不需要进行导航的情况下，拆卸 X-Press 参考架，但须保持位置不能移动。

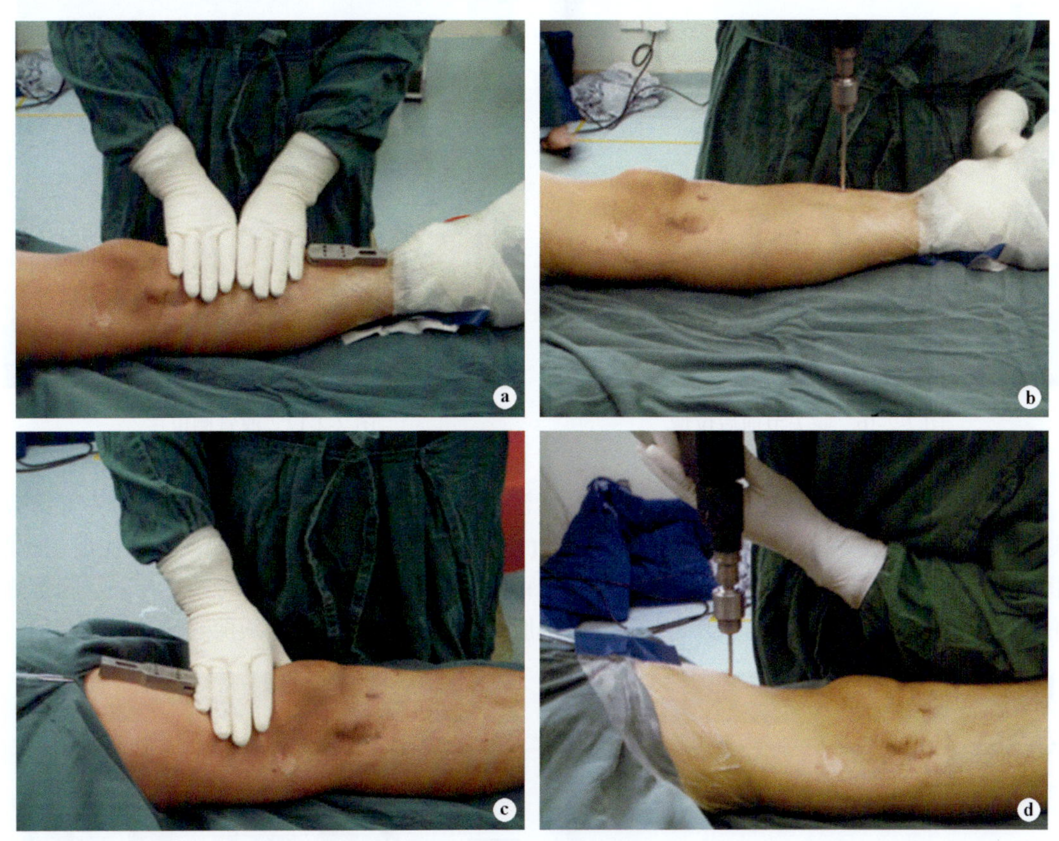

图 2-2-15　安装固定插针

a、b 为在胫骨上安装钢针；c、d 为在股骨上安装钢针

当确认导航工具已安装后，需确认照相机的定位，保证在图像采集过程中照相机可以始终探测到胫骨和股骨上的参考架，以及透视注册套装。照相机至少可以探测到 4 个反射标记盘。当 C 型臂设备旋转 90°，从前后位变为侧位时，确认 Y 型和 T 型参考架没有被 C 型臂或者透视注册套装所挡住。

2. 开始采集

用户选定初始设置后，VectorVision ACL 会自动提示按照以下顺序采集所需图像：①一幅膝关节前后位像；②一幅股骨侧位像；③一幅胫骨侧位像。

按照指定的顺序采集透视图像是非常重要的。如果未按照顺序采集图像，则会造成参考架指定的错误，从而造成透视图像在屏幕上显示不正确。在膝关节前后位图像中，必须显示胫骨平台的髁间隆起。在股骨标准侧位像中必须显示股骨髁。在胫骨标准侧位像中，要求只能看到一个胫骨髁的投影。

根据指定顺序，软件首先要求用户采集并验证膝关节前后位像。随后，软件会自动提示用户采集并验证股骨和胫骨侧位像。医生在操作时，亦根据当前所需的图像，可以在标签中分别点击 New Knee AP（新膝关节前后位像），New Tibia LAT（新胫骨侧位像）或者 New

Femur LAT(新股骨侧位像)的相应图标(图 2-2-16～图 2-2-18)。

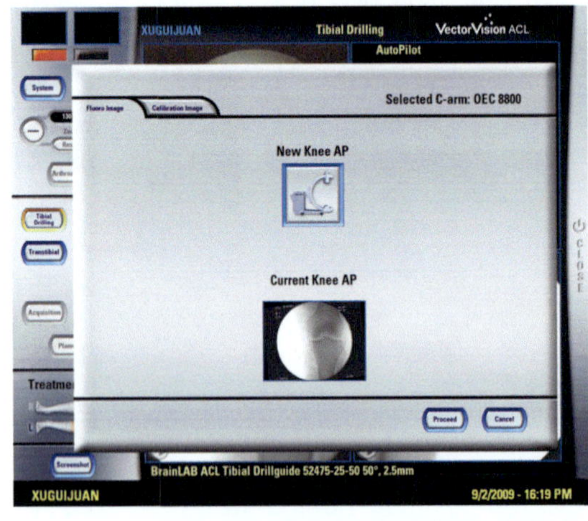

图 2-2-16　膝关节前后位像

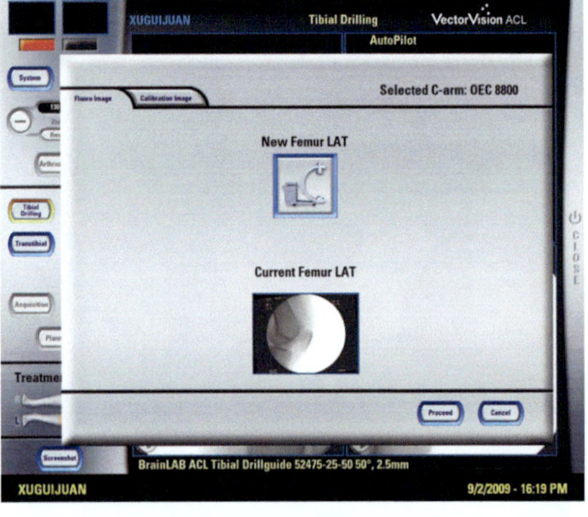

图 2-2-17　股骨侧位片

如果照相机不能探测到所需的参考架或者注册套装,则不能采集透视图像。相关工具旁边的彩色条(红色/绿色)将表示工具的可视性(图 2-2-19)。采集后,点击 Acquire,注册、获取图像。在采集膝关节前后位像时,照相机必须探测到两个 Y 型和 T 型参考架。在采集胫骨侧位像时,照相机必须探测到 T 型参考架。在采集股骨侧位像时,照相机必须探测到 Y 型参考架。

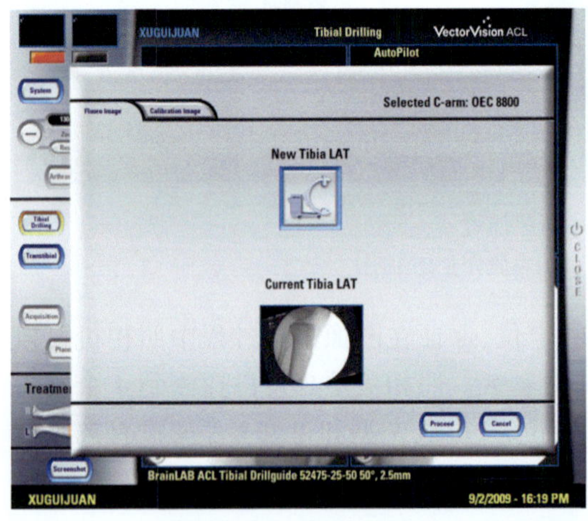

图 2-2-18　胫骨侧位片

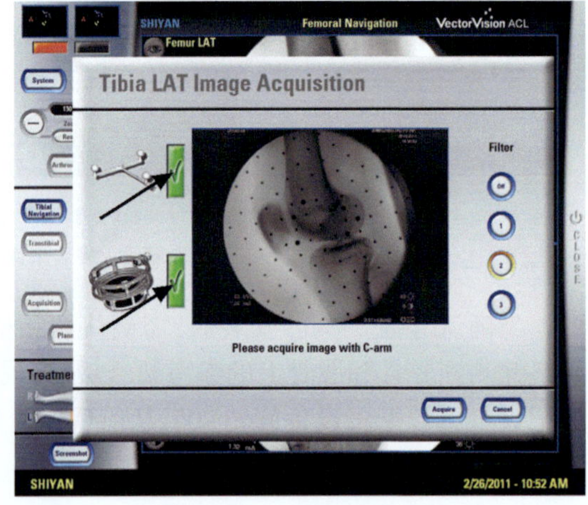

图 2-2-19　当箭头所以工具条变绿时方可采集图像

(四)计算机导航系统术前采集标记点及计划插入点的工作流程

根据 VectorVision ACL 向导式工作流程,在采集透视图像后,软件会根据所选用的计划方式,自动提示用户进行标记点采集和插入点计划,通过使用探针采集标记点,可以为系统提供用于计划股骨和胫骨插入点的辅助解剖信息。在骨骼上采集标记点后,可以对胫骨和股骨移植物隧道的进入点进行计划。

VectorVision ACL 提供了多种用于胫骨和股骨的计划方式,医师在临床中可以根据经验选用自由组合。尽管根据所选用的计划方式,采集和计划的步骤有所不同,但是每个步骤中所进行操作的顺序基本保持相似。

1. 表面为基础计划方式的标记点采集流程

首先，使用探针，在股骨和胫骨解剖附着点上，采集关节内标记点，所采集的标记点用来生成骨骼结构局部3D表面概貌，然后显示在透视图像中。医生根据透视图像和放射标记点，定位计划网格。软件会根据计划网格的位置，以及由采集标记点生成的骨骼表面概貌，计算出插入点的位置。随后，在透视图像中显示插入点。在需要情况下，医生可以在骨骼上对插入点的位置进行调整。

采集股骨标记点时，将反向弯头探针保持在外侧股骨髁内面，采集起始点，开始采集过程。保持探针完全静止3秒种，直到听到提示音为止。此时，可以将探针沿着骨骼表面滑动，采集剩余的标记点。采集每个标记点后，在屏幕上会显示绿色圆点。对话框底部的蓝色进程条，表示标记点采集进程。当所有标记点采集后，该进程条到达屏幕右侧。点击 Try Again(重试)可以重复标记点采集过程。点击 Previous 可以返回上一个操作步骤。点击 Proceed 确认所采集的标记点，并继续下一步操作(图2-2-20，图2-2-21)。

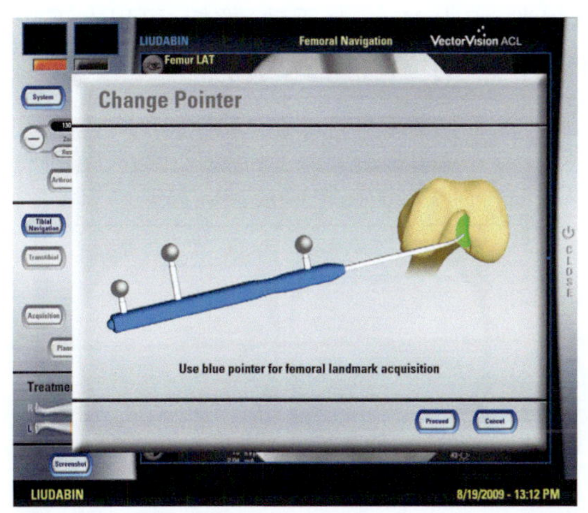

图2-2-20 选择反向弯头探针在股骨上采集标记点时

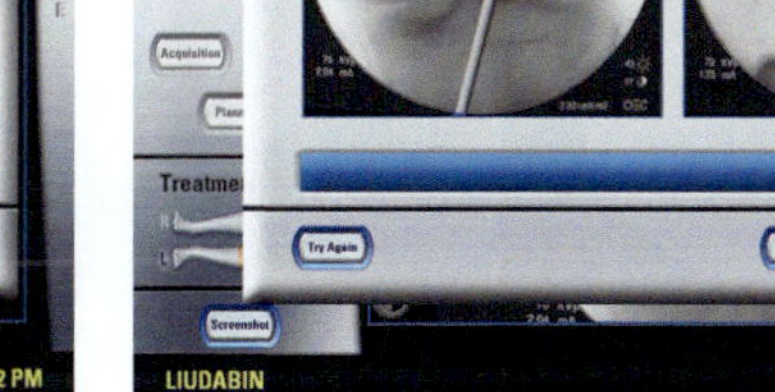

图2-2-21 采集股骨标记点的过程

采集胫骨标记点时将弯头探针保持在胫骨平台的中心，采集起始点，开始采集过程。保持探针完全静止3秒种，直到听到提示音为止。此时，可以将探针沿着骨骼表面滑动，采集剩余的标记点。采集每个标记点后，在屏幕上会显示绿色圆点。对话框底部的蓝色进程条，表示标记点采集进程。当所有标记点采集后，该进程条到达屏幕右侧。标记点采集完成后，可以听到另外的提示音。点击 Try Again(重试)可以重复标记点采集过程。点击 Previous 可以返回上一个操作步骤。点击 Proceed 确认所采集的标记点，并继续下一步操作(图2-2-22，图2-2-23)。

2. 表面为基础计划方式的计划插入点流程

指定患者位置后，软件提示用户开始胫骨插入点计划过程。在进行胫骨移植物隧道插入点计划时，必须将计划网格和胫骨前后皮质对齐(图2-2-24)。根据计划网格的位置，软件会计算出插入点的位置，一般位于胫骨前后位最大直径43%(红色虚线表示)的交点。

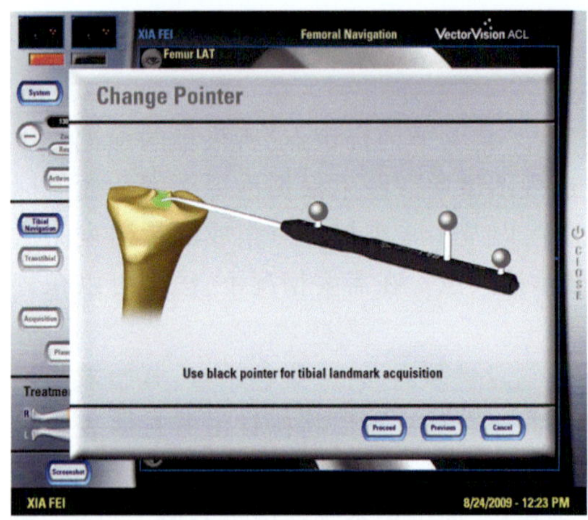

图 2-2-22　选择弯头探针(黑色探针)在胫骨上采集标记点

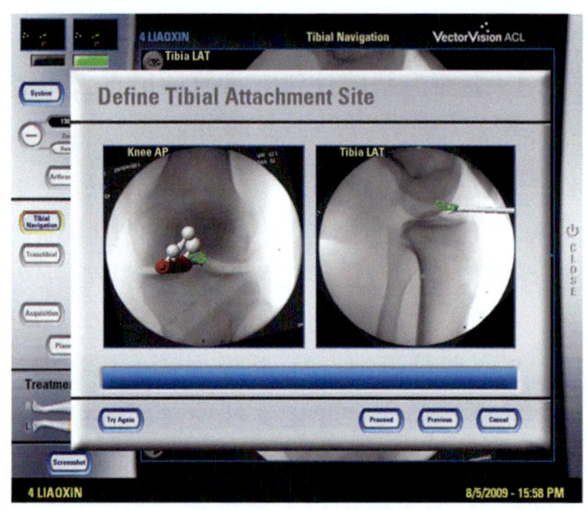

图 2-2-23　采集胫骨标记点的过程

当系统确定位点后,医生可根据自己的临床经验,点击 Manual(手动)按钮,可以在不受约束的情况下,使用透视图像视图中的箭头,调节插入点的位置(图 2-2-25)。

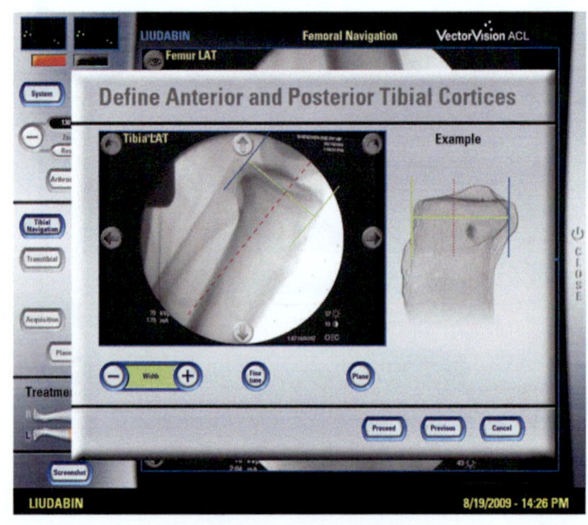

图 2-2-24　将网格和胫骨皮质的最前端和最后段对齐,并且和胫骨平台平行

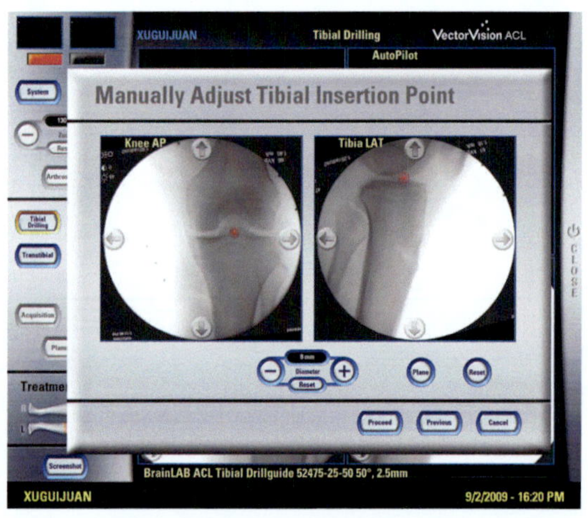

图 2-2-25　手动调节胫骨插入点

完成胫骨插入点计划后,软件提示开始股骨插入点计划过程。在进行股骨移植物隧道插入点计划时,必须将计划网格和放射标记点对齐。根据网格的位置,软件会计算出股骨插入点的位置,位于计划网格所显示的黄色点上(图 2-2-26)。

调节网格,将其与股骨髁的直径和最大高度对齐,同时和透视图像中可见的 Blumensaat 线对齐。

指定股骨插入点后,医生可以在对话框中点击了 Manual(手动)按钮,可以手动调节插入点的位置(图 2-2-27)。

3. 徒手计划方式的标记点采集流程

如果医生选择了胫骨或者股骨徒手计划方式,可以手动指定移植物隧道的插入点。徒手计划方式包含以下几个步骤:①首先需要将探针的尖端直接放置在骨骼所需位置上,指定移植物隧道插入点；②在透视图像中，软件显示指定的插入点，随后用户可以进行精细调整。

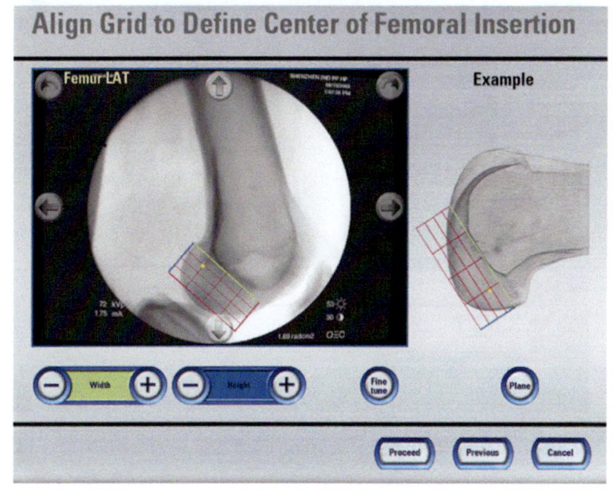

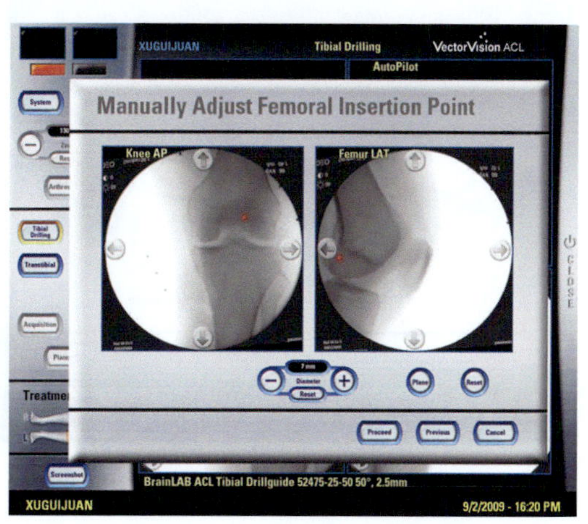

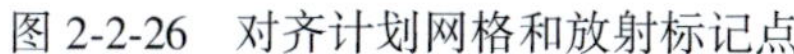
图 2-2-26　对齐计划网格和放射标记点

图 2-2-27　手动调节股骨插入点

对透视图像进行注册后，激活股骨插入点采集过程。将探针尖端放置在所需移植物隧道的中心，指定股骨移植物隧道钻孔的进钉点。如需采集标记点，保持探针完全静止，并持续 3 秒钟，直到听到提示音为止。随后，所采集的标记点在股骨前后位和侧位图像上显示为红色圆点。点击 Proceed 接受所指定的标记点，并且进入下一个操作步骤。Try Again 可以再次采集股骨插入点（图 2-2-28，图 2-2-29）。

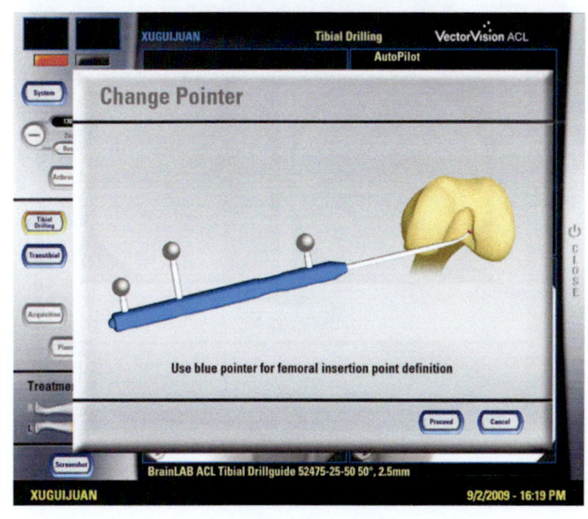

图 2-2-28　使用反向弯头探针采集标记点

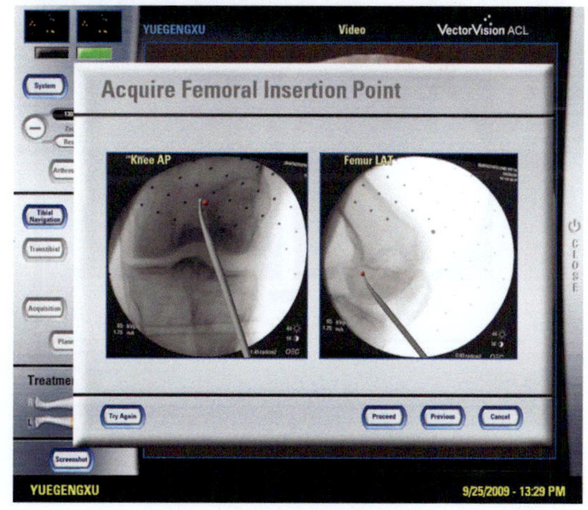

图 2-2-29　指定股骨插入点

采集股骨插入点后，计算机系统激活胫骨标记点采集过程。指定胫骨移植物隧道进钉点时，可以将探针的尖端放置在所需移植物隧道的中心。对标记点进行注册时，保持探针完全静止 3 秒种，直到听到提示音为止。随后，在胫骨前后位和侧位图像中，所采集的标记点显示为红色。点击 Proceed 接受所指定的插入点，并且进入下一个操作步骤（图 2-2-30，图 2-2-31）。

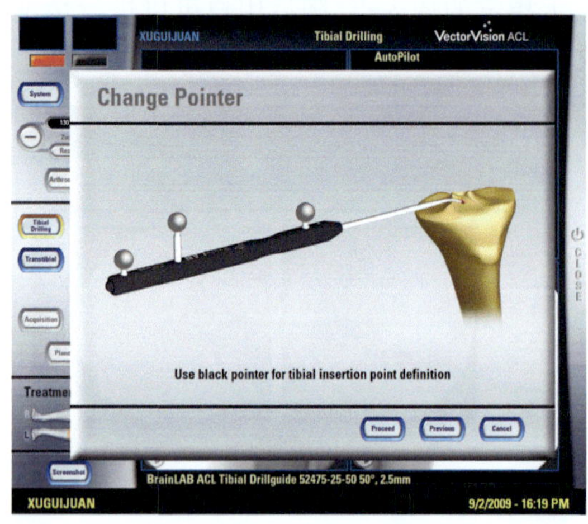

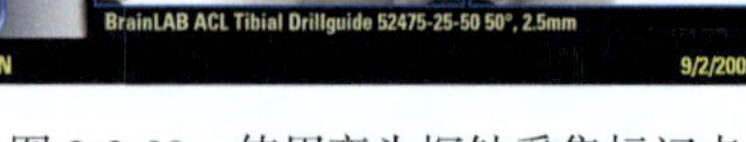
图 2-2-30　使用弯头探针采集标记点

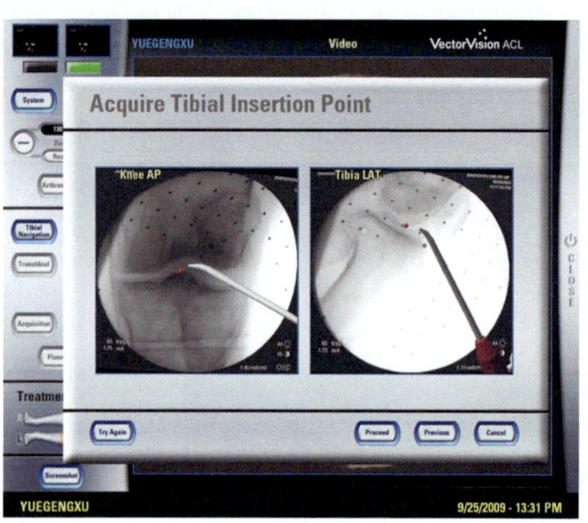

图 2-2-31　指定胫骨插入点

4. 徒手计划方式的计划插入点流程

采集胫骨插入点后，软件提示用户在骨骼上对其位置进行精细调整。在前后位和侧位透视图像中，所计划的胫骨插入点显示为红色圆点，可直接调节位点至想要的位置（图 2-2-32）。

对胫骨插入点进行计划后，软件提示用户对股骨插入点位置进行精细调整（图 2-2-33）。

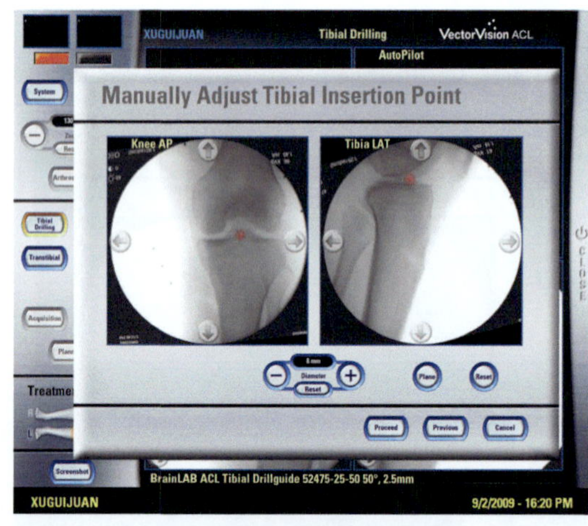

图 2-2-32　调整胫骨插入点至理想位置（徒手计划方式）

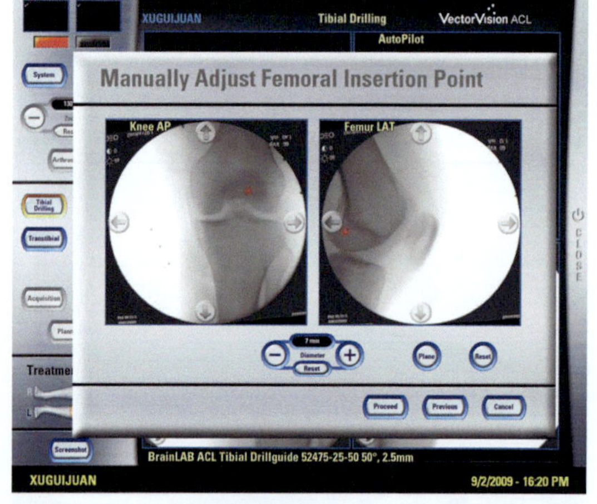

图 2-2-33　调整股骨插入点至理想位置（徒手计划方式）

5. 撞击试验

在计划完成后，需要使用撞击试验验证移植物的位置。当标记好股骨及胫骨位点后，点击撞击试验按钮，在界面中显示股骨侧位像和膝关节前后位像，并且在骨骼上显示虚拟移植物，将腿部从屈曲位移动至伸展位，观察当前移植物的状态，在侧位透视图像中，用户可以验证所计划的移植物没有延伸 Blumensaat 线，或者延伸至其前方，上述两点均表示发生碰撞现象（图 2-2-34）。在图像视图的左上角，显示移植物的当前长度。随着腿部的移动，会显示经过调整后的移植物长度（图 2-2-35）。

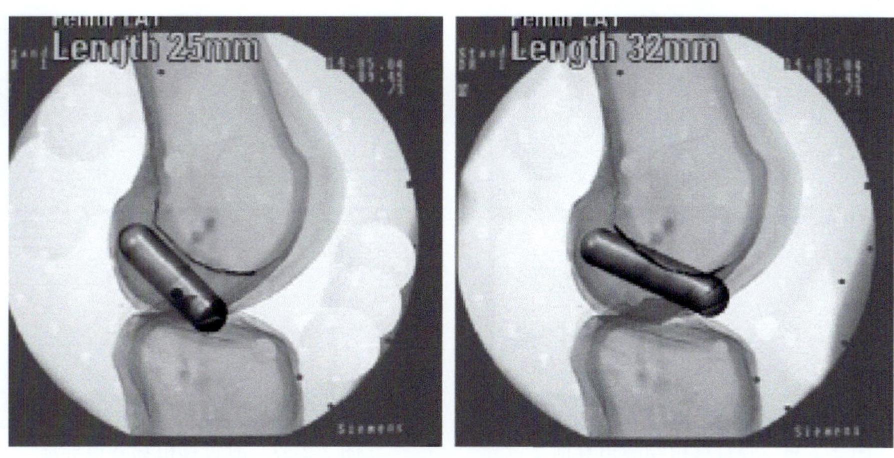

图 2-2-34　左图显示骨道位点无撞击，右图显示撞击存在

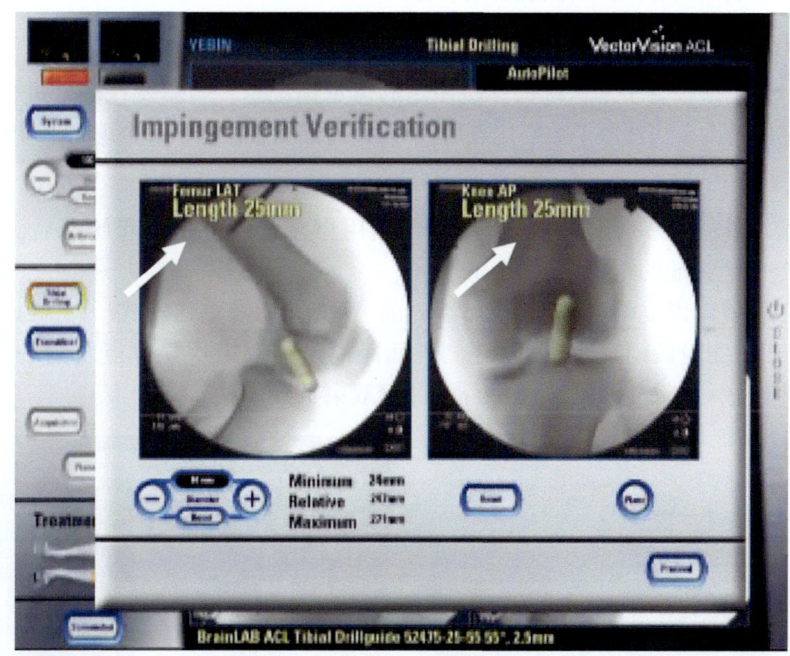

图 2-2-35　箭头所示胫骨、股骨位点长度

（五）计算机辅助下建立移植物隧道导航的手术流程

完成胫骨和股骨插入点计划后，软件会显示 Tibia Drilling（胫骨钻孔）界面，在该界面中可以开始对胫骨移植物隧道进行导航。将导向套筒导航至胫骨的计划插入点，在对导向套筒进行导航的过程中，自动导航视图会显示导航工具相对于计划插入点的路径。当导向套筒路径和胫骨插入点位置对齐后（自动导航视图中十字线表示），即可按照常规手术操作方式，对胫骨移植物隧道进行钻孔（图 2-2-36）。

完成胫骨移植物隧道的钻孔后，可以从菜单栏中选择 Femoral Drilling（股骨钻孔），激活股骨移植物隧道导航（图 2-2-37）。

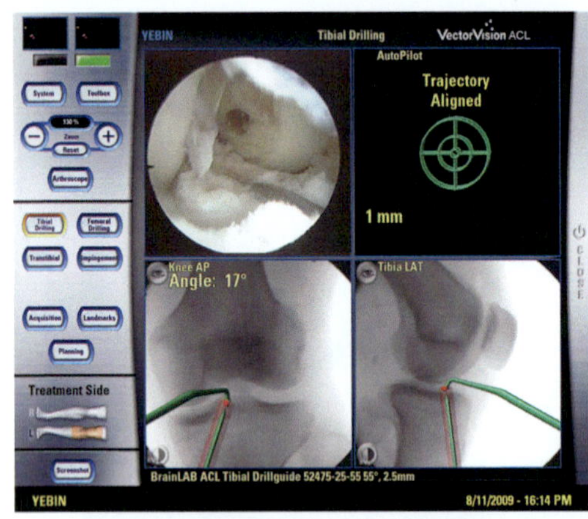

图 2-2-36 胫骨移植物隧道导航

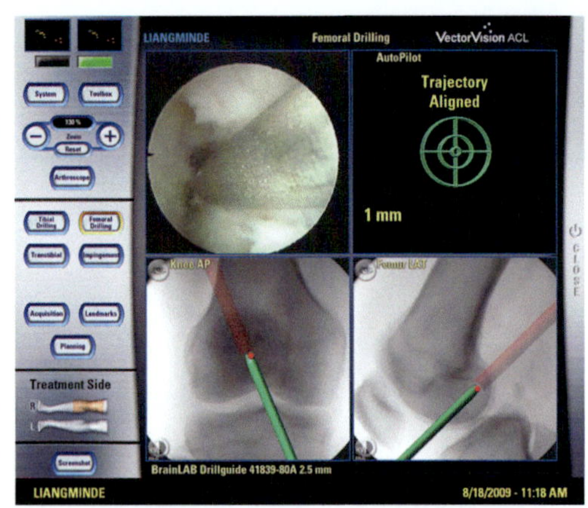

图 2-2-37 股骨移植物隧道导航

(六) 几种特殊导航辅助功能使用介绍

1. 数字化点

该功能一般用来设置手术医师操作所使用的可见标记点。当需要在多处进行操作时,该功能具有一定的帮助。当选取了数字化点后,所设置的标志点存在于每个视图中(图 2-2-38)。

2. 探针测量

探针测量功能,可以使用探针测量距离。当用户在骨骼上指定起始点后,可以在屏幕上显示该点至探针尖端的距离(图 2-2-39)。

当我们联合使用以上两种功能时,可以对前、后交叉韧带重建术式(单、双)选择上有一个客观标准,通过测量髁间窝距离,内外侧髁面距离及拟双束重建位点之间的距离的大小和移植物的粗细进行匹配,即可选择是否能进行双束重建术式。

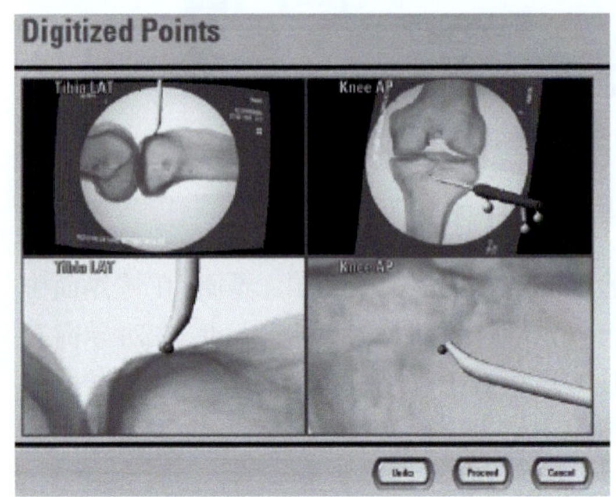

图 2-2-38 点击 Digitized Points 按钮,打开可以设置数字化点的对话框

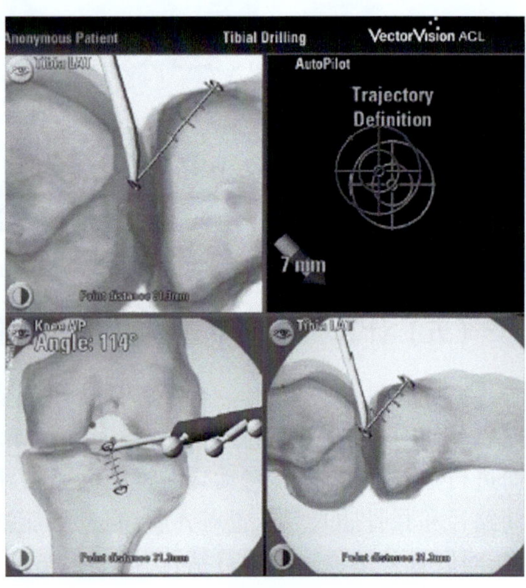

图 2-2-39 主界面中的探针测量功能

参 考 文 献

杨永宏,郑杰.2005.计算机辅助导航系统及其骨科应用.中华创伤骨科杂志, 7(7):614-616

喻忠,王黎明.2005.骨科手术导航系统研究现状.国际骨科学杂志,26(3):140-143

Amiot LP,Poulin F.2004.Computed tomography-based navigation for hip,knee,and spine surgery.Clin Orthop Relat Res,77-86

Pitto RP,Graydon AJ,Bradley L,et a1.2006.Accuracy of a computer-assisted navigation system for total knee replacement.J Bone Joint Surg Br,88:601-605

Schep NW,Stavenuiter MH,Diekerhof CH,et al.2005.Intersurgeon variance in computer-assisted planning of anterior cruciate ligament reconstruction.Arthroscopy,21:942-947

Sehep NW,Broeders IA,van der Werken C.2003.Computer assisted orthopaedic and trauma surgery.State of the art and future perspectives.Injury,34:299-306

Sugano N.2003.Computer-assisted orthopedic surgery. J Orthop Sci,8:442-448

第三章　计算机导航技术在膝关节前交叉韧带重建手术中的应用

第一节　膝关节前交叉韧带损伤的概述

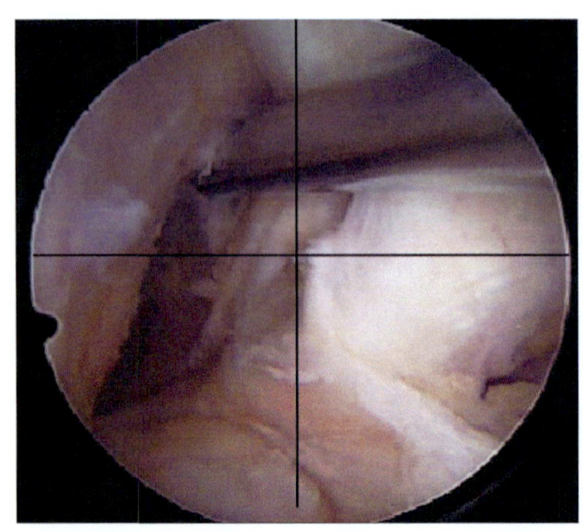

图 3-1-1　关节镜下膝关节二维视野图

随着体育活动的增加，前交叉韧带(Anterior Cruciate Ligament，ACL)损伤的发生率逐年增加，ACL 重建数量也在增加。作为 6 个最常见的骨科手术之一，欧美国家每年有 2.5 万~7.5 万例患者接受 ACL 重建手术治疗。尽管在关节镜下操作，该手术成功率高，但文献报道仍有 10%~15%的失败率和 10%~20%的翻修率。在关节镜外科领域，采用微创手术技术可缩小切口，减少软组织创伤，但同时给术者带来失去组织结构形态全面观的危险(图 3-1-1)。计算机辅助手术系统提供了解决该问题的办法，它是 ACL 重建的发展趋向(图 3-1-2~图 3-1-4)。

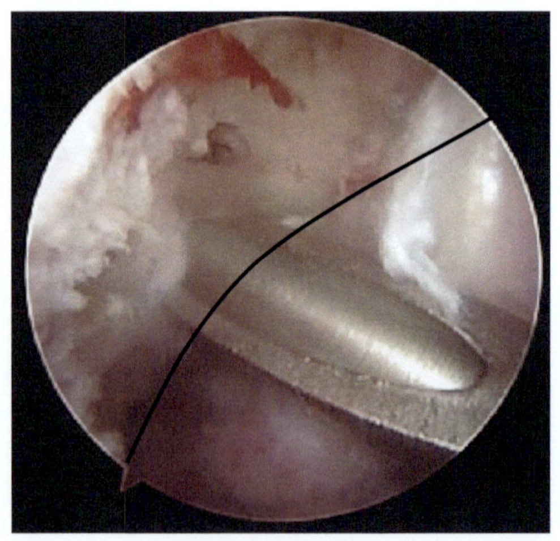

图 3-1-2　在膝关节外侧入路观察膝节股骨骨道定位
定位的标准为股骨定位器卡于股骨外髁后软骨缘，该图为从外侧入路观察定位器卡住后软骨缘

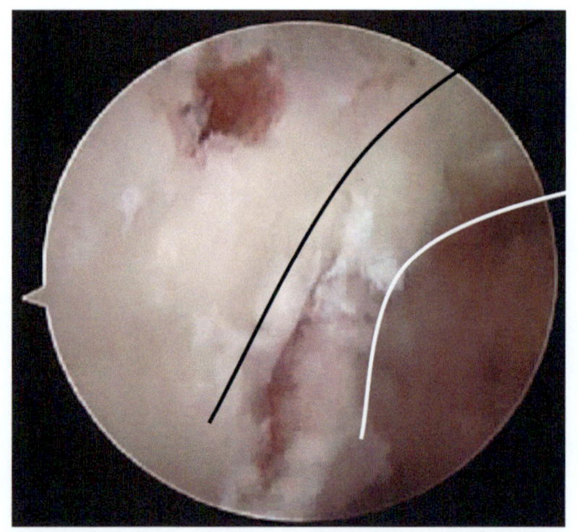

图 3-1-3　因二维视野限制，当我们从内侧入路观察可见骨道偏前，误把住院医师脊(黑线)当成后软骨线(白线)

在关节镜下计算机辅助手术系统的 ACL 重建，通过各种可视化处理，提高手术精确度，定量评估膝关节稳定性，获得良好的等距性能，避免移植腱与股骨髁间窝的撞击，实现适合于患者个体化的 ACL 准确定位植入，重建接近正常的 ACL 功能。计算机辅助手术技术开辟了一条新途径，可帮助我们将手术做得更加完善。

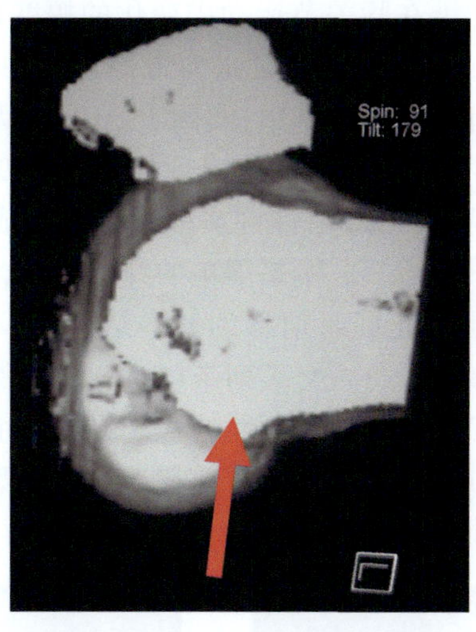

图 3-1-4 CT 可见骨道位点偏前

第二节 膝关节前交叉韧带损伤的治疗进展

膝关节为全身最大、最复杂的关节。在膝关节两端分别有股骨和胫骨构成杠杆,在活动中受到的比其他关节更大的应力,前交叉韧带是膝关节的重要的静力性稳定结构,有着重要的生理功能。ACL 损伤是临床上较为常见又严重的运动损伤(图 3-2-1),近几年文献报道,随着交通事业的高速发展,体育运动水平的不断提高,膝关节 ACL 损伤的病例明显的增多,随着运动医学理念和关节镜外科技术在我国逐渐普及和发展,ACL 损伤及其治疗已成为医学界广泛关注的一个热点课题。

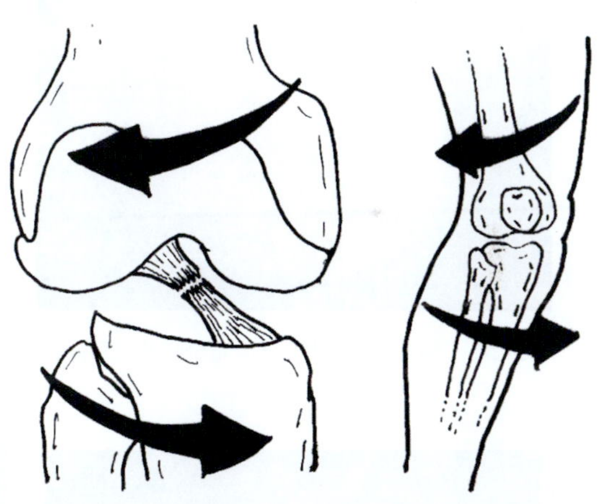

图 3-2-1 膝关节前交叉韧带损伤示意图

前交叉韧带是膝关节内的核心结构,它兼有制导膝关节的生理运动和限制其非生理运动的双重作用。前交叉韧带损伤造成膝关节生理运动一定程度的丧失,以及随之而来的载荷传导紊乱。ACL 最早是由 Galen 所提及,距今已约 1600 多年。它位于膝关节内,起于股骨外髁内侧面,向前下内方止于胫骨髁间隆起前方,两端分别在股骨髁及胫骨平台上,附着区不在同一平面,在股骨为矢状面,在胫骨为水平面,股骨附着区最大纵径为长 20. 9mm,最大横径长 11. 2mm。胫骨附着区分别为 17. 5mm 和 11. 0mm,自股骨附着区至胫骨附着区,由许多走向分明的纤维束相连,各束纤维长度不同,方向不同。来自后上股骨区的纤维束止于胫骨附着前内部;前下区的纤维束止于胫骨区后外部。其前内和后外缘长度相差 1 倍以上。膝关节处于 0°位时,ACL 呈扁平带状,但有 90°的扭转。随着屈曲角度的增加,ACL 纤维的扭转也逐渐加大至屈曲 90°位,扭转又增加 90°。ACL 的全部纤维均随着膝关节的运动依次处于紧张状态,以维持膝关节的稳定。位于股骨附着区边缘的纤维在膝关节运动中变化的幅度较中心者为大。Furman 等将 ACL 分为前内束和后外束，前内束在屈曲时张力最高，后外束在伸直位时张力最高。而 Norwood 等又认为其间还有中间束，是为 3 束，实际上 ACL 并无组织学的分束，而是功能上的区别，尤其是在屈膝位。至于在不同伸屈位出现的紧张度变化，也绝非前内束和后外束之间简单的转换。很多研究发现，ACL 由许许多多纤维束组成，相当的一部分纤维束处于张力状态而起稳定膝关节的作用。ACL 不是简单的纤维组合，还具有弹性，可以分散能量、调节长度与内部负荷。ACL 是防止胫骨前移的基本结构，它不仅起着一种简单的缰绳作用，对阻止胫骨内旋也有特殊效果，与后交叉韧带(PCL)一起保持胫股间的正常滑动、滚动及旋转范围与轨道。因此，ACL 不仅是静力性的稳定结构而且是具有独特解剖的动力结构。同时，ACL 具有拉衡张力或剪力，防止胫骨前移。ACL 断裂后对胫股关节、关节软骨半月板的影响很大(图 3-2-2~图 3-2-5)。

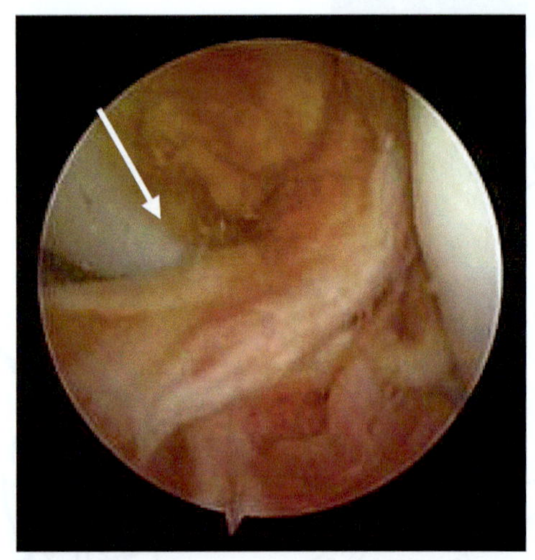
图 3-2-2　慢性 ACL 损伤残端完全吸收(箭头示)

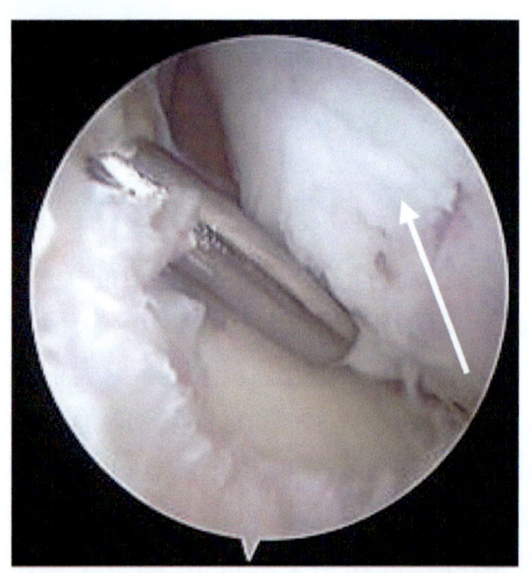
图 3-2-3　ACL 损伤后软骨退变(箭头示)

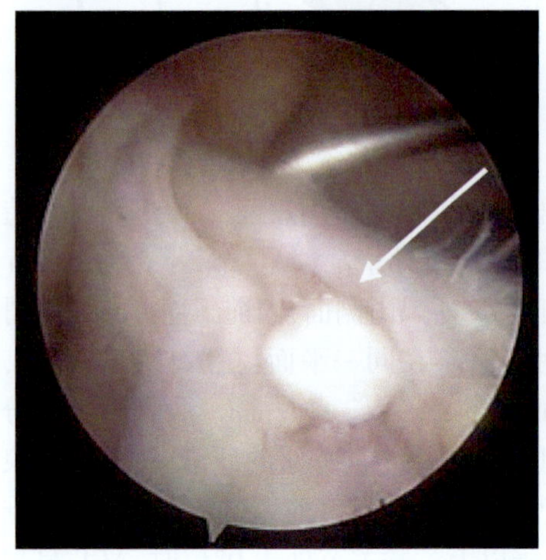
图 3-2-4　ACL 损伤后软骨游离体(箭头示)

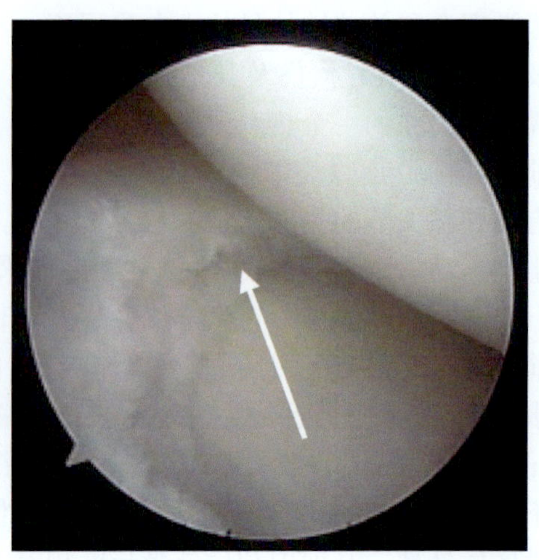
图 3-2-5　ACL 损伤后半月磨损(箭头示)

由于关节内修复韧带比较困难，早期的交叉韧带损伤多使用膝关节关节外修补技术，即利用膝关节周围的韧带修补加强膝关节以提高关节的稳定性，因此内侧韧带的缝合要多于前交叉韧带的缝合。尽管有不同的观点，但是数十年来仍保留了孤立的或联合的内侧韧带损伤缝合的标准手术方式。目前，前交叉韧带的早期修复倾向于针对损伤点直接修复，晚期重建有关节内与关节外重建等 20 余种手术方式。近 20 年来，交叉韧带的修复与重建技术有了明显进步。自体结构、异体结构、人工韧带等重建前交叉韧带的治疗方法都已经广泛地应用于临床。特别是关节镜技术的发展对于交叉韧带重建具有重要意义，首次报道在关节镜下行前交叉韧带重建术的是丹迪(Dandy)，他选择人造碳纤维韧带，实现了关节的稳定。不可否认，后来的许多膝关节镜技术都是在丹迪及罗森伯格(Rosenberg)开创的基础上发展起来的。关节镜下重建交叉韧带具有定位准确、固定可靠、关节整体损伤小、基本保持关节囊的完整等优势，是传统手术方法所不可比拟的(图 3-2-6~图 3-2-15)。随着关节镜设备的完善、技术的提高，关节镜技术不仅满足了关节疾病的诊断，同时逐渐成为关节损伤和一些疾病治疗的重要手段之一。

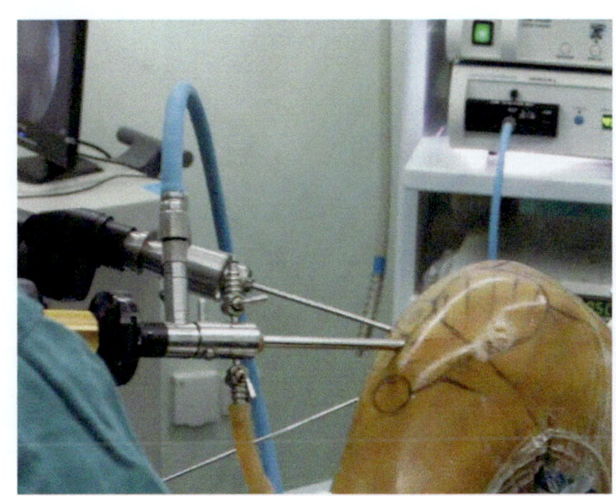
图 3-2-6　关节镜下股骨骨道定位技术

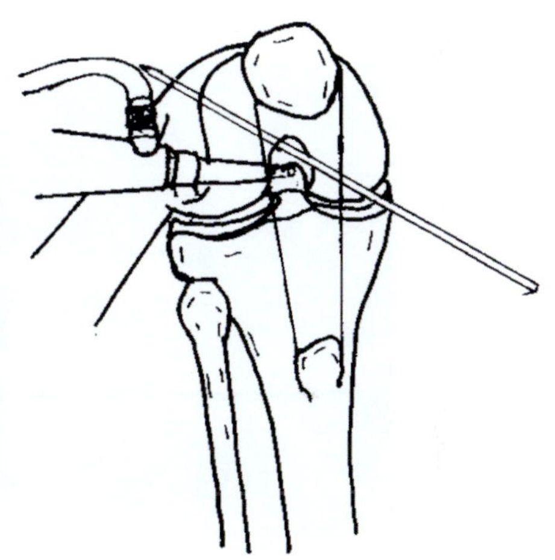
图 3-2-7　关节镜股骨骨道定位示意图

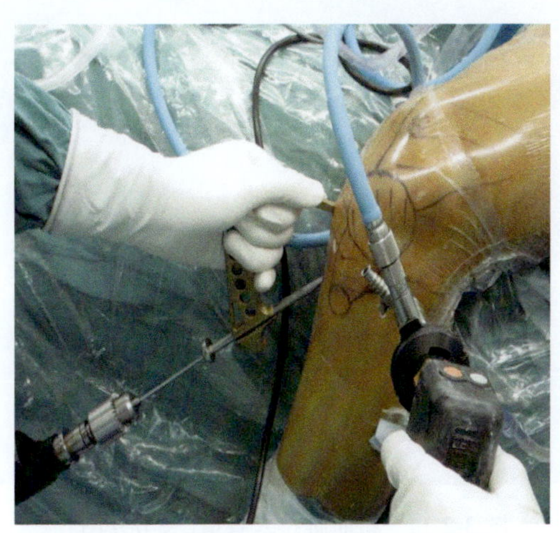
图 3-2-8　关节镜下胫骨骨道定位技术

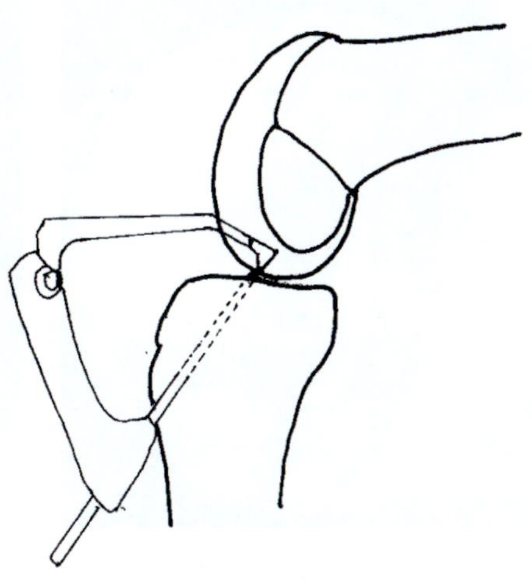
图 3-2-9　关节镜胫骨骨道定位示意图

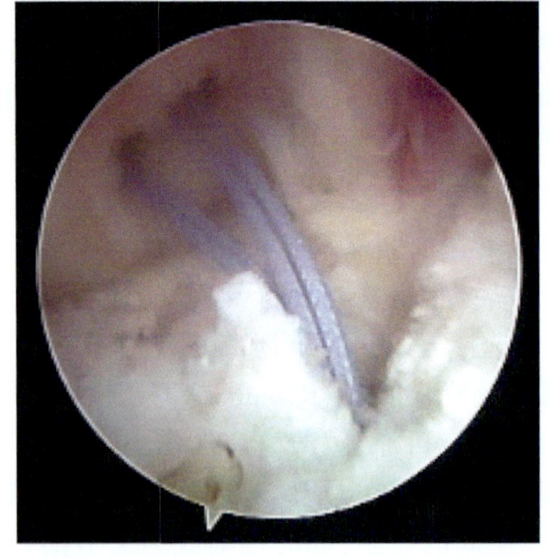

图 3-2-10　关节镜下将引导线穿过骨道

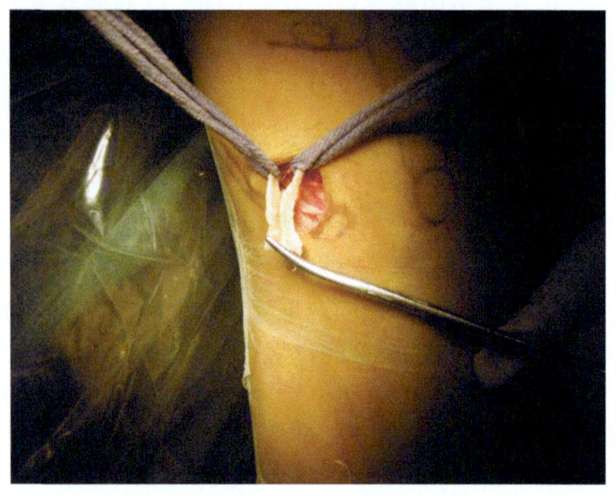

图 3-2-11　常规于鹅足取腘绳肌作为移植物

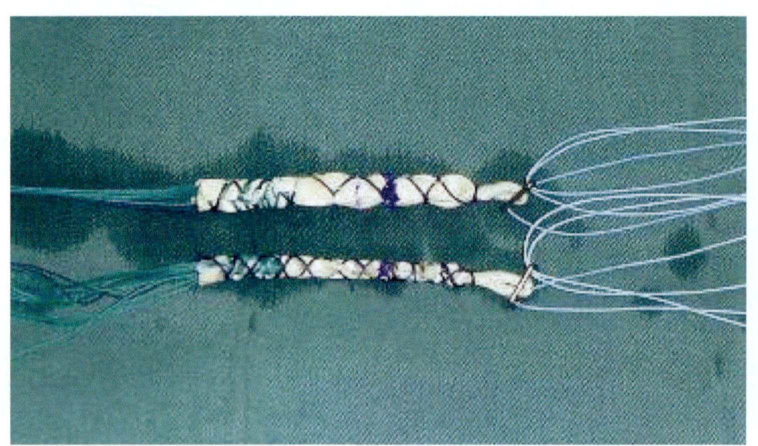

图 3-2-12　将移植物编织备用

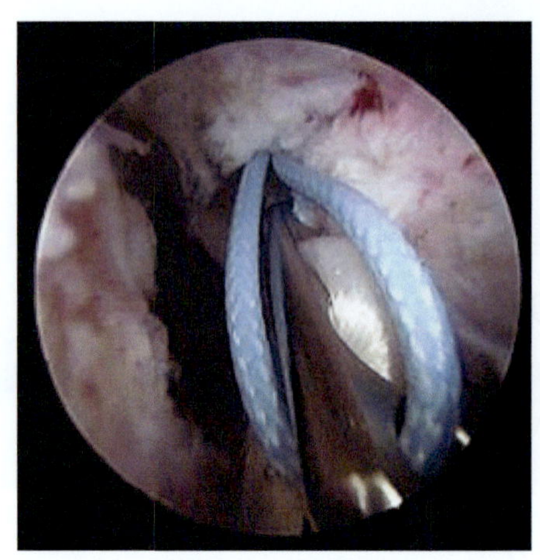

图 3-2-13　采用引导线拉肌腱入骨道

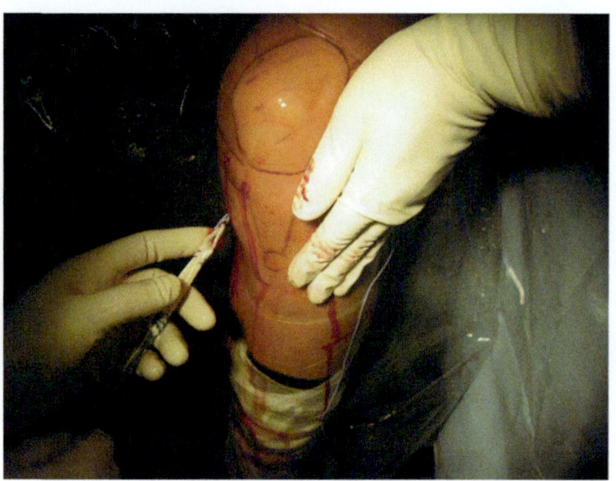

图 3-2-14　将肌腱拉入骨道(关节外图)

关节镜下前交叉韧带重建术的主要优点有:它是一个闭合式的操作手术,而切开手术使关节软骨过多地暴露,加重了关节软骨的损害。关节镜手术减少了关节软骨损害程度,对伸膝装置及关节周围稳定结构的干扰小;手术创伤小;不切开关节囊,术后疼痛和关节粘连轻;缩短了操作和愈合的时间;且在钻骨道的同时有大量关节液的冲洗,有利于减低钻头和骨壁之间的摩擦高温,避免了对骨组织的灼伤,有利于韧带的愈合;关节镜手术探查全面而可靠,确诊率为100%,同时可以发现其他合并损伤及可准确确定关节退变或滑膜炎;关节镜清理术结合充分的关节灌洗,同时清除不稳定的半月板碎片及游离体,并少量刨削软骨面,可获得最大的疗效且并发症少;可以早期进行康复锻炼。然而,尽管关节镜技术历史较长,发展较快,技术较成熟并有许多优点,但关节镜及镜下韧带重建毕竟仍是发展中的技术,尚有许多有待发展和改进之处。为取得满意的重建疗效,不仅要熟悉关节的解剖、生物力学,尚需要手术器械、手术技巧上达到完善。Shinto 认为膝关节 ACL 重建术的成功取决于以下几点:①麻醉下行膝关节镜检查充分评估病变状况;②术中对关节内的病变应重视,给予处理;③髁间窝成形范围恰当;④股骨和胫骨隧道定位准确;⑤调整移植物最佳张力后固定;⑥术后进行完善全程的康复治疗。

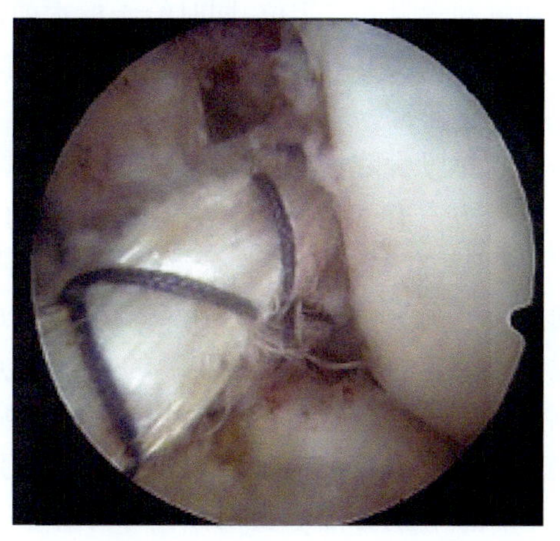

图 3-2-15　重建后的 ACL(双束)

正确的胫骨、股骨隧道位置是 ACL 重建术成功的关键,高强度移植物、更可靠的固定方式或康复训练均无法挽回错误的隧道定位引起的后果。许多学者认为 ACL 重建术失败或二次手术的主要原因是不恰当的手术技术,其中以骨隧道位置的原因居多。通常认为 ACL 重建术的核心在于恢复等距特性,即等长重建,即在膝关节伸屈范围内使胫骨、股骨止点之间距离保持等长。解剖学研究表明,因 ACL 功能的复杂性,真正的等距是不存在的。它需要恢复膝关节不受限制的正常活动范围,且始终维持关节的稳定和表面正常负荷。相比而言,股骨隧道位置对等距性的影响更大。股骨等距点的确定有多种定位方法。Zavras 等的离体标本实验提示股骨等距点应位于股骨韧带附着区后上部。徐卿荣等则认为,股骨韧带附着区后部和下部是理想的等距位点而并非附着区中心。王健全等分别对标本的 ACL 前内侧束和后外侧束的股骨止点进行解剖学研究,发现前内侧束股骨止点近前角接近过顶位置(图3-2-16),具有较好的等长特性。近年来 ACL 解剖重建概念(图3-2-17)的兴起使 ACL 等长重建受到挑战。Musahl 等用离体膝关节标本的 4 股腘绳肌肌腱模拟 ACL 重建,股骨侧分别采用等距

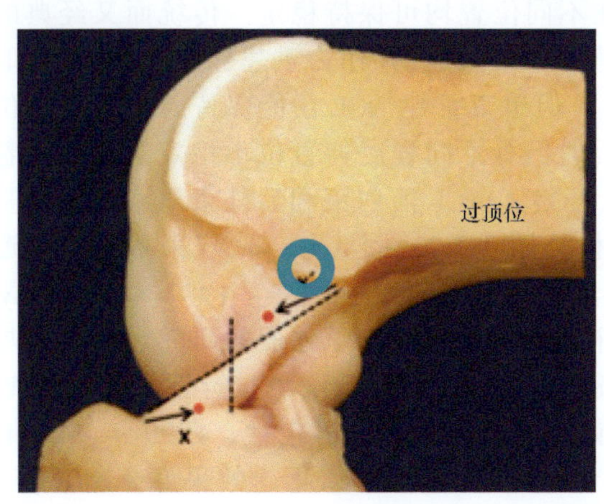

图 3-2-16　过顶位的位点

点和解剖学附着点定位，同时给予标本前向负荷和外翻旋转负荷，记录胫骨前向位移；结果发现两种定位方式均未恢复正常的膝关节稳定性，但解剖学附着点定位组比等距点定位组更接近于正常。

制作股骨隧道通常取单切口，经胫骨隧道完成，以专用导向系统定位于髁间窝顶部外侧后方。有学者认为采用这一传统的定位方式时股骨止点由胫骨隧道角度位置所决定，故不能获得理想的股骨解剖位点，倡导采用关节镜前内侧入路建立股骨隧道，以便准确定位。另有学者建议采用双切口技术（图 3-2-18），即在股骨远端外侧再作一切口进行股骨隧道定位，以取得更准确的解剖位点。胫骨隧道的位置不仅是股骨止点定位的基础，且其不良定位可导致移植物与髁间窝撞击，这主要是矢状位偏前所致。移植物在膝关节完全伸直之前撞击髁间窝顶，可能引起膝关节伸直受限、前向松弛，移植物磨损，膝关节积液和前膝痛。目前倾向于术中在正常 ACL 胫骨止点中心或偏后的位置定位。其他的定位参考标志包括胫骨髁间棘斜面、外侧半月板前角、后交叉韧带或胫骨平台后缘等位置。

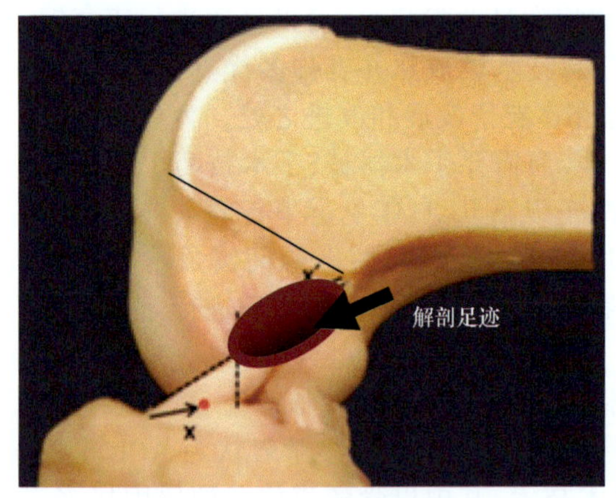

图 3-2-17　解剖位的足迹位点

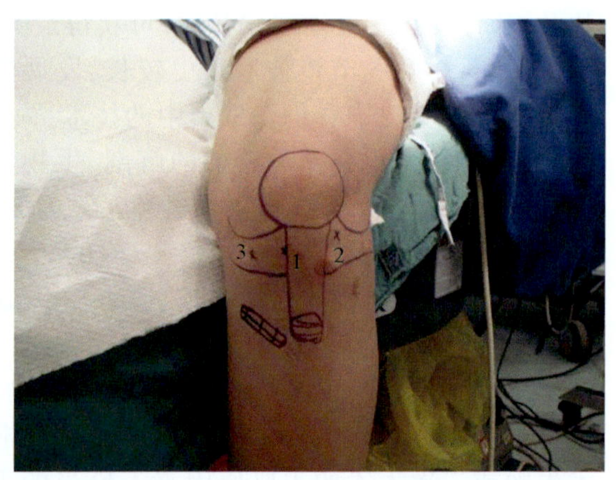

图 3-2-18　膝关节镜双入路示意图

1. 膝前内侧入路；2. 膝前外侧入路；3. 附加内侧入路

ACL 由前内侧束和后外侧束构成，束间被疏松结缔组织和血管分离，膝关节屈伸时 ACL 发生旋转，且在不同位置各束的张力不同；膝关节伸直位，后外侧束紧张；膝关节屈曲位，前内侧束紧张，这使得膝关节在不同位置均可保持稳定。传统而又经典的 ACL 重建技术主要侧重于 ACL 前内束重建即单束重建，并作为重建标准广泛应用，取得良好的临床效果（图 3-2-19 ~ 图 3-2-22）。但单束重建 ACL 仅能保持膝关节某一位置的稳定，术后膝关节屈曲位稳定性改善，但仍有不同程度伸直位不稳定。之后随着技术的进步与发展，在单束重建的基础上，开始了 ACL 前内束和后外束双束重建的基础与临床研究，并将其称为"解剖重建技术"（图 3-2-23，图 3-2-24），双束重建后接近 ACL 正常结构，膝关节屈伸过程中前内侧束和后外侧束交替紧张。1987 年，Zaricznyj 首先在国际上报告了双束重建 ACL 的临床结果。此后解剖学方面的研究表明单束与双束重建在生物力学上有所差异，双束重建具有更好的稳定性，更接近正常的 ACL 解剖；同时临床研究近期观察结果也显示双束重建具有较好的稳定性。1999 年，Muneta 等采用 4 股腘绳肌肌腱双束重建 ACL，随访 2 年，认为比单束重建效果好。2001 年，Mae 等在尸体上利用 4 股腘绳肌肌腱分别进行单束和双束重建，发现在整个膝关节活动度范围内，双束重建更能发挥稳定膝关节的作用。但 Adachi 等对 108 例患者随机采用单束或双束重建，平均随访 32 个月，发现在膝关节稳定性和本体感觉方面双束与单束重建无明显差异，故认为不需要行双束重建。国内相关研究开展较晚，临床应用与研究报道不多，主要为近期临床随访观察结果报告，同样也认为双束重建优于单束重建。敖英芳等在单束重建 2600 例的基础上已行双束重建 300 多例，有部分病例临床随访观察超过 1 年，初步的观察与对比研究结果显示双束重建对膝关节整体稳定性的改善有益。国外 Kaz 等认为双束重建应该成为前交叉韧带损伤重建的原则。Belisle 等通过在尸体上建立前内侧，后外侧及双束重建的力学模型得出双束重建更接近膝关节正常屈伸状态下交叉韧带的紧张趋势。而且双束重建 1～2 年后通过关节镜检查大部分病例可以比较清楚地看到前内侧束和后外侧束，说明双束重建有解剖学意义。

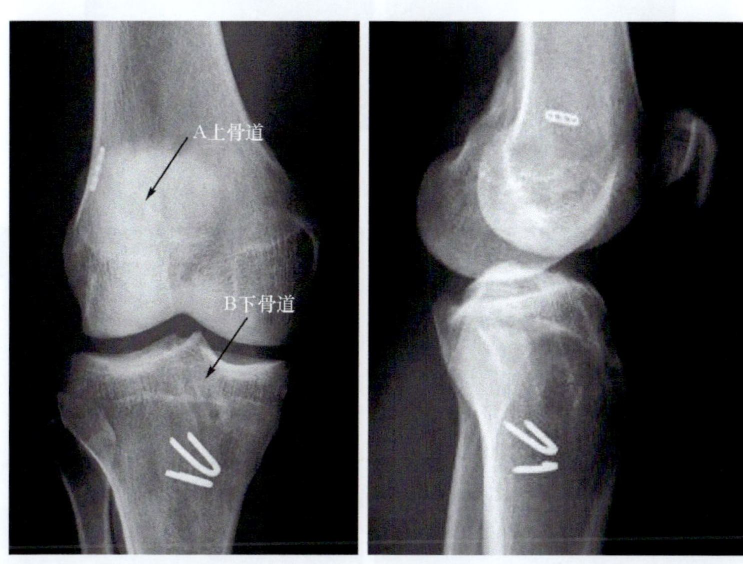

图 3-2-19　笔者所做过顶位单束重建术后 X 线正侧位片(骨道位置良好)

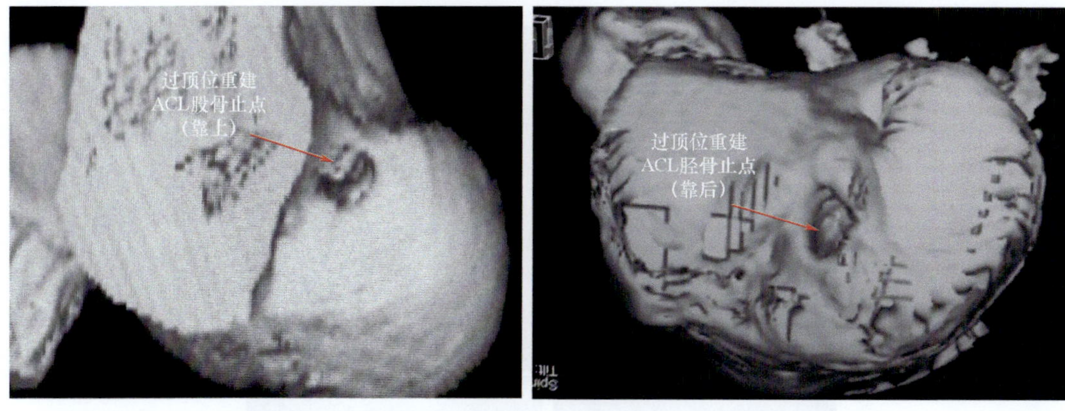

图 3-2-20　笔者所做过顶位单束重建术后 CT 三维重建骨道位置

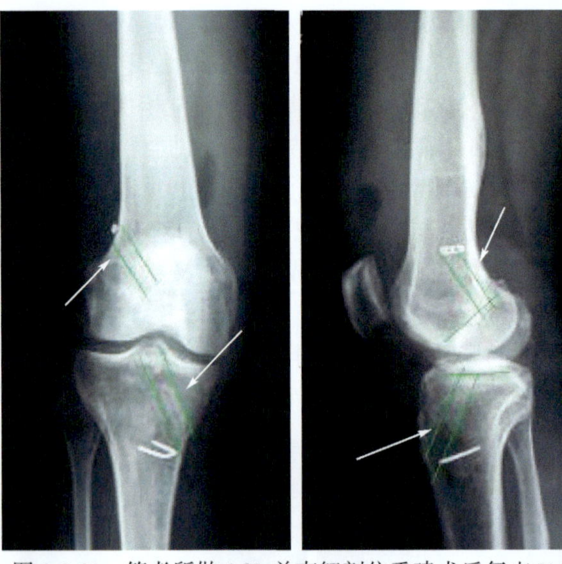

图 3-2-21　笔者所做 ACL 单束解剖位重建术后复查 X 线
箭头示骨道

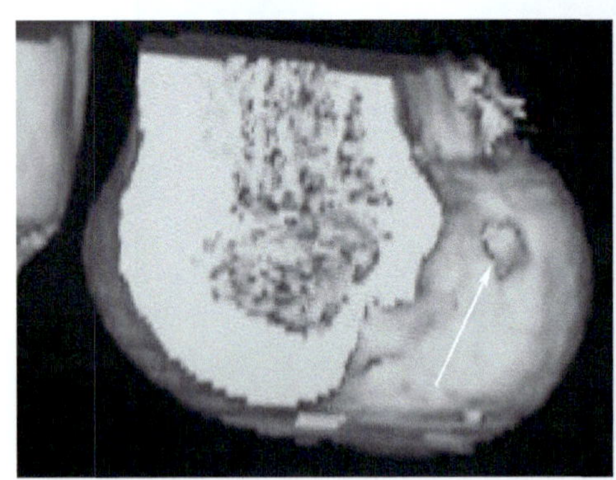

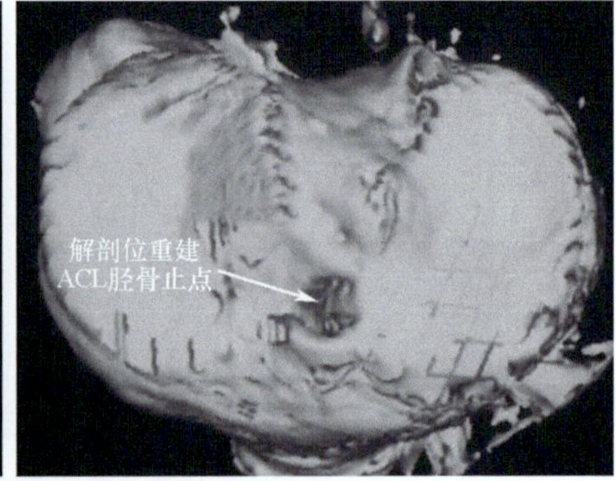

图 3-2-22　单束解剖位 ACL 重建术后 CT
箭头示骨道位置相对于过顶位位点；股骨骨道靠后下，胫骨骨道靠前

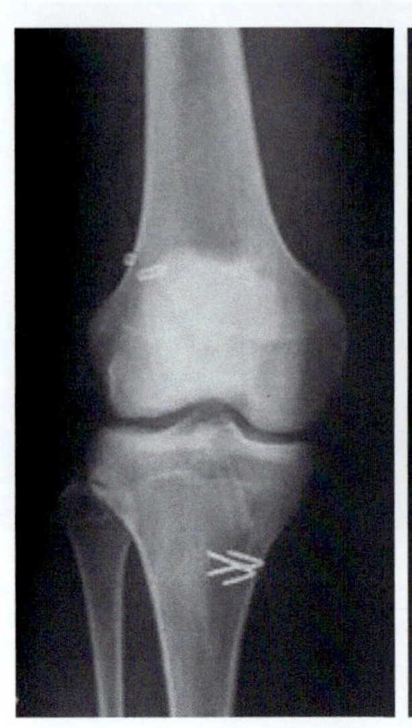

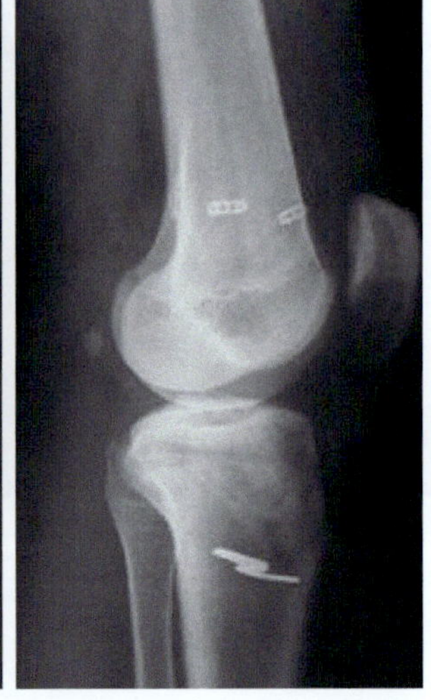

图 3-2-23　笔者所做双束解剖位 ACL 重建术后复查 X 线
左为正位片，右为侧位片

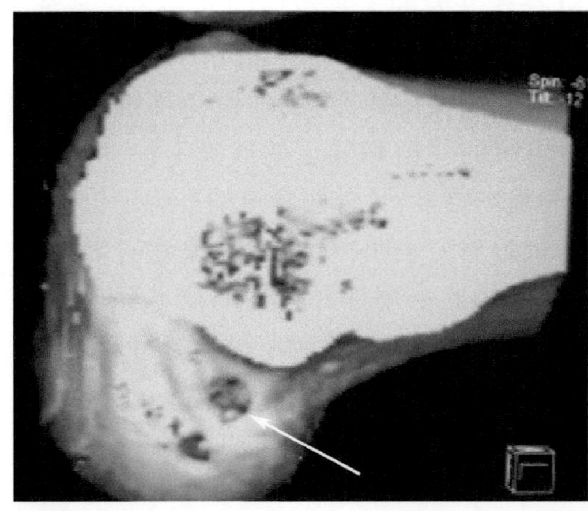

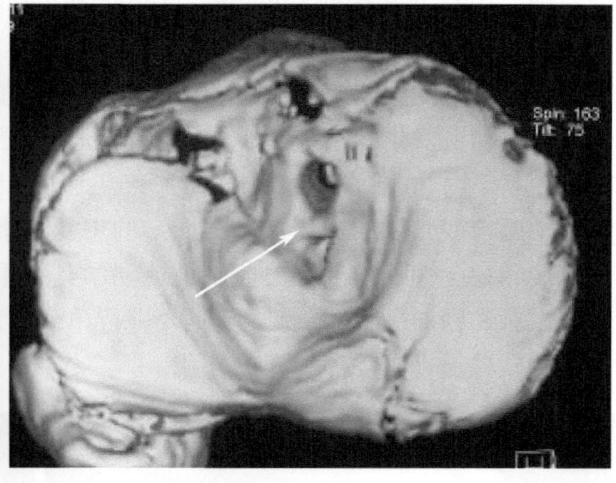

图 3-2-24 双束解剖位 ACL 重建术后 CT
箭头示重建后骨道

第三节 导航辅助计算机系统对前交叉韧带重建术的意义

回顾有关 ACL 重建的文献可见,平均长 32mm、宽 7~12mm 的 ACL,不仅是连接股骨和胫骨的束状组织,在运动医学中仍引起了广泛关注和对相关问题的探讨。理想的前交叉韧带重建技术应保证:①恢复 ACL 解剖插入点和膝关节生物力学;②获得良好的生物相容性和神经肌肉组织的控制;③达到膝关节的稳定性和避免继发膝关节退变与失稳,引起骨关节炎;④不造成供区的病损。临床上应根据移植腱固定的机械性能、移植腱愈合的生物学、供区的病损问题等因素决定。Rupp 等总结欧洲学派的观点认为,成功的 ACL 重建取决于以下 4 个方面的关键因素:选定良好的移植腱、移植腱的准确定位植入、移植腱的固定技术及术后康复的功能锻炼。此外,Shafizadeh 等认为影响手术结果的因素还有患者选择和术者经验。

Julliard 等提出,如果将我们置身于纯技术的方面来进行讨论,所有文献均表明并未解决 ACL 损伤和重建的所有问题,不断有新的问题被发现。隧道的最佳定位仍存在争议,且目前尚无可行的方法来获得稳定的隧道定位和记录,及评估隧道定位在膝关节的前后向和旋转稳定性的长期影响。ACL 的股骨侧和胫骨侧的隧道定位,有以下原因:①隧道定位存在多种方式;②在膝关节镜手术中很难辨认插入点的定位,由于缺乏重复性良好的标志点来辨认 ACL 残留的印迹;③采用理论上的解剖知识来进行实际的手术操作还很困难;④ACL解剖本身使隧道定位困难,因为在胫骨和股骨的插入点区域与解剖学的隧道位置不同;⑤关节镜视野局限,采用 30°镜子,镜头的光学变形和二维视效使辨认髁间解剖方向困难。即使是有经验的关节镜手术医生,正确定位隧道也不容易。Shfizadeh 等研究 13 位手术经验程度不同(6 位有经验者和 7 位无经验者)的骨科医生,用导航钩来确定股骨和胫骨上隧道定位的组间和组内差异,来评估精确性和一致性,结果发现在股骨和胫骨侧隧道的定位上与术者经验无关,有较高的组内和组间差异性。

1991 年由美国的 Halpern 和 Hutchinson 推出了第 1 个无需影像的计算机辅助导航系统,它通过 CA5000 装置,连接了 2 个可视器,计算机可计算出由术者徒手选取的作为胫骨侧和股骨侧隧道中心点间的距离,在膝关节的每个屈曲位置下,检测植入物是否符合等距的原则。1992 年法国的 Cinquin、Lavallee 和 Julliard 合作开发的无需影像的 Surgetics 系统，目的在于同时解决 3 个技术上的根本问题：①ACL 移植腱在股骨侧和胫骨侧的插入点定位尽可能符合解剖；②膝关节屈伸活动过程中移植腱尽可能保持等距性；③避免移植腱与股骨髁间窝切迹发生撞击。在重建手术时，任何腱性组织的移植和隧道的准确定位，均应遵循这 3 点。因为，股骨侧隧道的准确定位是等距性的基本要素，胫骨侧隧道的准确定位是防止移植腱与股骨髁间窝切迹发生撞击的主要因素。最近研究表明，双束 ACL 重建对提高膝关节旋转稳定性和恢复膝关节生理运动学具有重要性，因此采用计算机辅助技术客观评估轴移试验和胫股关节的旋转运动学，进行单束和双束的 ACL 重建，导航系统具有特殊作用，适合的软件设计可发挥理想的作用。

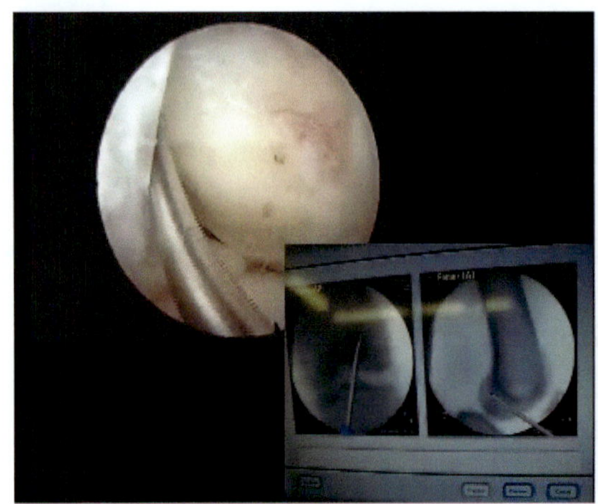

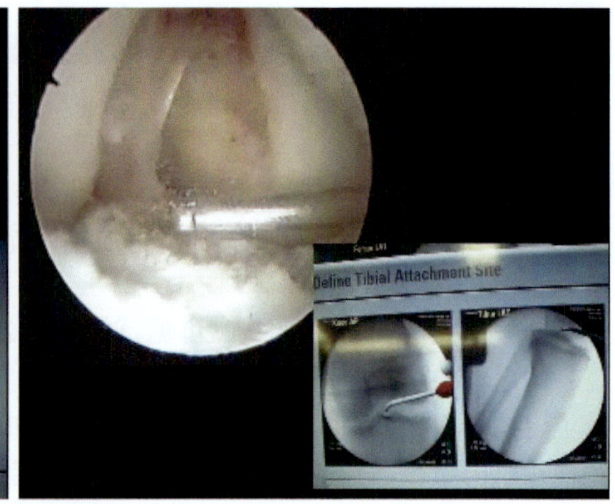

图 3-3-1　导航辅助下可即时将骨道位点标示于影像图上
左图为股骨，右图为胫骨

目前的计算机辅助外科技术可以做到：①移植腱以原 ACL 的解剖插入点为原则，以 <1mm和<1°的精确度来准确定位；②进行膝关节伸屈过程的等距性监控，避免移植腱的病理性拉长；③确定移植腱的方向；④控制移植腱的松弛度，保证膝关节前后向和旋转稳定性；⑤监控移植腱与髁间窝、PCL 撞击，确定髁间窝成形术；⑥实时进行膝关节运动学分析；⑦精确的隧道钻孔；⑧二次翻修重建手术；⑨双束移植腱定位和长度监控；⑩研究培训教学，有无经验的医生均可受益。

第四节　前交叉韧带的应用解剖及损伤的诊断

（一）膝关节前交叉韧带的应用解剖

前交叉韧带（图 3-4-1，图 3-4-2，图 3-4-6）的股骨附着点位于股骨外髁的内侧面，呈新月形（图 3-4-3），胫骨附着点位于内侧髁间棘的前外侧（图 3-4-4）。前内侧束较粗大，长约 37. 7mm，宽 8. 5mm；后外侧束较细小，长 20. 7mm，宽 7. 7mm（图 3-4-5）。两束横截面积从股骨端到胫骨端逐渐增大。在胫骨端，前内侧束位于前内侧，后外侧束位于后外侧且靠近外侧半月板的后角，并与之有纤维交织。膝关节伸直时，前内侧束的股骨附着点位于前上方，后外侧束位于后下方。采用股骨髁间窝时钟定位法，当屈膝 90°时，以髁间窝后顶为 12:00，则前内侧束和后外侧束的中心分别在左膝 1:40 和 3:10 的位置。

前内侧束在膝关节屈曲位紧张,伸直位松弛;后外侧束在伸直位紧张,屈曲位松弛。前内侧束维持膝关节屈曲位的前直向稳定性,限制胫骨的过度前移;后外侧束通过维持膝关节在屈曲位的旋转稳定性来促成前内侧束的功能,在伸直位限制膝关节的过伸。Zantop 等报道,单独切断前内侧束增加屈膝 60°和 90°时的胫骨前向移动距离。单独切断后外侧束增加屈膝 30°时的胫骨前向移动距离。在伸直位和屈膝 30°位合并旋转负荷时,单独切断后外侧束,膝关节的不稳定比单独切断内侧束时更显著。前内侧和后外侧束对维持膝关节的前向稳定性和旋转稳定性有协同作用。Jordan 等研究指出,前内侧束在屈膝 0°~30°时最长,后外侧束在伸直位最长,两束都随屈膝角度的增大而缩短。两束在 0°~30°时基本是平行的,并随屈膝角度的增大而逐渐扭转,其纤维交替紧张,保持基本恒定的整体张力。在整个膝关节屈伸运动中,两束相互协同,互为补充。

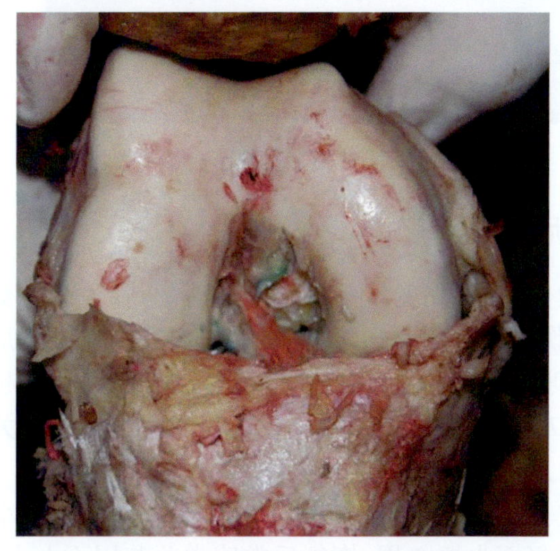

图 3-4-1　正常尸体解剖前、后交叉韧带关系

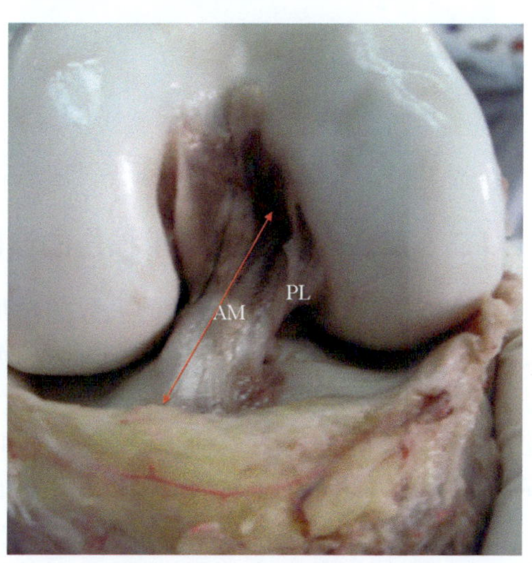

图 3-4-2　正常尸体解剖前交叉韧带

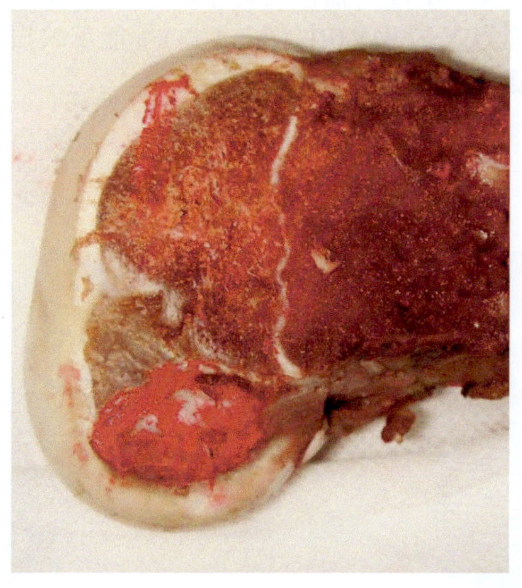

图 3-4-3　正常尸体解剖前交叉韧带股骨止点

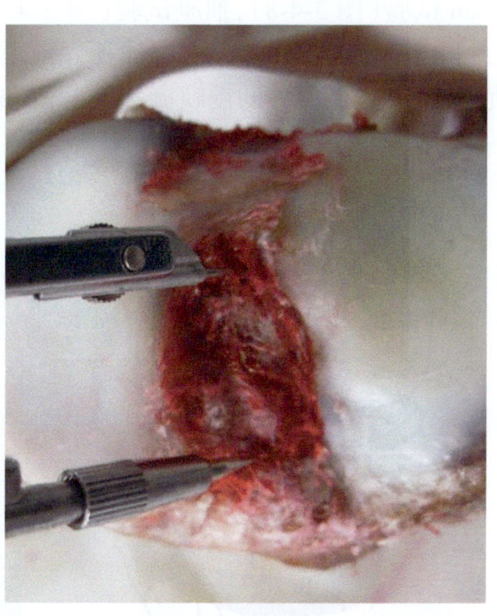

图 3-4-4　正常尸体解剖前交叉韧带胫骨止点

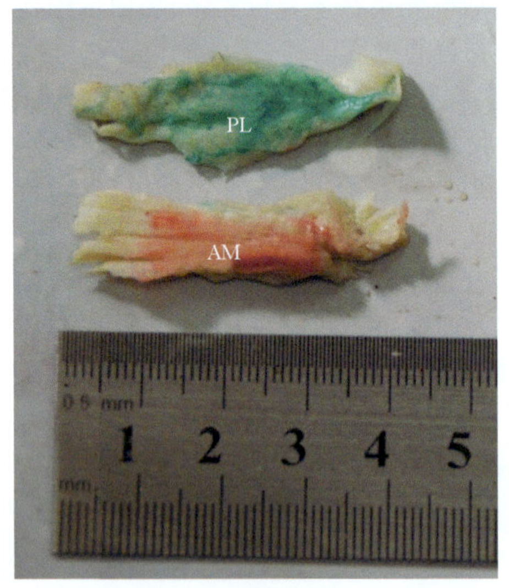

图 3-4-5 解剖下切取的前内束、后外束

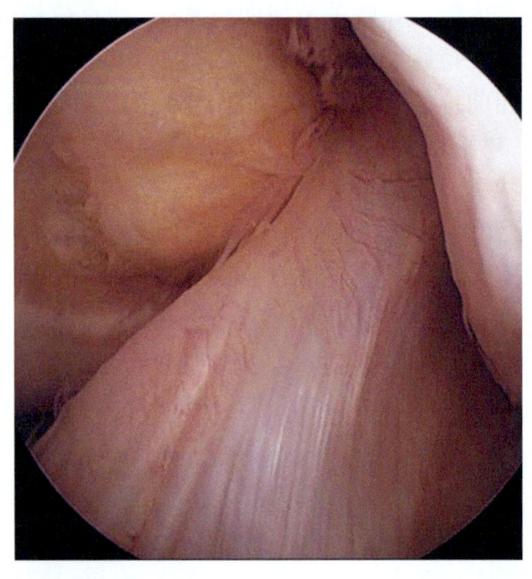

图 3-4-6 关节镜下正常前交叉韧带

(二) 膝关节前交叉韧带损伤的诊断

近年来随着参加体育运动的人数的增加,运动损伤的发病率逐年提高,而膝关节前交叉韧带是运动损伤中最为常见的严重运动损伤之一。从力学角度来说,前交叉韧带损伤是由于前交叉韧带承受过大的拉力,当患者受到较大的力或力矩时,使前交叉韧带的受力超过了其极限负荷能力,导致韧带断裂(图 3-4-7)。同时前交叉韧带断裂亦会诱发膝骨性关节炎,严重削弱患者的下肢活动功能和生活自理能力。

诊断上来说,绝大部分患者有明显外伤史,急性损伤时关节有"啪"的声音和剧痛,几小时内关节肿胀,不能正常行走和活动。肿胀恢复至少要 2 周,恢复后常感觉关节用不上力,运动中易于扭伤。尤其在准备变向或加速时有不稳的感觉,常常反复扭伤等。体格检查 Lachman 试验(图 3-4-8),抽屉试验(图 3-4-9～图 3-4-11),轴移试验等阳性(图 3-4-12),如有半月板等合并损伤,则有相应体征。前后应力 X 线片,MRI(图 3-4-13)等能反映损伤情况,尤其 MRI 能更形象的反映撕裂的部位和复合伤的情况和骨挫伤。

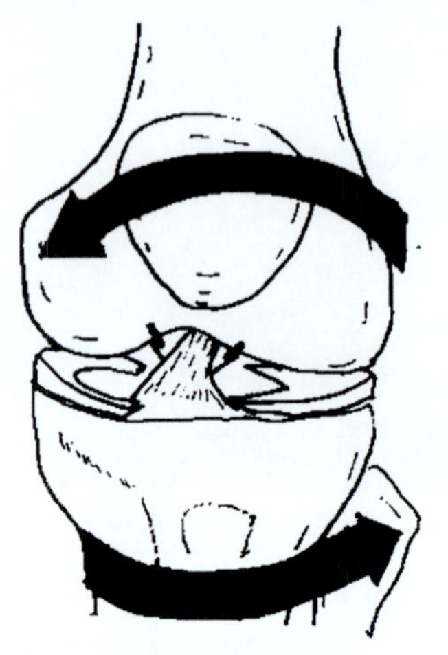

图 3-4-7 前交叉韧带损伤机制示意图

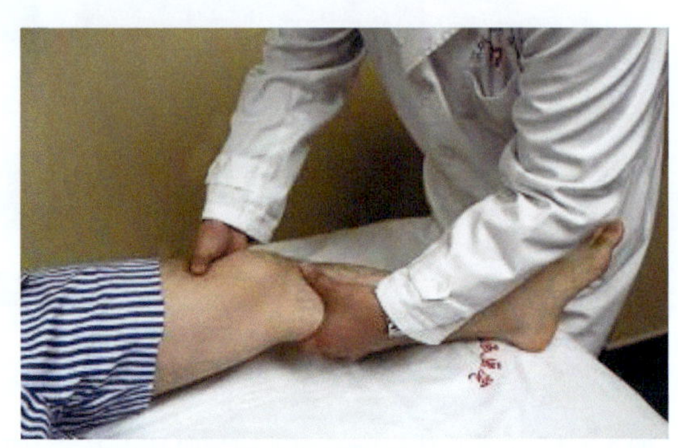

图 3-4-8 Lachman 试验

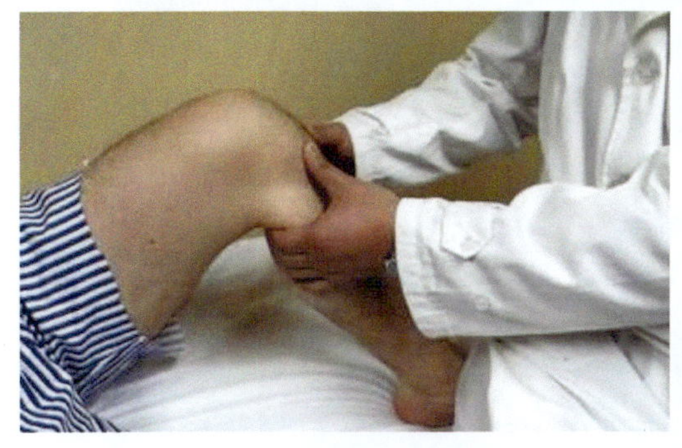

图 3-4-9　仰卧位前抽屉试验

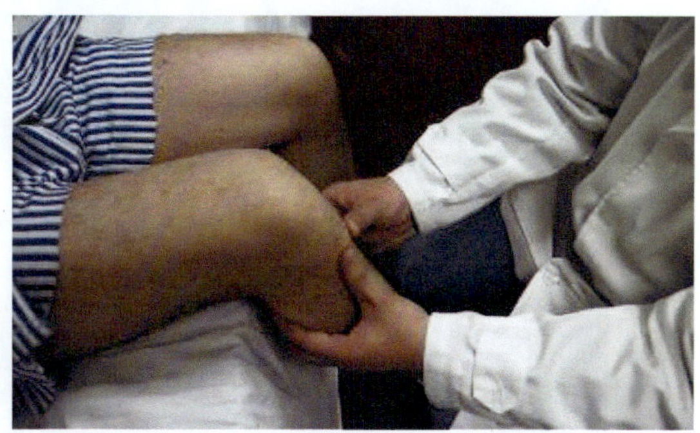

图 3-4-10　垂腿前抽屉试验

Lachman 试验：病人仰卧，屈膝约 30°角。检查者用一只手固定大腿，另一只手试图向前移动胫骨。阳性结果提示有前交叉韧带或后交叉韧带损伤。Lachman 试验阳性并伴有软性终止点，说明前交叉韧带完全断裂；Lachman 试验阳性并伴有硬性终止点，说明前交叉韧带部分损伤，或者韧带松弛；Lachman 试验阴性肯定伴有硬性终止点，说明前交叉韧带正常。

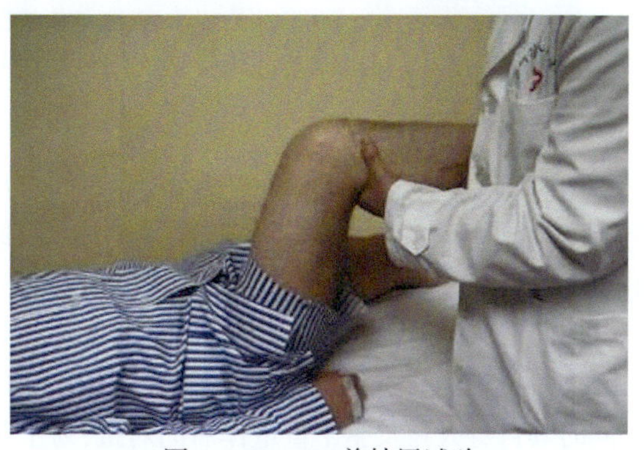

图 3-4-11　90°前抽屉试验

仰卧位前抽屉试验：患者仰卧位，屈膝 90°，放松，检查者以臀部固定患者双足，双手握住小腿上段做前拉动作，如胫骨平台相对于股骨明显前移（移位大于 5mm），则为前交叉韧带断裂。

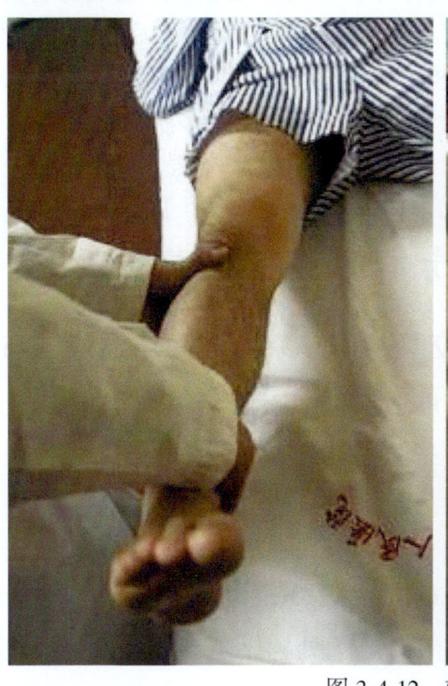

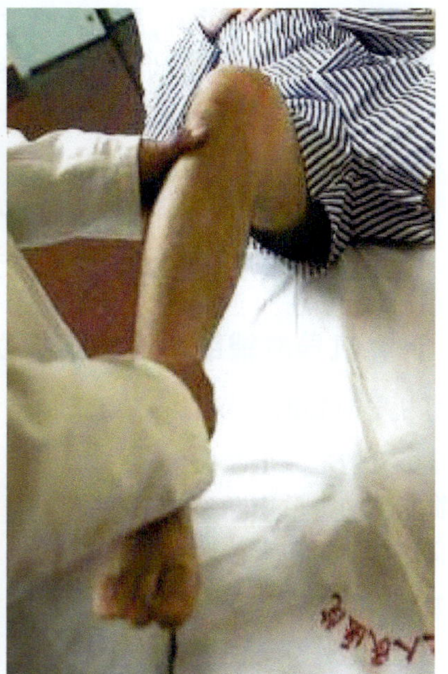

图 3-4-12　轴移试验

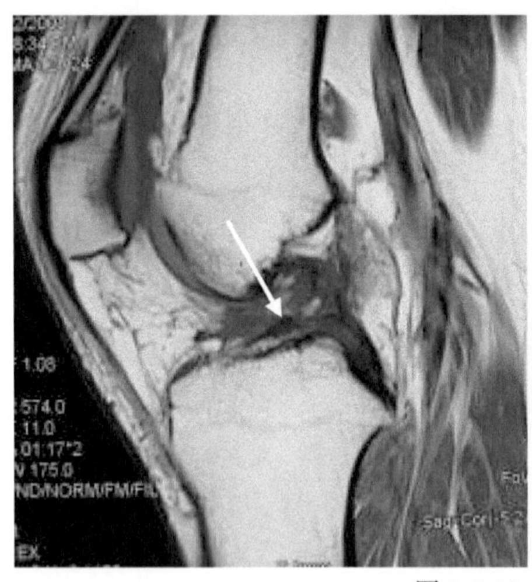

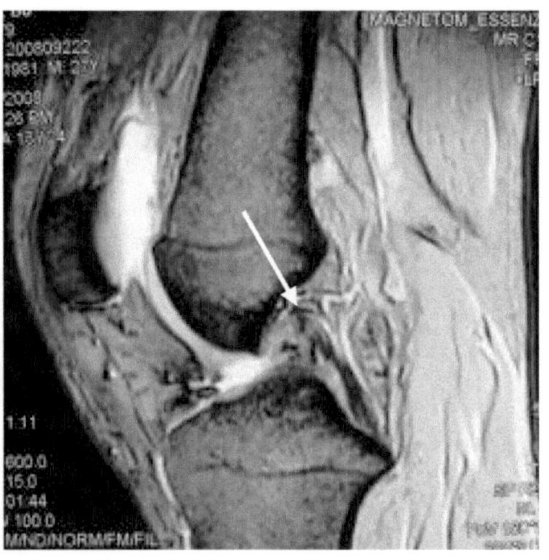

图 3-4-13　MRI 线检查

箭头示前交叉韧带信号异常,完全吸收,左图为 T1 加权像,右图为 T2 加权像

垂腿前抽屉试验:患者坐于床缘,双膝屈 90°垂于床下,检查者双膝夹住患足,双手握胫骨上端做前向抽动。因为此位置患者肌肉更能放松,更有利检查结果的准确,阳性意义同前抽屉试验。

90°前抽屉试验:令患者仰卧屈髋 90°,医生可以一侧腋窝夹持患肢,另一前臂置于小腿近端后 侧,用力上提小腿近端,如胫骨明显向前移位则为阳性,注意双侧对比。该方法因患者易于放松,同时其自身大腿及躯干重量作后向对抗,易于获得阳性结果。阳性意义同前抽屉试验。

轴移试验:以右膝为例,患者仰卧,检查者右手握持患肢足踝使小腿内旋,伸直膝关节,左手置于腓骨小头下方,双手施加外翻力,并逐渐使患膝逐渐屈曲。此时由于股骨后沉及髂胫束等的前向牵拉作用(此时髂胫束位于股骨外髁瞬时中心前侧)造成胫骨外侧髁的前向半脱位。当屈膝到 20°~30°时,由于髂胫束移到股骨外髁瞬时中心后侧,对胫骨外髁产生强烈的后向牵拉力,迫使半脱位的关节复位,检查者可感觉或者看到复位时的弹跳及错动,患者因其与平时的产生症状的错动感一致,常有恐惧、疼痛,拒绝多次重复检查。

第五节　计算机导航辅助关节镜下前交叉韧带单束重建手术操作与技术

(一) 计算机导航辅助关节镜下前交叉韧带单束重建手术适应证与禁忌证

1. 计算机导航辅助关节镜下前交叉韧带重建手术适应证

(1) 前交叉韧带完全断裂。

(2) 前交叉韧带单束断裂。

(3) 前交叉韧带止点撕脱骨折。

2. 计算机导航辅助关节镜下前交叉韧带重建手术禁忌证

(1) 当局部存在的皮肤感染可能危及关节时或远处感染可能种植至手术部位时不宜用关节镜手术。

(2) 关节主要副韧带和关节囊破裂可能使液体外渗到软组织是手术的相对禁忌证。

（二）计算机导航辅助关节镜下前交叉韧带单束重建手术的基本流程

计算机导航辅助关节镜下前交叉韧带单束重建手术的基本流程如下：

（1）导航系统安装。

（2）注册工具。

（3）术中透视。

（4）术中规划和定位。

（5）关节镜手术操作。

（三）计算机导航系统的安装

首先，在患者膝关节周围的骨骼（股骨中部和胫骨中部）安装追踪器并将其开启（图 3-5-1～图 3-5-8）；将 C 臂机摆放在合适的位置，安装 C 臂机追踪器并开启，这些追踪器上有多个红外线发射器，导航系统的计算机能够识别出患者追踪器和 C 臂机追踪器并确认其空间位置（图 3-5-9，图 3-5-10）。

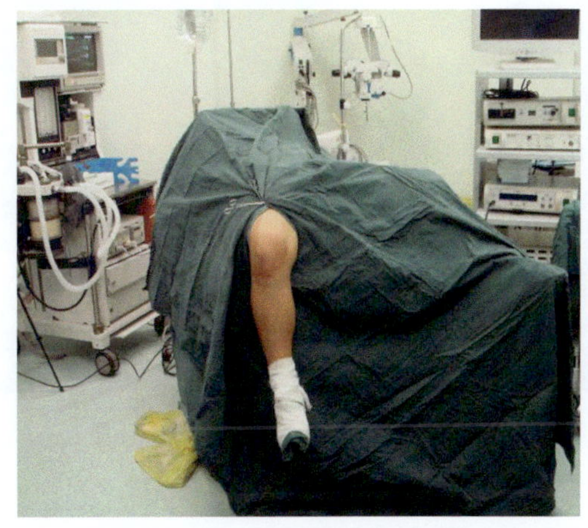

图 3-5-1　患者体位的设置

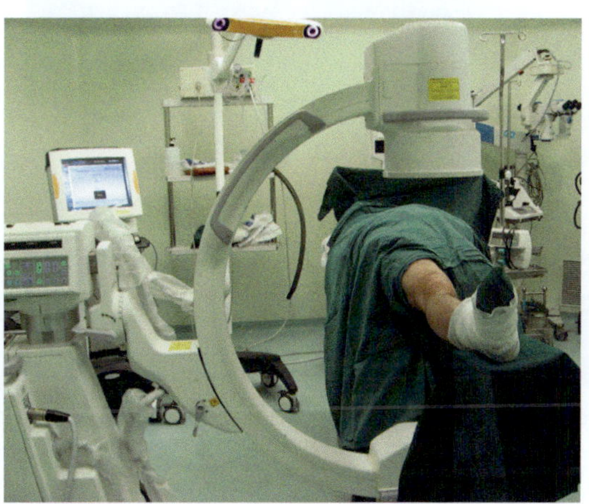

图 3-5-2　C 型臂在内的手术室设置

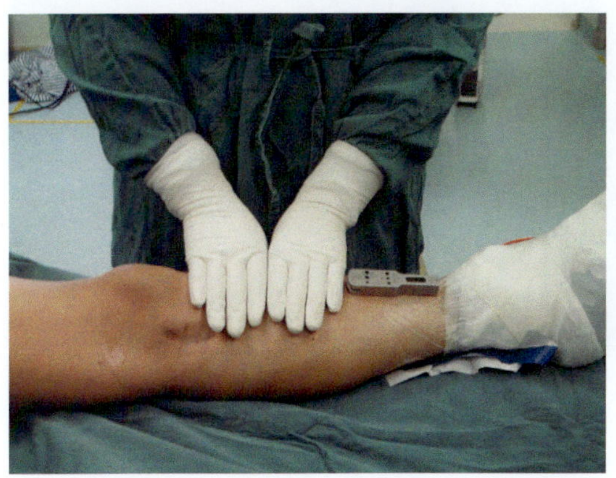

图 3-5-3　距髌骨下缘两手掌距离安装 T 型参考架

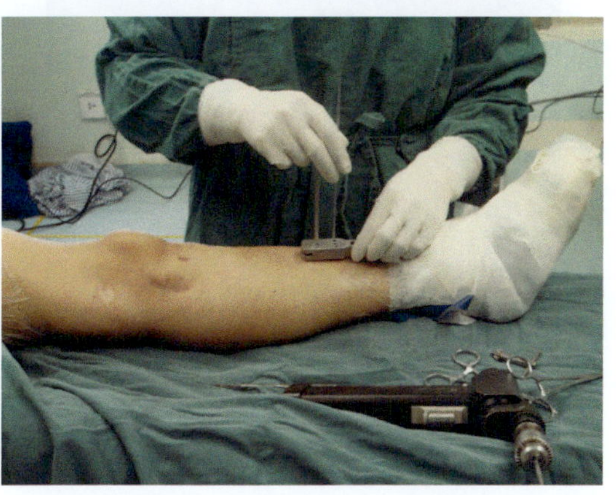

图 3-5-4　将固定双针安装在胫骨

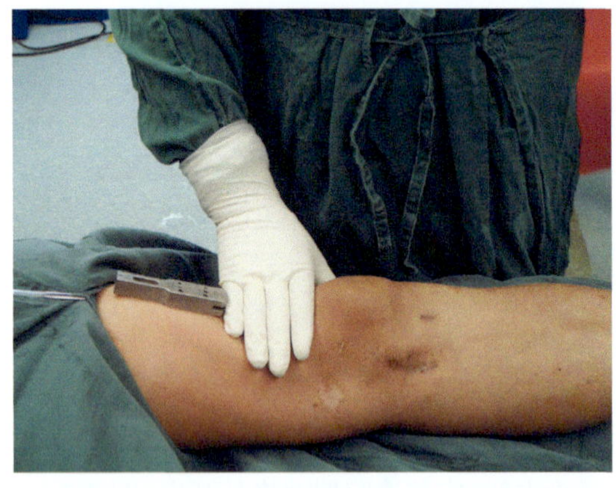

图 3-5-5　距髌骨上缘一手掌距离安装 Y 型参考架

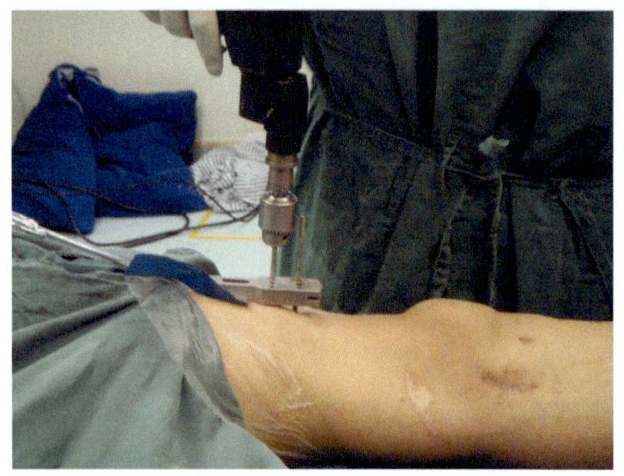

图 3-5-6　将固定双针安装在股骨

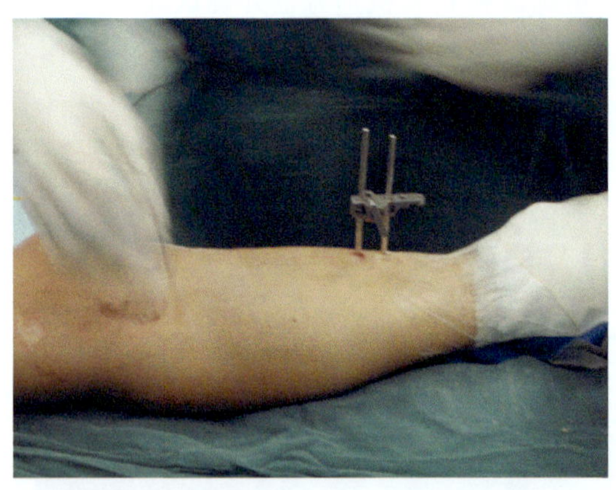

图 3-5-7　将参考架 X-Press 安装在骨固定器 X-Press 上

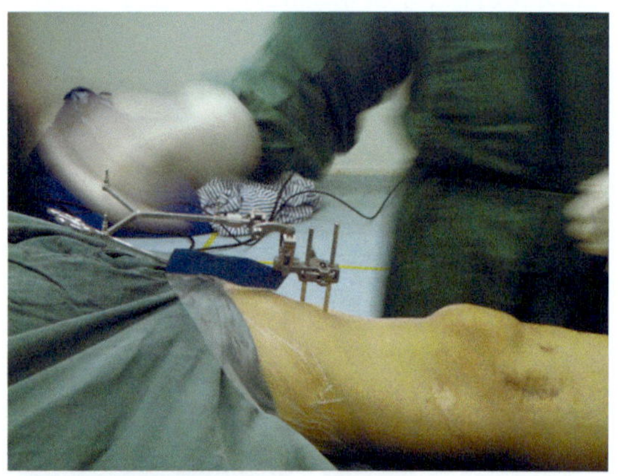

图 3-5-8　依次将 Y 型架固定在股骨上

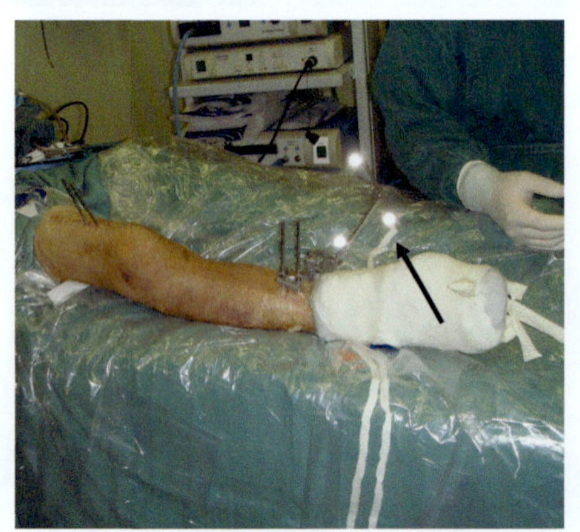

图 3-5-9　将 T 型架固定在胫骨上
黑色箭头所示安装反射子后 T 型架

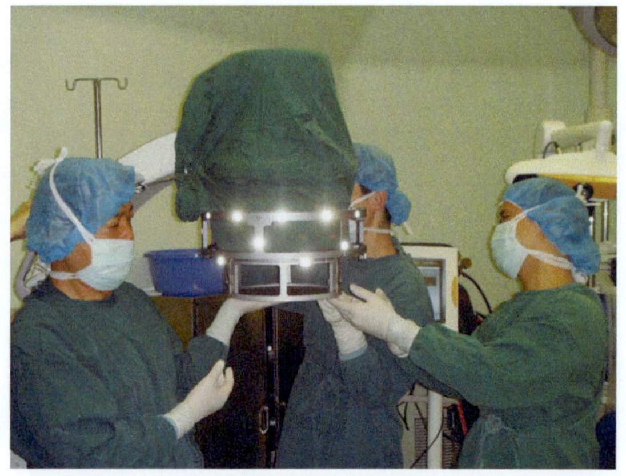

图 3-5-10　将注册套件安装在 C 型臂上

（四）计算机导航系统注册程序

将导航系统准备好后，开始启动系统，依次进行导航模块的启动，患者信息输入，左右患肢的选择等图像采集前的准备（图 3-5-11～图 3-5-14）。

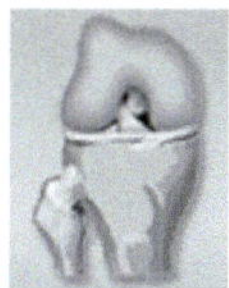

图 3-5-11　启动 ACL 导航系统

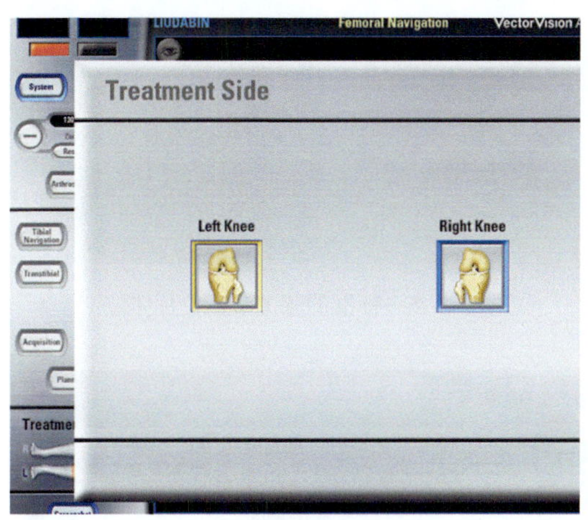

图 3-5-12　根据患者情况选择患侧

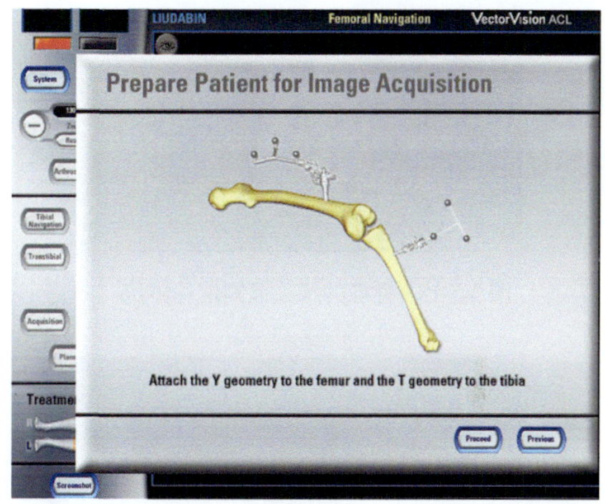

图 3-5-13　按照流程分别于股骨及胫骨放置参考架

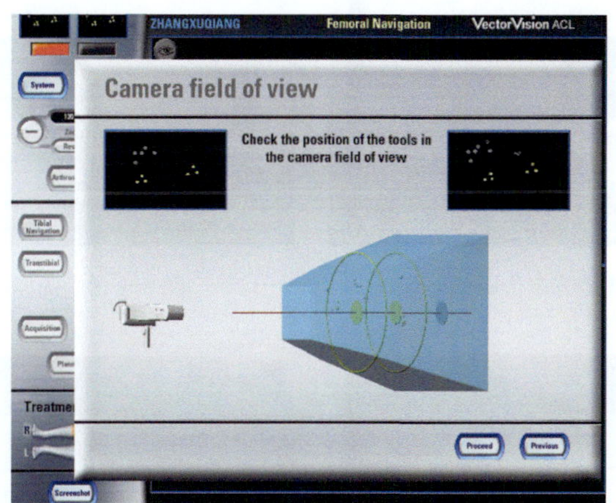

图 3-5-14　调整照相机，使得参考架清晰可见

（五）计算机导航系统影像数据采集

通过 C 臂机透视，获得膝关节的标准正、侧位像，计算机通过连接在导航系统和 C 形臂之间的视频线将图像捕获到导航系统（图 3-5-15～图 3-5-20）。同时，导航系统的红外线收发器追踪安装在患者胫骨（或股骨）、C 形臂、ACL 导向器的追踪器，测出其空间位置，计算出三者的相互关系。然后，系统在两个窗口中分别显示膝关节的正、侧位像（图 3-5-21～图 3-5-24）。

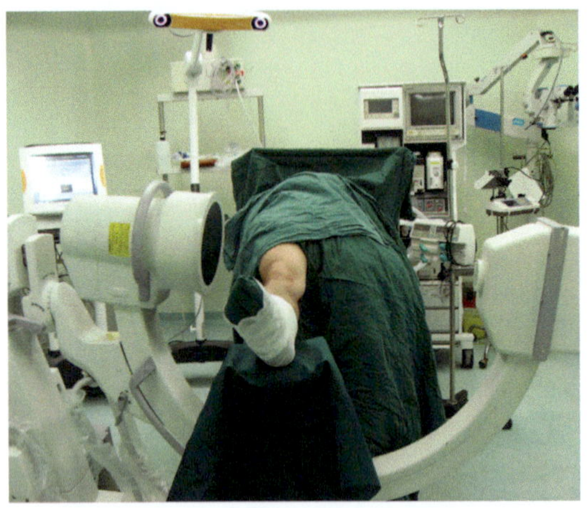

图 3-5-15　标准的膝关节侧位片体位

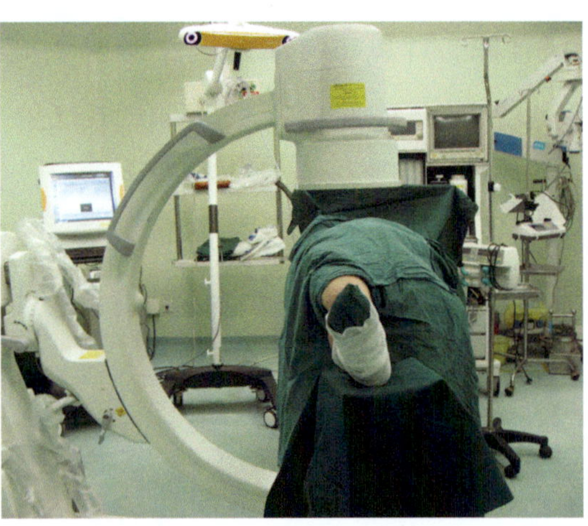

图 3-5-16　标准的膝关节正位片体位

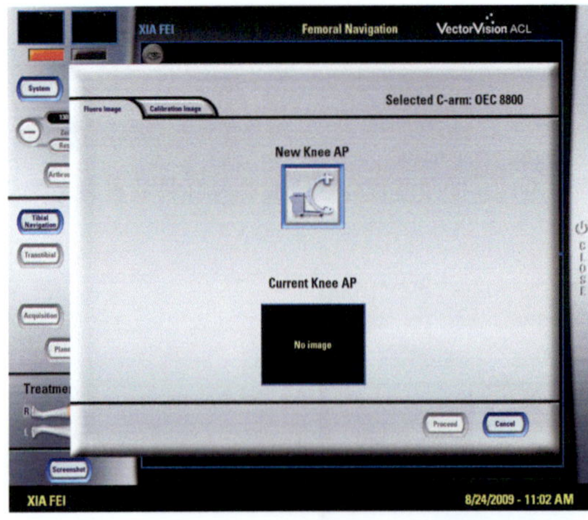

图 3-5-17　依次选择膝关节正位影像采集

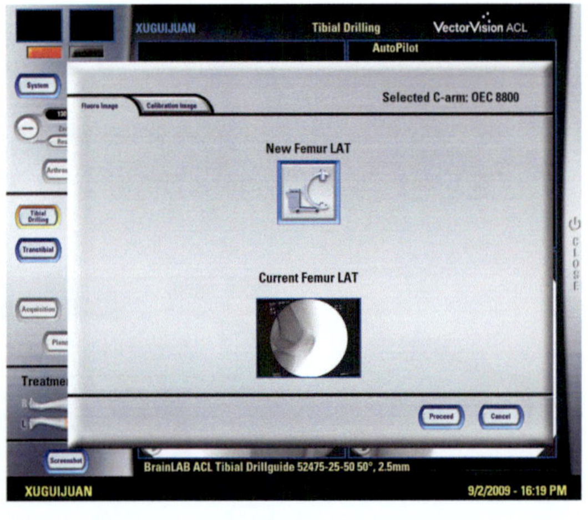

图 3-5-18　选择股骨侧位影像采集

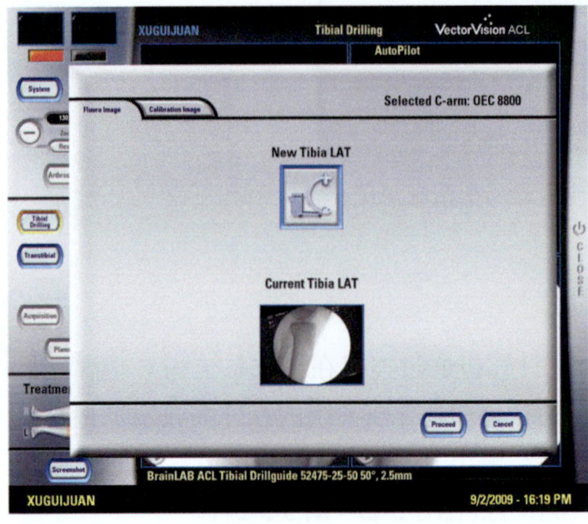

图 3-5-19　选择胫骨侧位影像采集

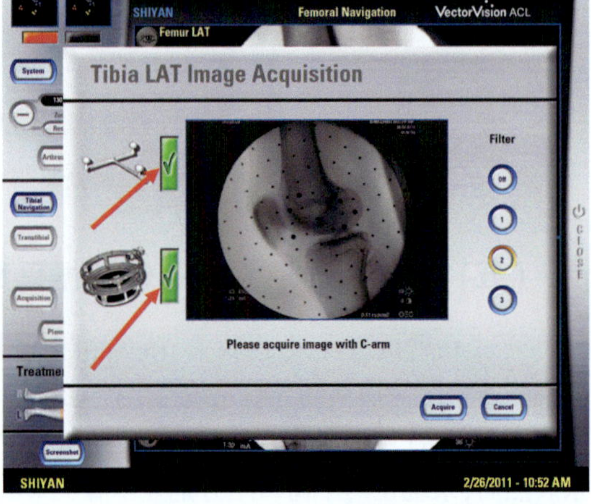

图 3-5-20　选择胫骨位影像采集
箭头所示全绿才允许采集

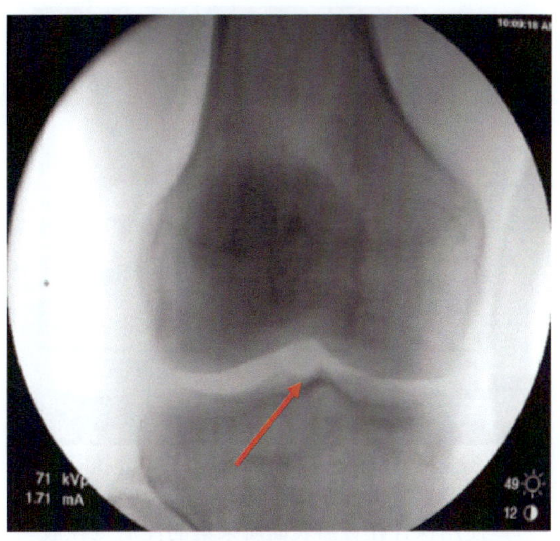

图 3-5-21 在采集膝关节前后位图像时,必须清晰识别胫骨平台的髁间隆起

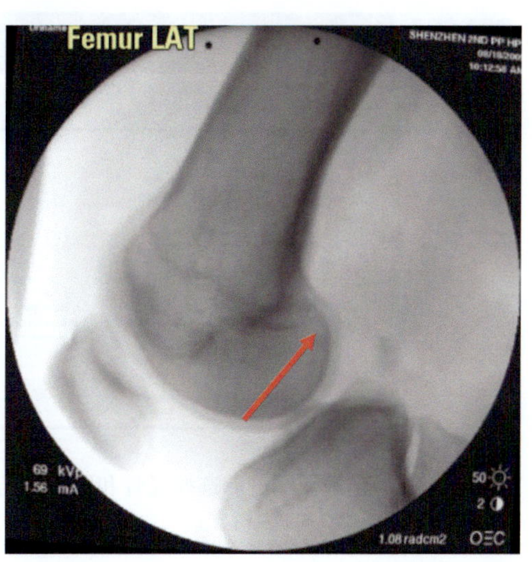

图 3-5-22 在股骨侧位像中,股骨后髁应完全重叠

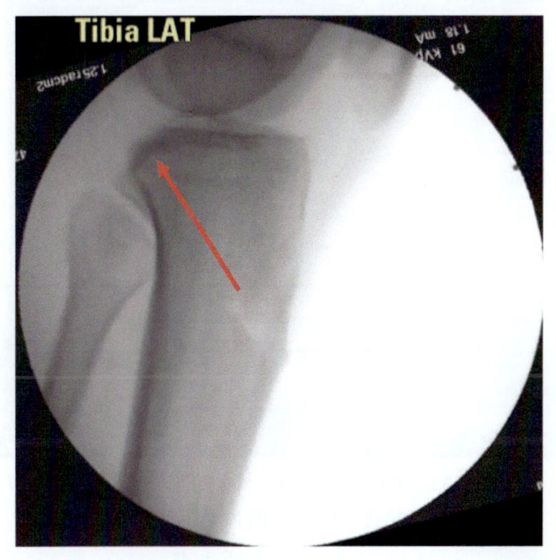

图 3-5-23 在胫骨侧位像中,只允许显示一个胫骨髁

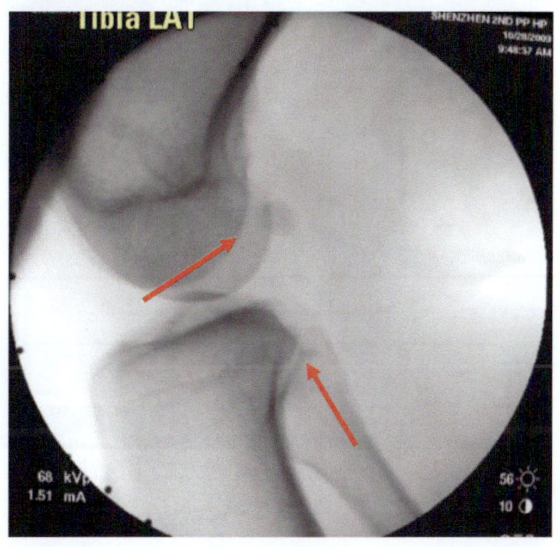

图 3-5-24 类似如这类不标准的侧位片会导致导航时位点不准确而使得手术失败

(六) 计算机导航辅助关节镜下前交叉韧带重建手术术中规划和定位

术中对手术患者的胫骨和隧道进行规划。我们常用的有两种模式:表面为基础和徒手计划方式(图 3-5-25 ~ 图 3-5-30)。表面为基础的计划方法为术者采集表面标记,通过计算机分析给出位点,其位点定位:①胫骨隧道的位置:在侧位像上胫骨侧隧道出口的中心位于胫骨前后皮质间距离 46%的位置;正位像上胫骨隧道关节内出口位于胫骨内外侧髁间嵴的中心,隧道角度与胫骨平台成 70°夹角。②股骨隧道的位置:股骨隧道采用“四格法”定位,在股骨纯侧位像平行于 Blumensaat 线方向,关节内隧道入口的中心到股骨外侧髁后缘的距离为股骨外髁前后径的 25%,垂直 Blumensaat 线方向上隧道中心与髁间窝顶的距离是髁间窝高度的 28%;正位像上在“十点半”(右膝)或“一点半”(左膝)的位置(时钟定位法)。徒手计划方式则根据医师的临床经验直接在导航仪上标出理想位点。

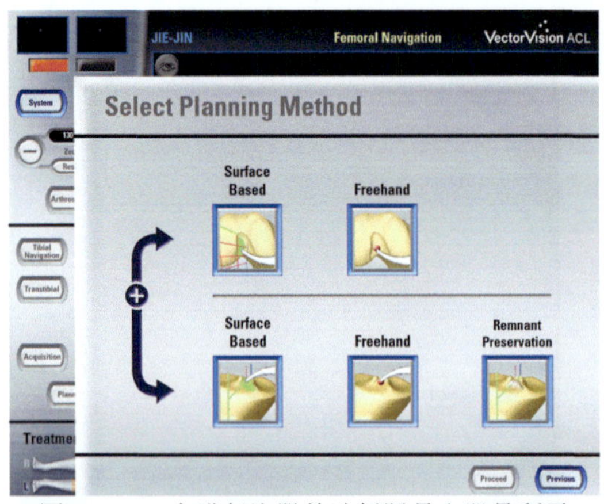

图 3-5-25　在进行注册前选择胫骨和股骨所需的计划方式

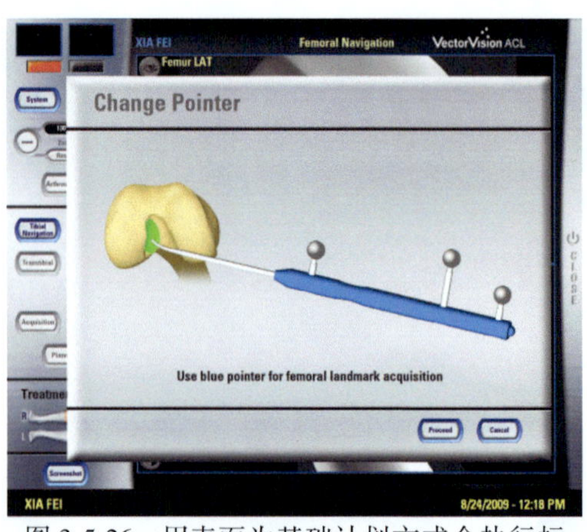

图 3-5-26　用表面为基础计划方式会执行标准的计划方式，根据所采集的透视图像和用户使用探针在骨骼表面所采集的注册点在股骨上指定解剖插入点

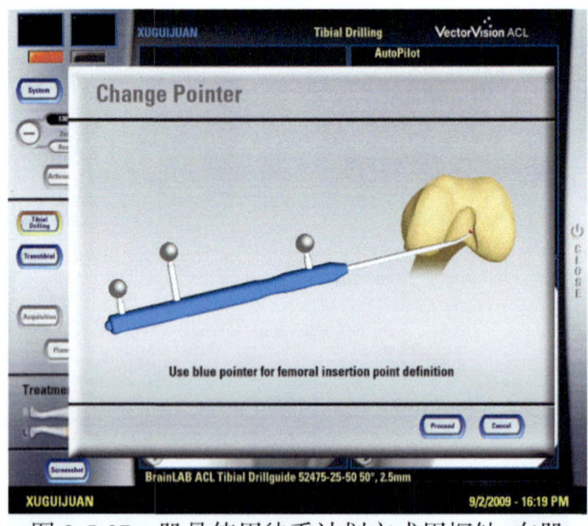

图 3-5-27　股骨使用徒手计划方式用探针，在股骨直接指定插入点

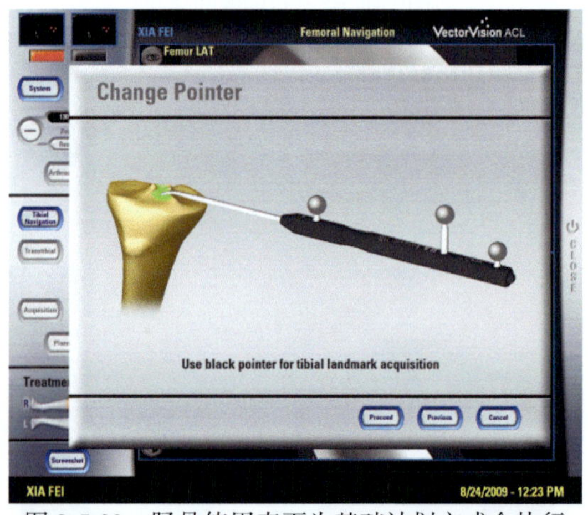

图 3-5-28　胫骨使用表面为基础计划方式会执行标准的计划方式，根据注册所用图像和采集位点指定解剖插入点

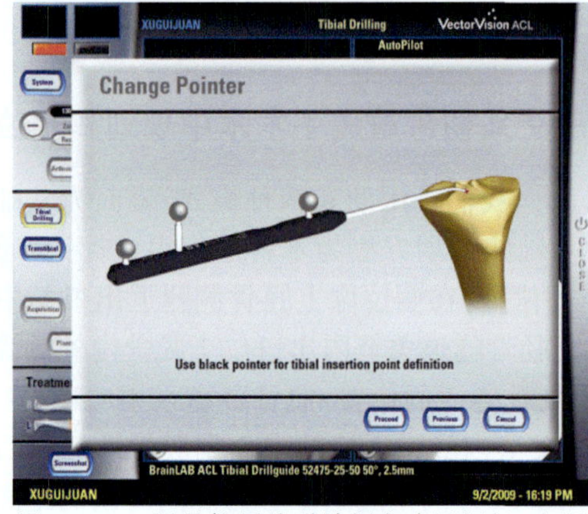

图 3-5-29　胫骨使用徒手计划方式用探针，在胫骨直接指定插入点

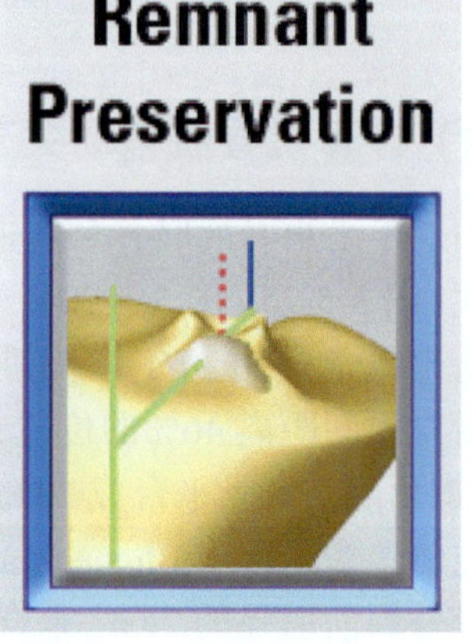

图 3-5-30　使用该方式可以在胫骨上指定解剖插入点

(七)计算机导航系统表面基础计划方法的流程

在导航系统提示下先使用反向弯头探针在关节镜下直视下划出前交叉韧带股骨止点范围(图 3-5-31,图 3-5-32),待导航系统采集位点完全后(图 3-5-33,图 3-5-34),导航系统会根据自身设定的程序给出一个股骨骨道参考位点,手术医师根据临床经验予以调整(图 3-5-35,图 3-5-36)。确认股骨位点后,导航系统进入胫骨位点采集模式,流程与股骨采集流程相同(图 3-5-37~图 3-5-41)。

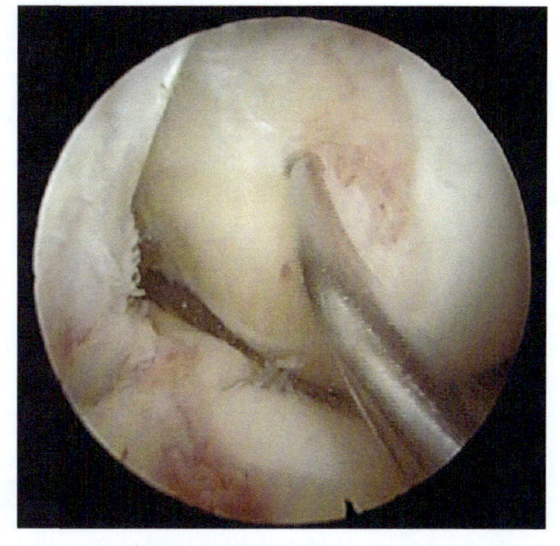

图 3-5-31　使用反向弯头探针采集标记点(股骨)

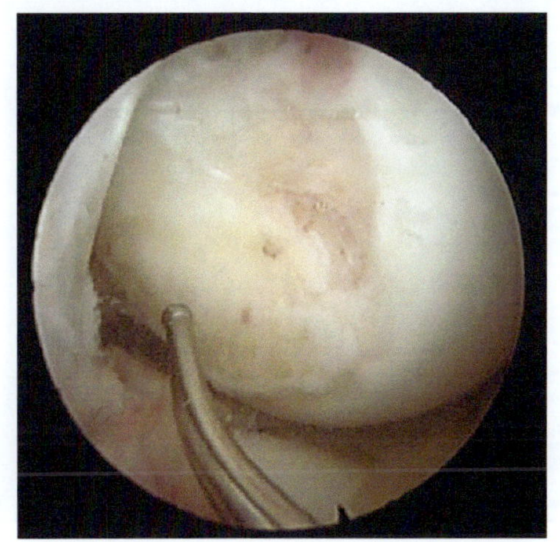

图 3-5-32　关节镜下划出前交叉韧带股骨止点足迹

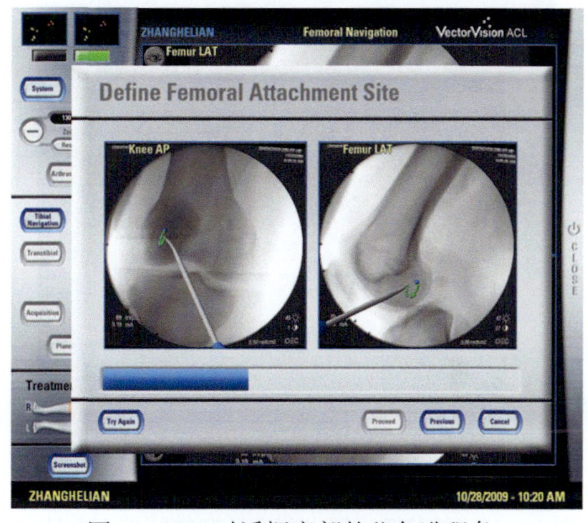

图 3-5-33　对话框底部的蓝色进程条,表示标记点采集进程

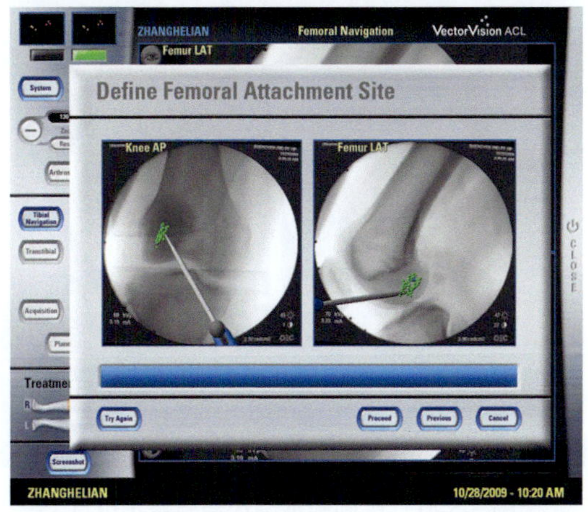

图 3-5-34　当所有标记点采集后,蓝色进程条完成

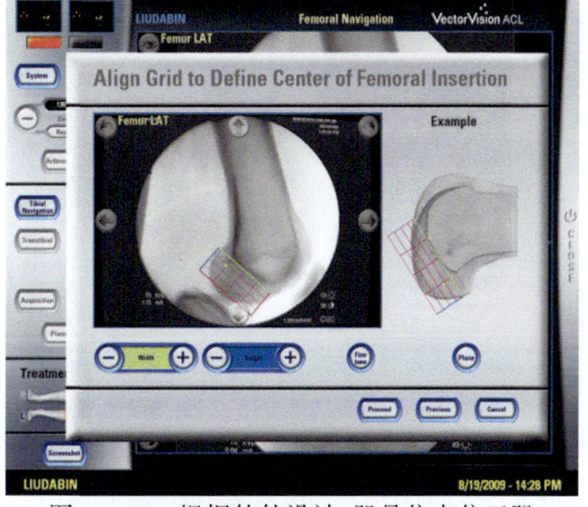

图 3-5-35　根据软件设计,股骨位点位于股骨髁后缘所测量宽度的 24.8%

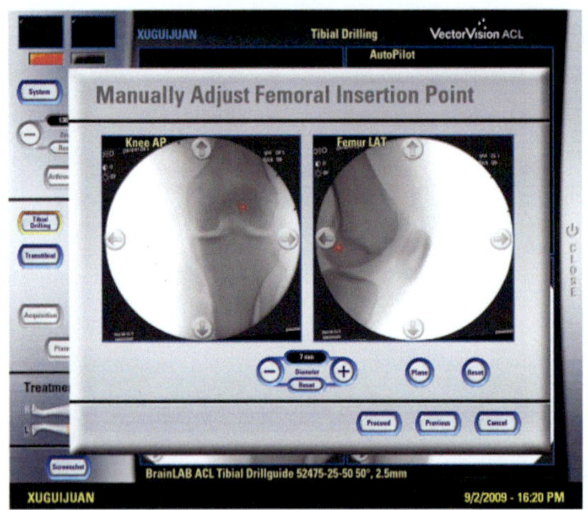

图 3-5-36　医师可以根据临床经验修正位点

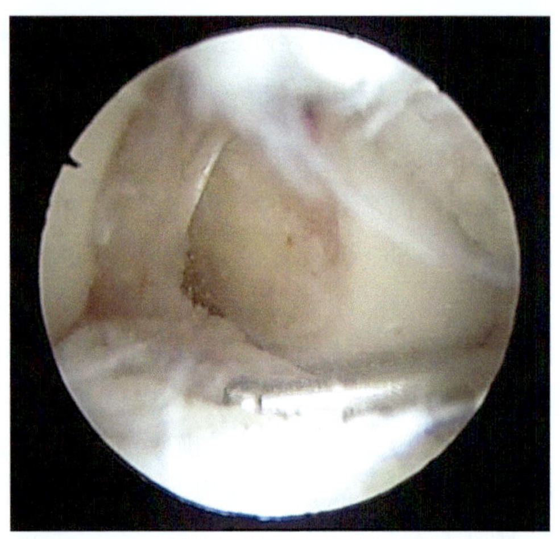

图 3-5-37　使用弯头探针采集标记点(胫骨)

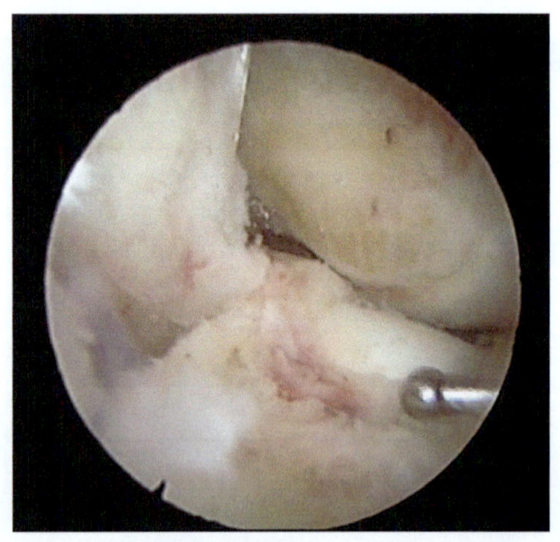

图 3-5-38　关节镜下划出前交叉韧带胫骨止点足迹

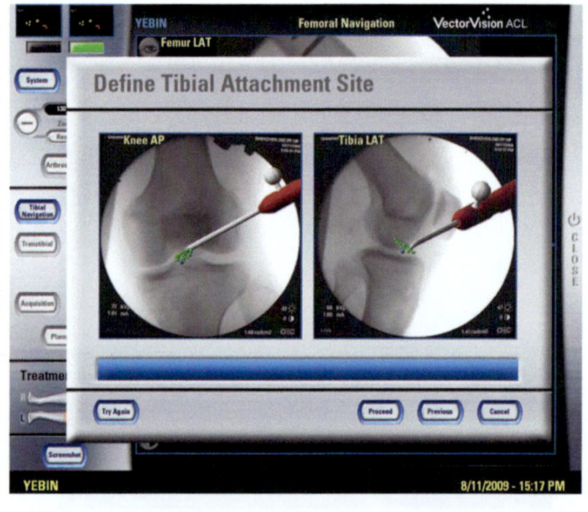

图 3-5-39　当所有标记点采集后，该进程条完成

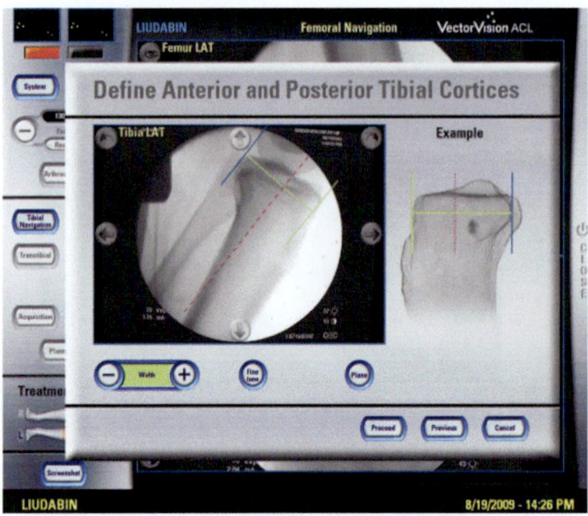

图 3-5-40　软件会使用所采集标记点从前缘测量出胫骨前-后直径的 43%为骨道位点

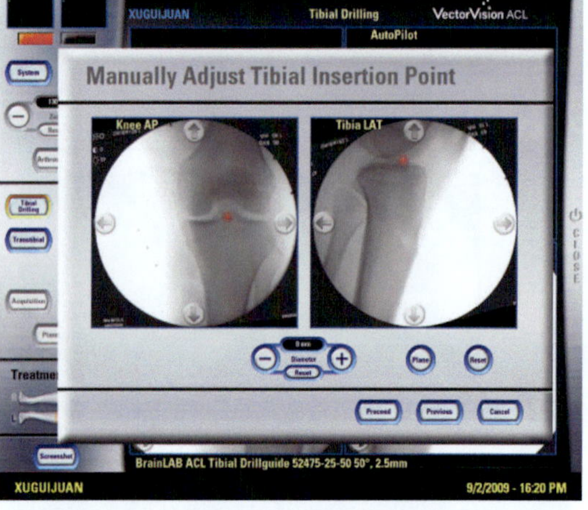

图 3-5-41　医师根据临床经验修正位点

（八）计算机导航系统徒手计划方法的流程

如采用徒手计划方式则是医师直接在关节镜下标出所选位点，即时显示在导航系统上，然后根据临床经验将所选位点调整至最理想的位置（图 3-5-42～图 3-5-45）。

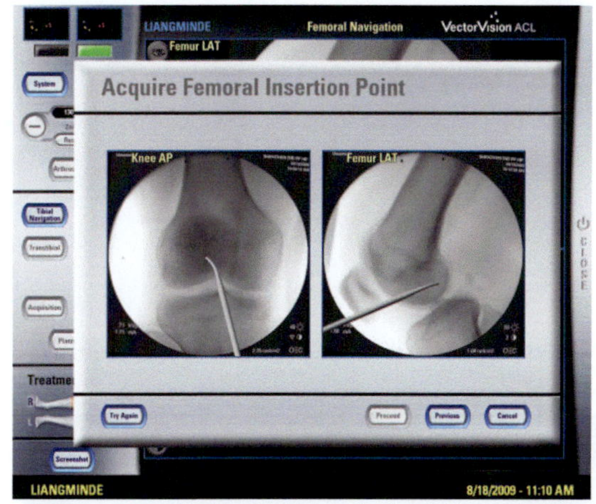

图 3-5-42　采用徒手计划方式下，医师可以根据操作习惯在选择位点做上标记

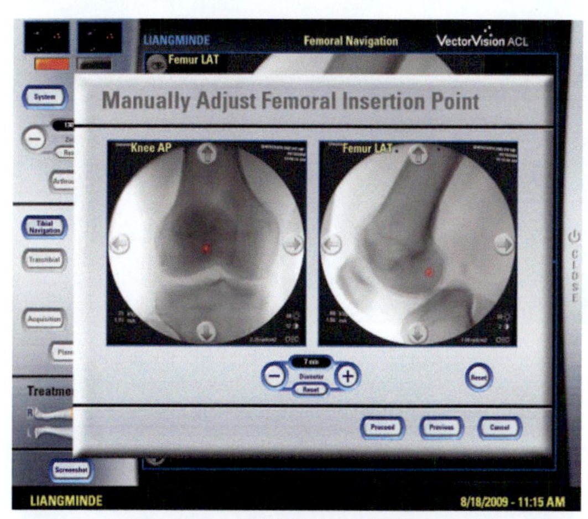

图 3-5-43　根据临床经验修正位点

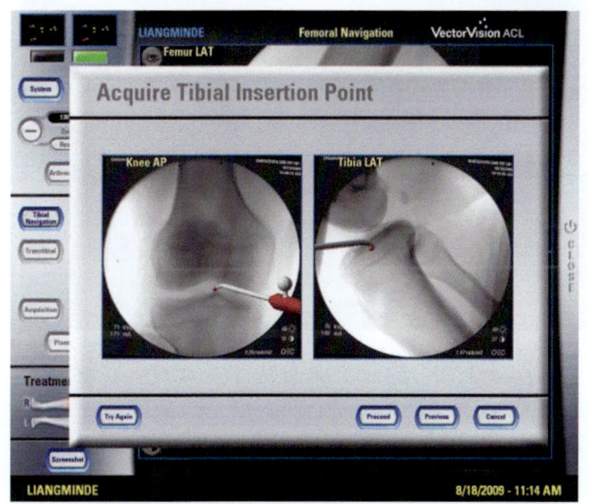

图 3-5-44　徒手计划方式下，医师根据经验直接给出位点

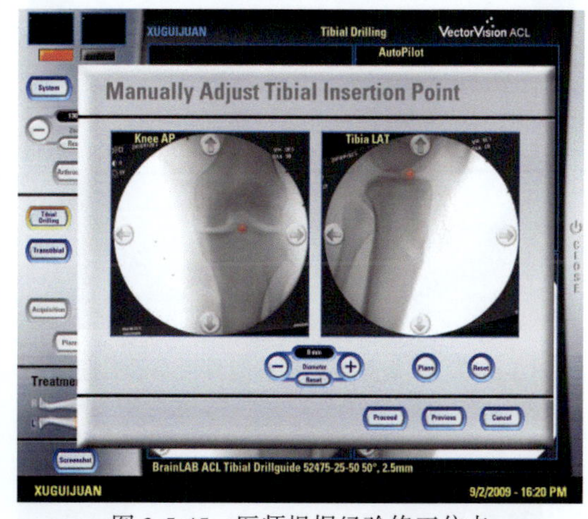

图 3-5-45　医师根据经验修正位点

（九）常规关节镜前交叉韧带重建手术操作技术

术中常规取半腱肌、股薄肌作为移植肌腱编织备用（图 3-5-46～图 3-5-48）。使用关节镜进入膝关节探查，确认前交叉韧带断裂，清理前交叉韧带的残端，检查是否有其他关节内损伤（图 3-5-49～图 3-5-57）。

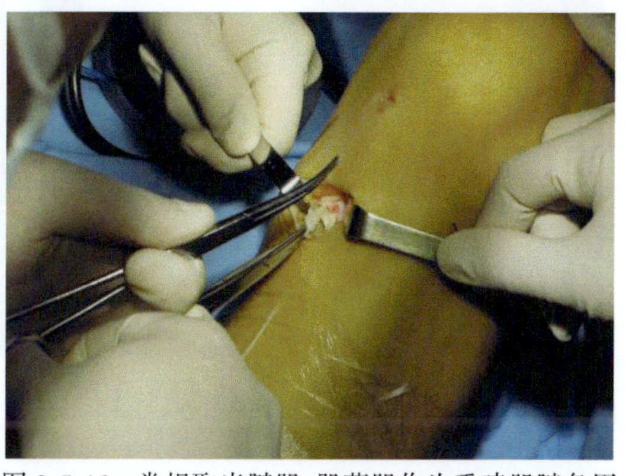

图 3-5-46　常规取半腱肌、股薄肌作为重建肌腱备用

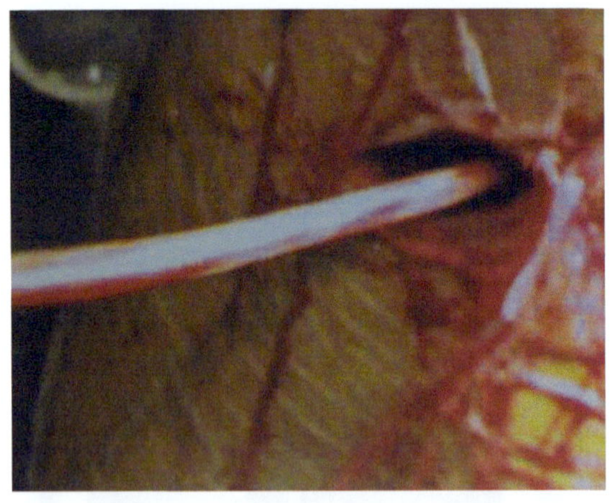

图 3-5-47　分别取出半腱肌、股薄肌

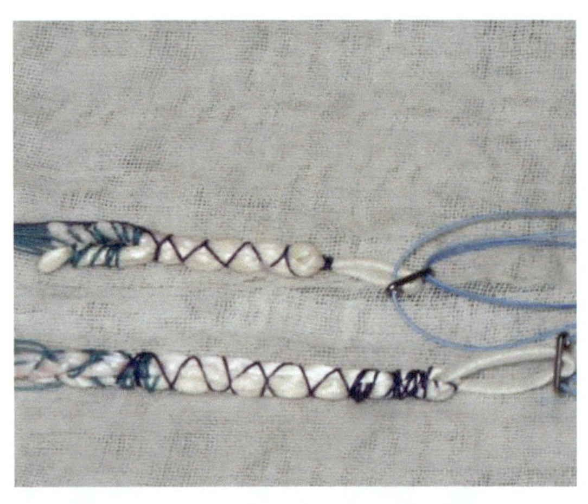

图 3-5-48　将半腱肌、股薄肌编制缝合备用

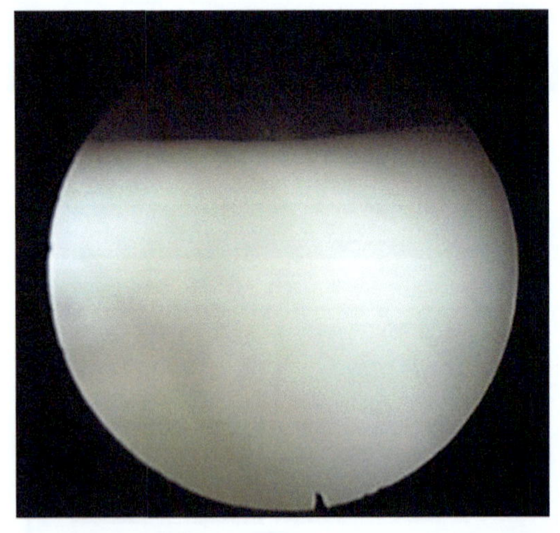

图 3-5-49　常规关节镜探查股骨滑车软骨正常

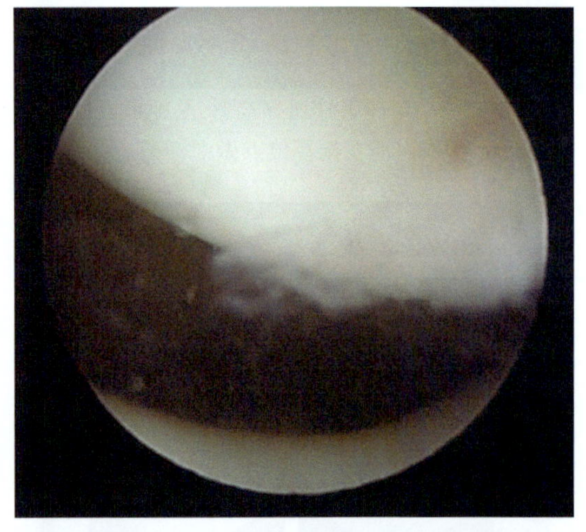

图 3-5-50　髌骨下表面软骨未见明显异常

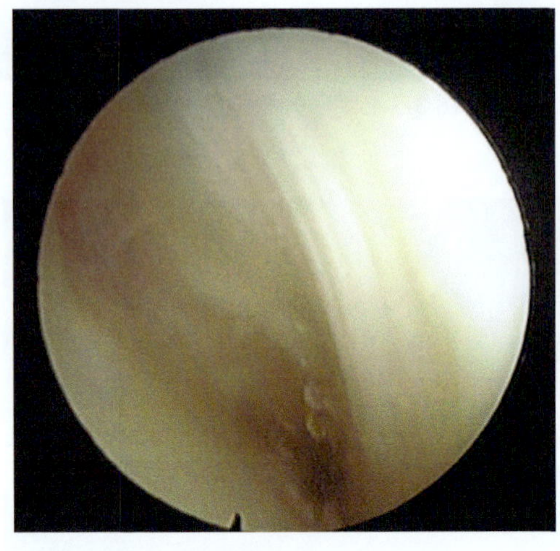

图 3-5-51　内侧窝未见游离体

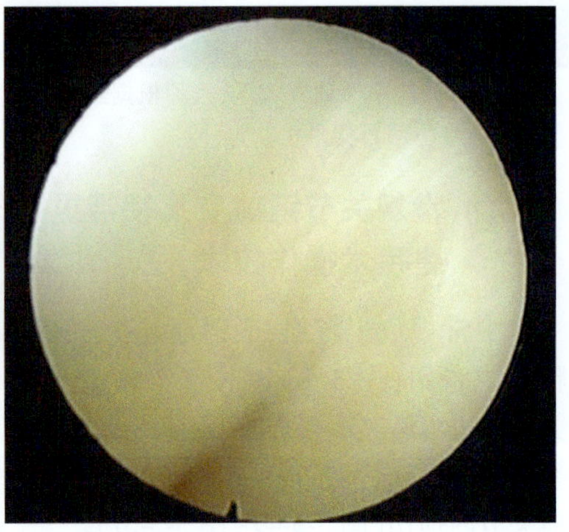

图 3-5-52　外侧窝未见游离体

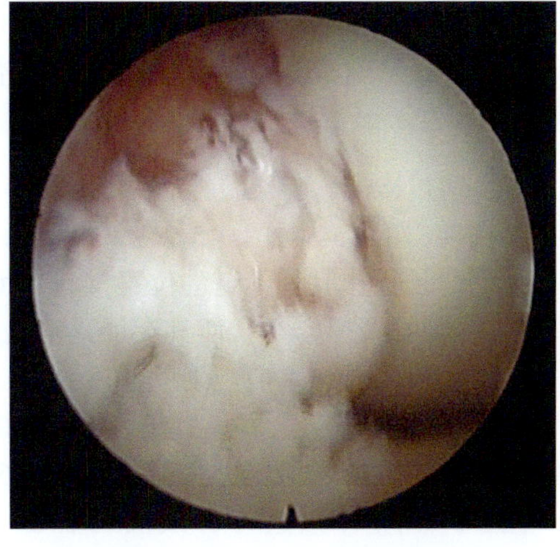

图 3-5-53　前交叉韧带损伤

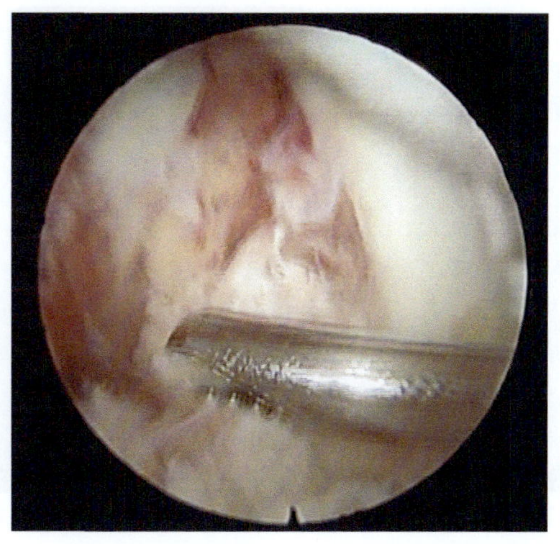

图 3-5-54　清理前交叉韧带残端

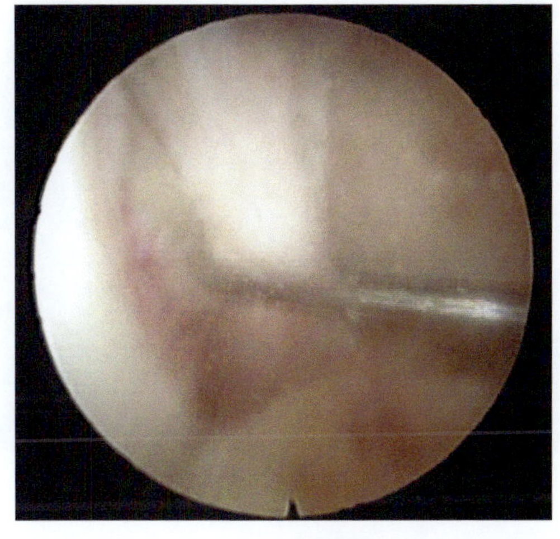

图 3-5-55　后交叉韧带张力良好

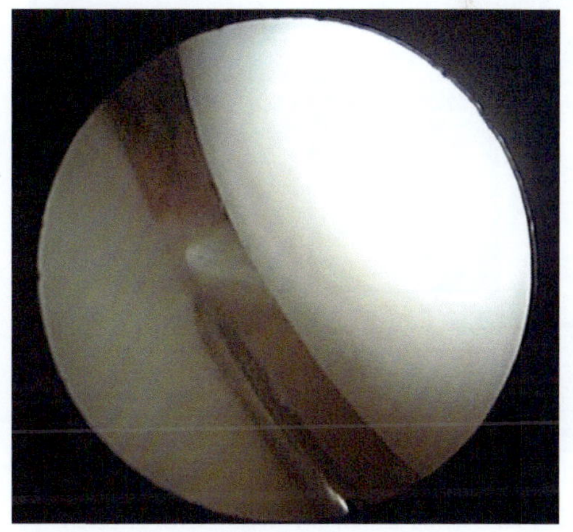

图 3-5-56　腘肌腱张力良好

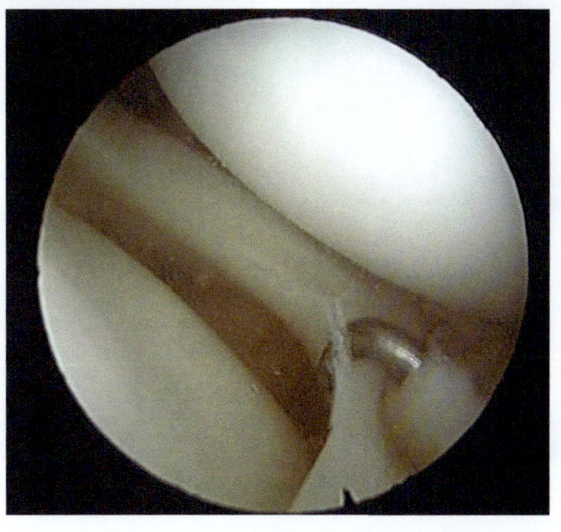

图 3-5-57　半月板完整，张力良好

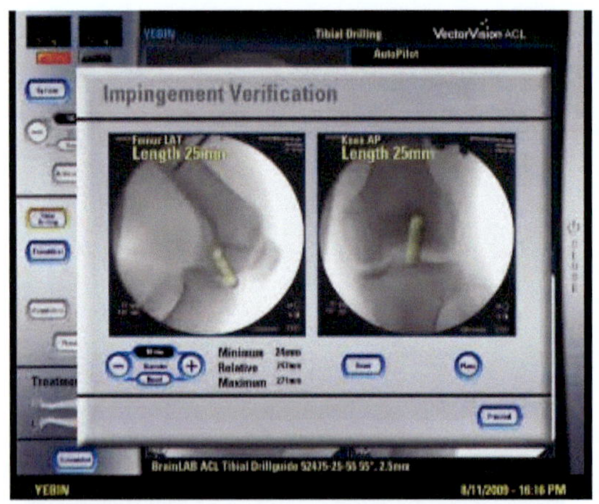

图 3-5-58　进行设计位点的撞击试验，验证有无撞击，及位点在伸直、屈曲时的距离变化（屈曲位）

（十）计算机导航辅助关节镜下前交叉韧带单束重建手术操作技术

通过撞击试验检验骨道位点是否等长及正确（图 3-5-58，图 3-5-59）。根据术中规划的胫骨和股骨隧道的位置，调整 ACL 导向器的位置和方向，使其在屏幕上显示的位置和方向与术前规划的位置重合，位置满意后，置入导针并钻隧道（图 3-5-60～图 3-5-65），拉入肌腱并固定（图 3-5-66～图 3-5-68）。术后进行 X 线及三维 CT 检查，与术中相对比（图 3-5-69～图 3-5-70）。

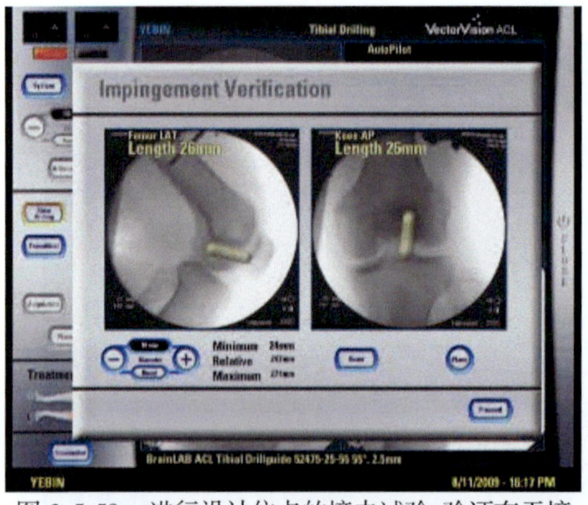

图 3-5-59　进行设计位点的撞击试验，验证有无撞击，及位点在伸直、屈曲时的距离变化（伸直位）

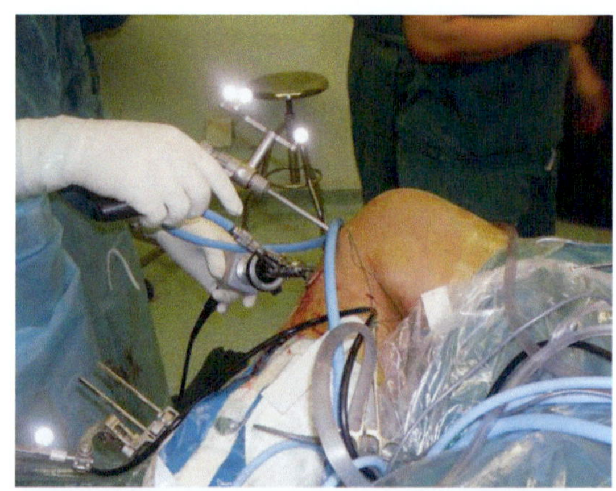
图 3-5-60　在导航下进行股骨骨道的定位

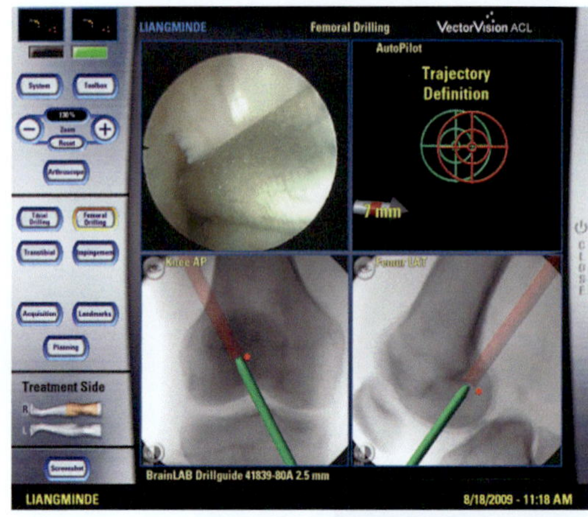

图 3-5-61　显示股骨骨道位点与设计位点有偏移

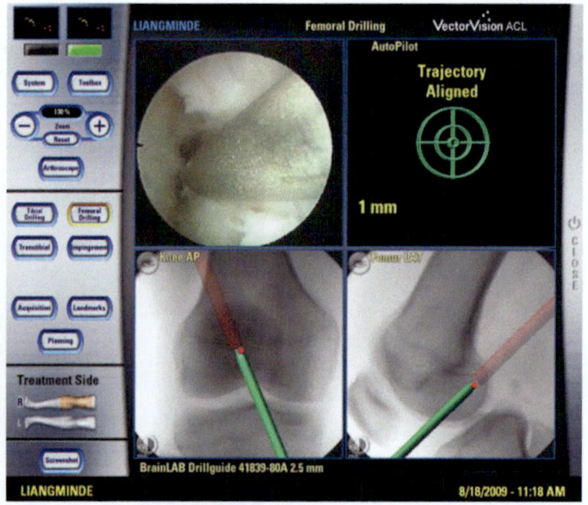

图 3-5-62　股骨骨道位点与设计位点吻合，打入导针

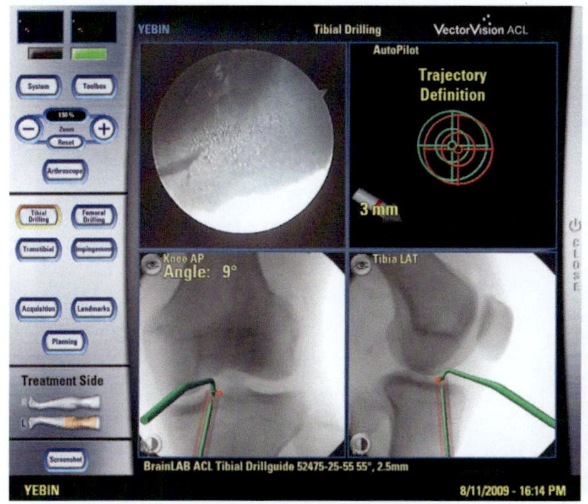

图 3-5-63　在导航下进行胫骨骨道的定位

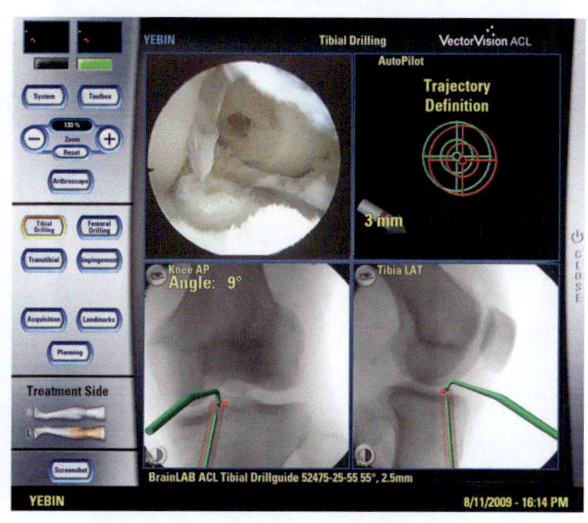

图 3-5-64　显示胫骨骨道位点与设计位点有偏移

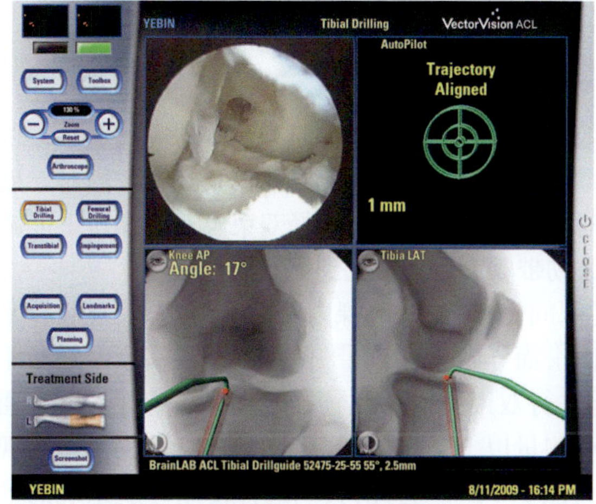

图 3-5-65　胫骨骨道位点与设计位点吻合，打入导针

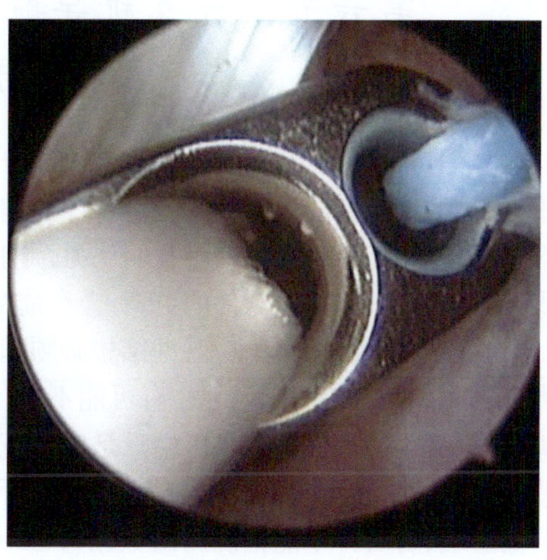

图 3-5-66　拉入肌腱

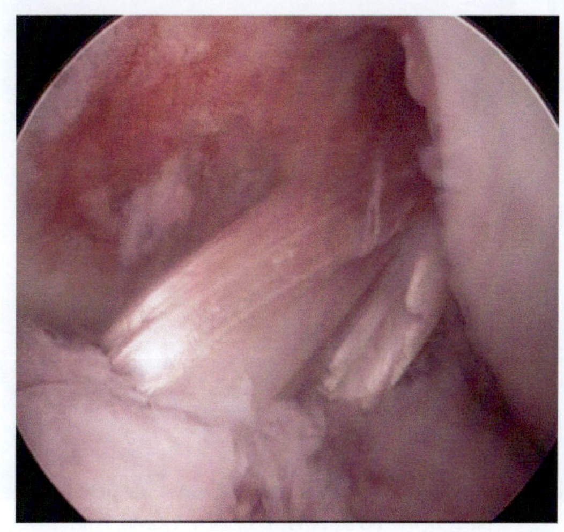

图 3-5-67　重建的前交叉韧带

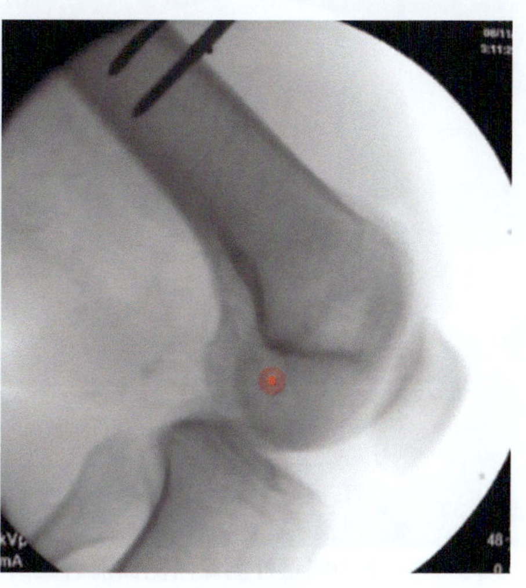

图 3-5-68　患者术中导航下定位位点

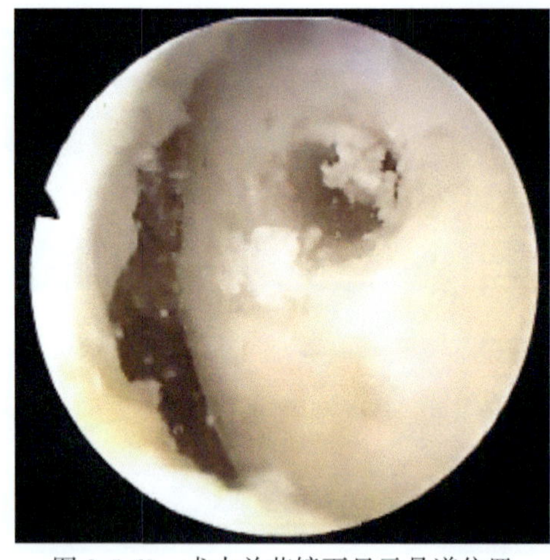

图 3-5-69 术中关节镜下显示骨道位置

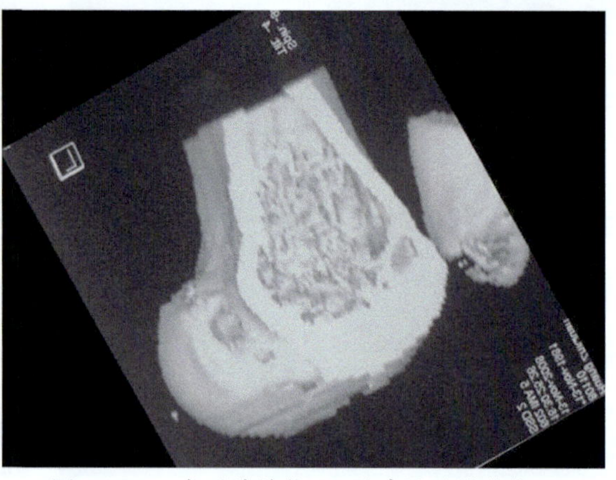

图 3-5-70 术后膝关节 CT 重建显示骨道位置

第六节 计算机导航辅助关节镜下前交叉韧带双束重建手术操作与技术

虽然传统的单束重建已有很好的临床疗效,被大家普遍认可,但越来越多研究均显示双束重建具有更大的优越性,因此,虽然目前导航系统并未解决双束重建操作问题,但我们对导航下双束重建做了部分的研究,我们认为,导航辅助技术可以在我们选择双束及双束操作上能减少手术的误操作,随着软件的更新,会在前交叉韧带双束重建中起到更大的作用。

在双束重建的选择上,骨性结构必须满足髁间窝横径、外侧髁内侧面前后距离、及胫骨平台前后距离至少 15mm 以上才有可能不发生撞击而导致重建韧带失效,但是在临床中判断距离并不十分准确,甚至很多医生只是凭着直觉进行双束的操作,结果导致前内、后外骨道相通或手术进行失败。我们平时在手术中使用尺子测量以上数据,但限于二维视野及关节镜小视野的影响,有时并不能精确测出数据(图 3-6-1,图 3-6-2)。为此,我们选择使用导航系统的辅助功能,对髁面及位点进行测量,辅助下行双束重建,发现对手术帮助很大。

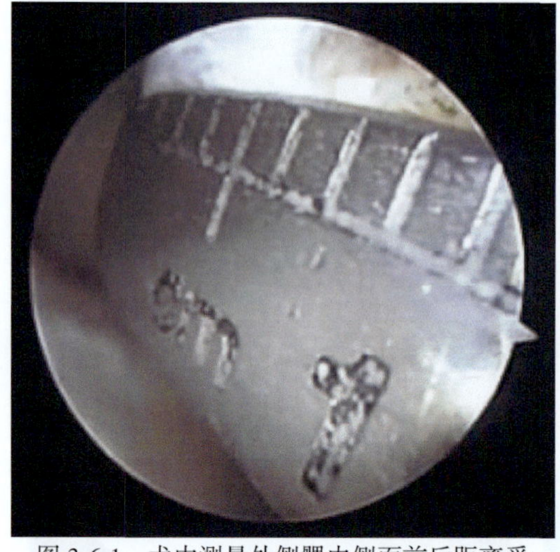

图 3-6-1 术中测量外侧髁内侧面前后距离受限于二维视野,远端不能完全观察清楚

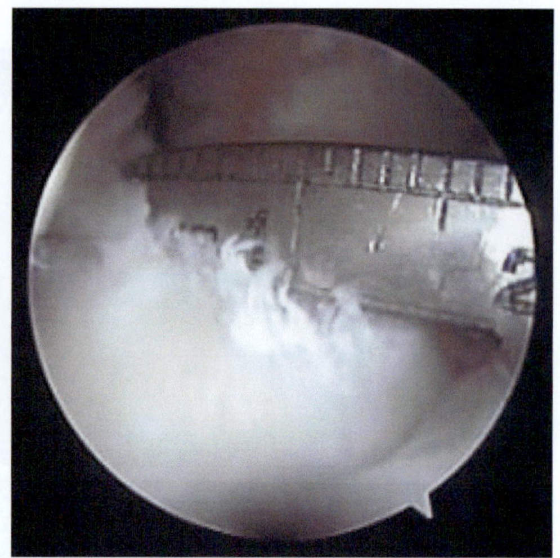

图 3-6-2 测量胫骨平台大小,远端不能完全观察清楚

前交叉韧带双束重建与单束重建基本流程相同，所差别在采集完影像资料后，点击导航系统探针功能（图 3-6-3），依次测量髁间窝横径、外侧髁内侧面前后距离、及胫骨平台前后距离，已决定是否有双束重建条件（图 3-6-4）。

计算机导航辅助关节镜下前交叉韧带双束重建手术操作流程见图 3-6-5～图 3-6-24。

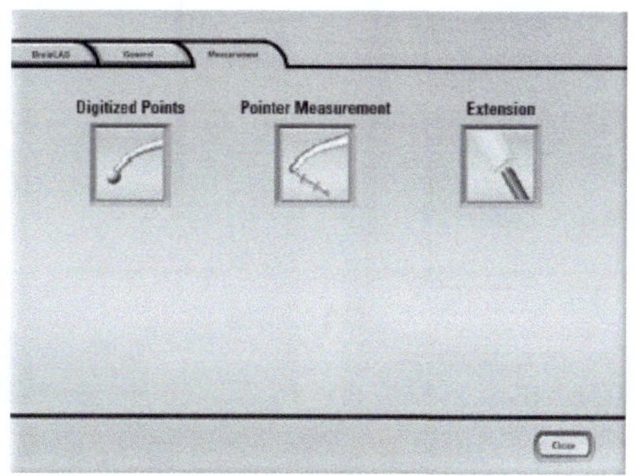

图 3-6-3　点击探针功能

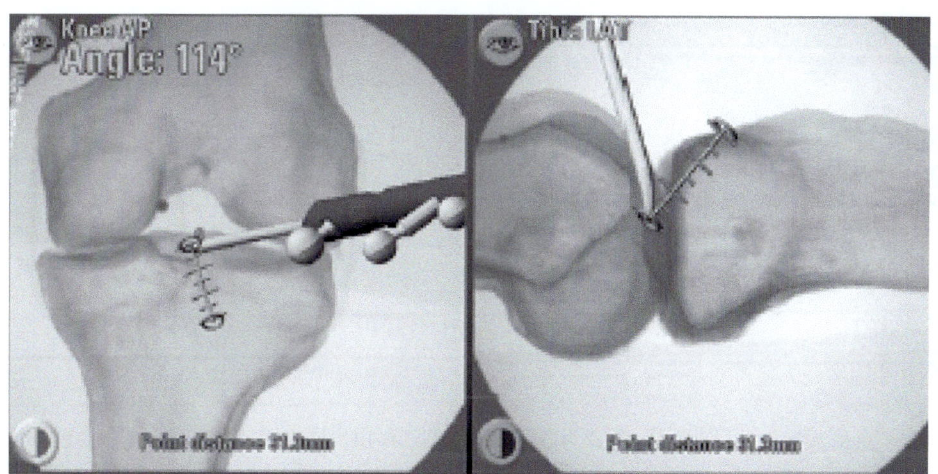

图 3-6-4　依次测量髁间窝横径、外侧髁内侧面前后距离、及胫骨平台前后距离。如满足条件，则行双束重建术

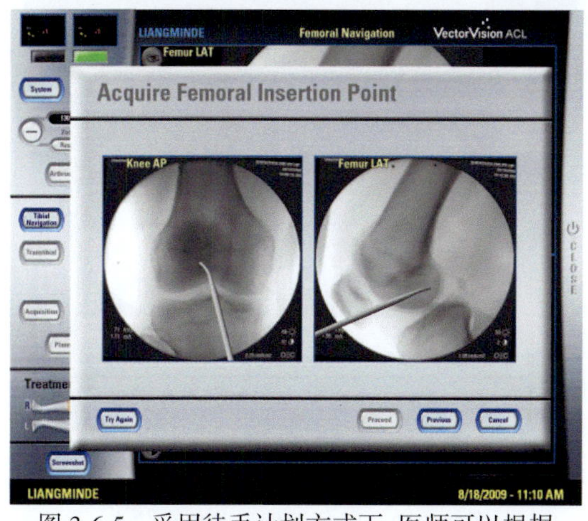

图 3-6-5　采用徒手计划方式下，医师可以根据操作习惯选择 ACL 股骨前内束位点

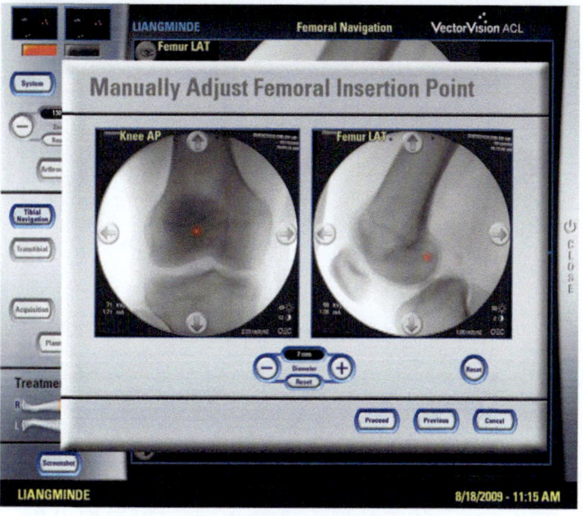

图 3-6-6　根据临床经验修正位点

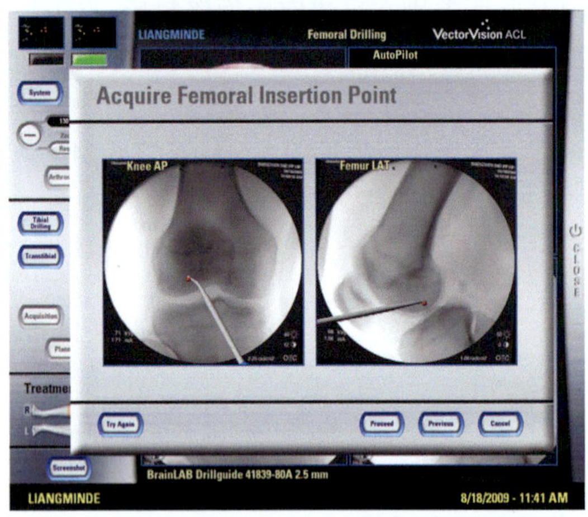

图 3-6-7　采用徒手计划方式下，医师可以根据操作习惯选择 ACL 股骨后外束位点

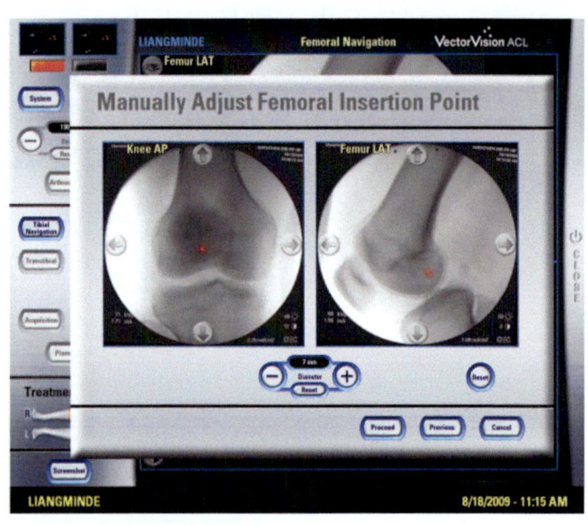

图 3-6-8　根据临床经验修正位点

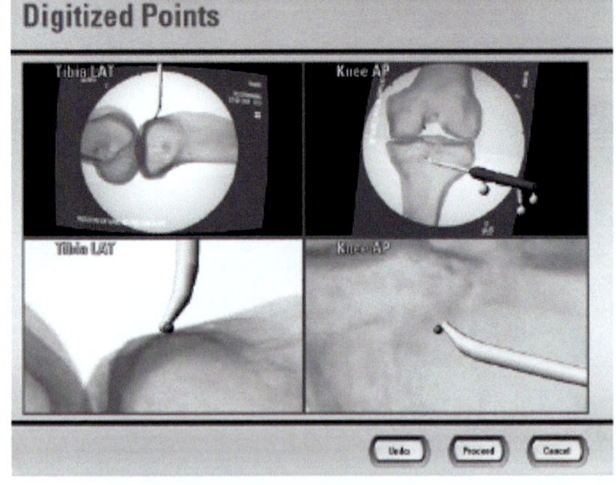

图 3-6-9　点击数字化点，将后外位点设为数字化点这样导航显示上即有 2 个位点

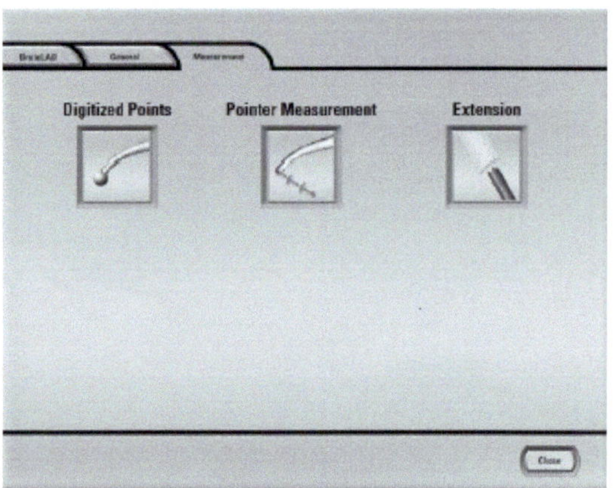

图 3-6-10　使用探针功能测试前内、后外之间的距离，如果大于两条移植物半径之和，则位点选择后，不会导致骨道相通

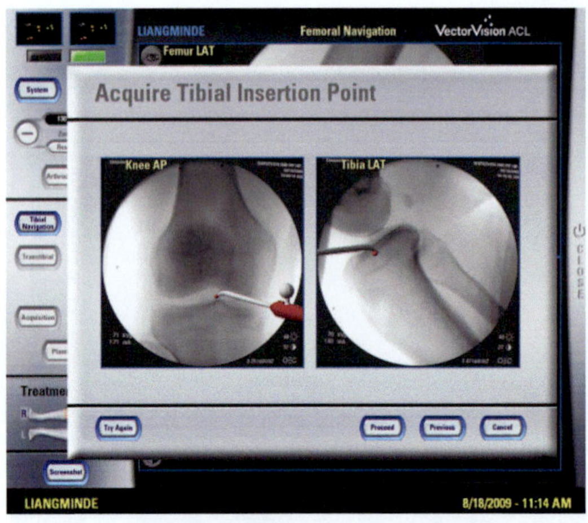

图 3-6-11　徒手计划方式下，医师可以根据操作习惯选择 ACL 胫骨前内束位点

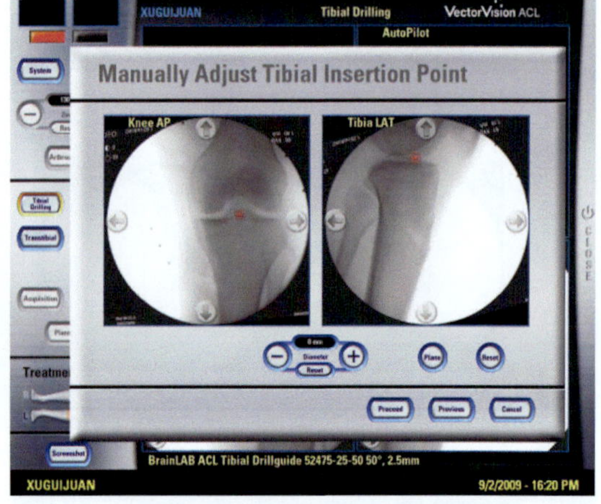

图 3-6-12　医师根据经验修正位点

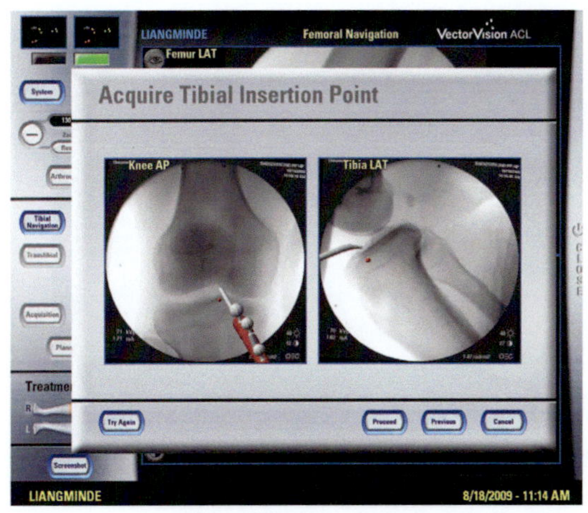

图 3-6-13　徒手计划方式下，医师可以根据操作习惯选择 ACL 胫骨后外束位点

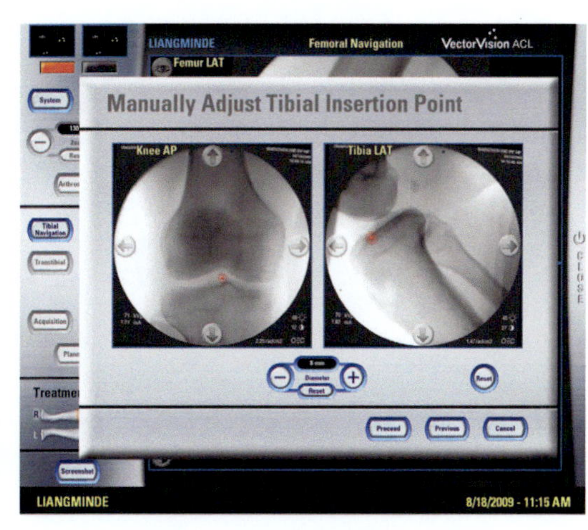

图 3-6-14　医师根据经验修正位点

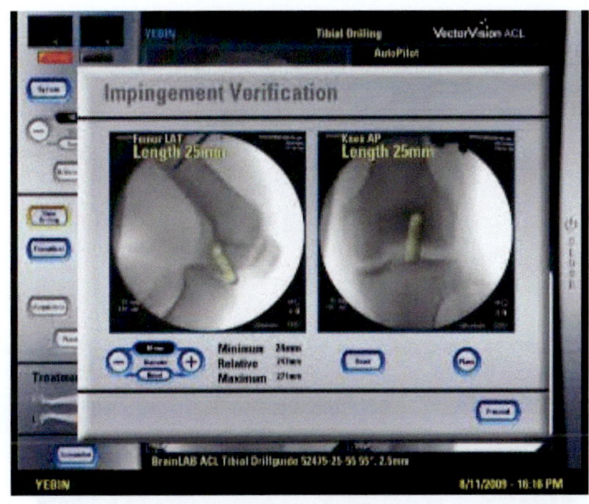

图 3-6-15　进行设计位点的撞击试验，验证有无撞击，及位点的距离变化（膝关节屈曲位）

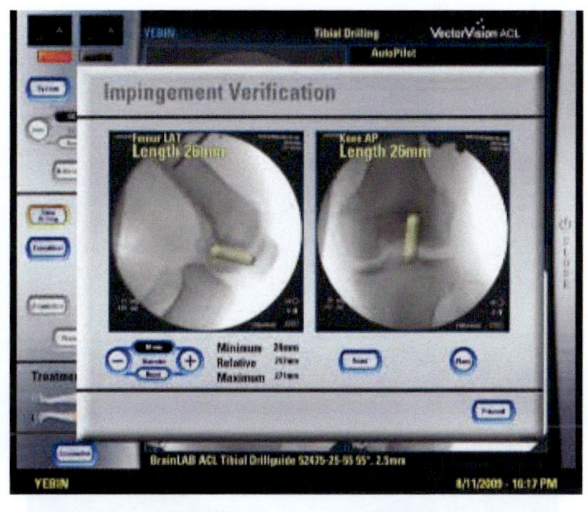

图 3-6-16　进行设计位点的撞击试验，验证有无撞击，及位点的距离变化（膝关节伸直位）

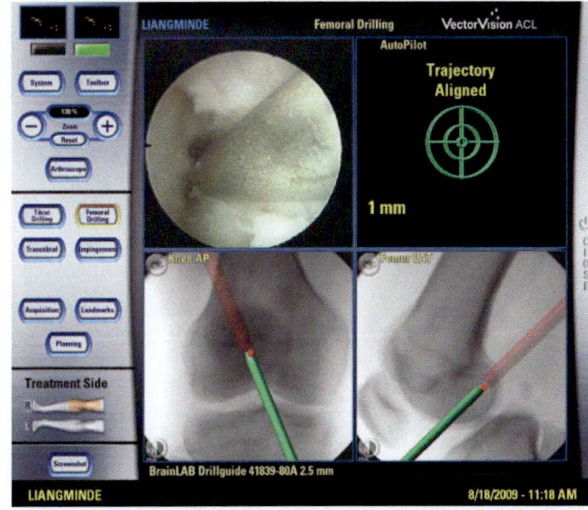

图 3-6-17　依次进行股骨前内、后外骨道钻取

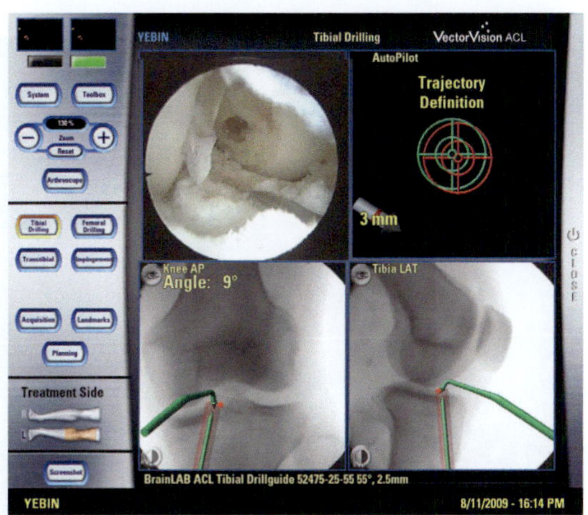

图 3-6-18　依次进行胫骨前内、后外骨道的定位

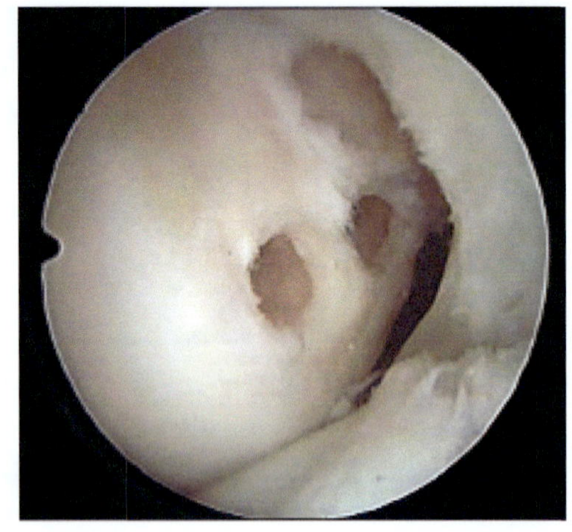

图 3-6-19 钻取后股骨双骨道

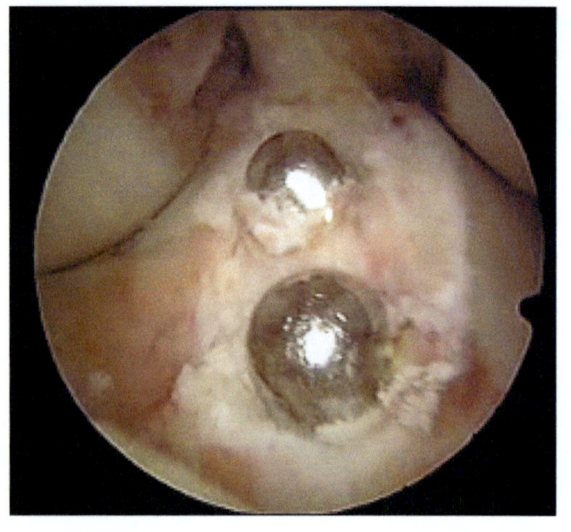

图 3-6-20 钻取胫骨骨道后扩孔器扩孔

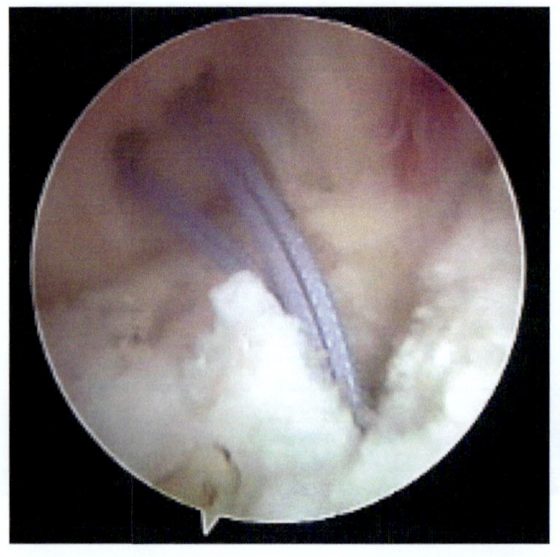

图 3-6-21 已置入的牵引线

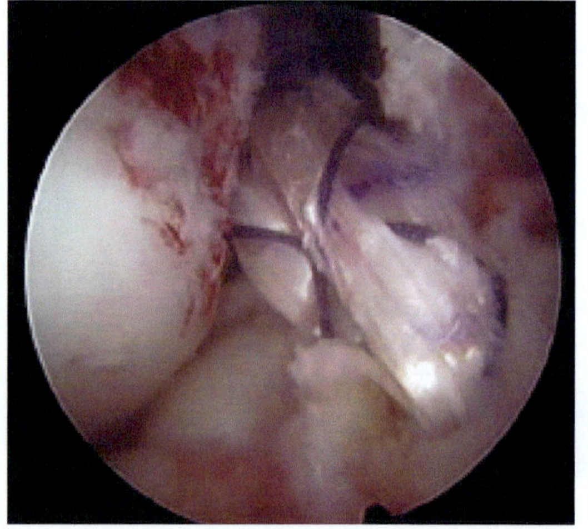

图 3-6-22 重建后前交叉韧带

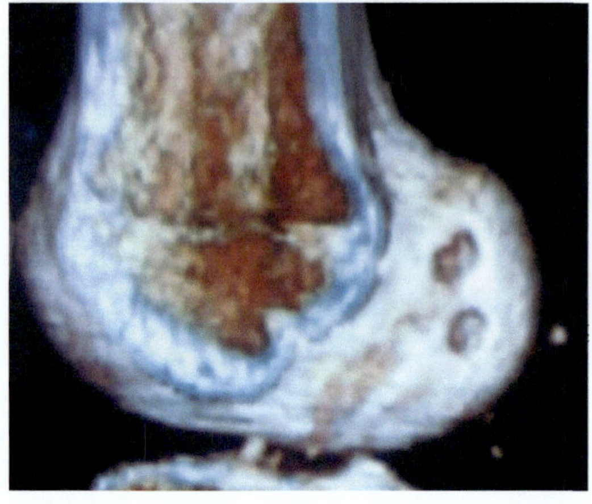

图 3-6-23 术后患者三维 CT 重建股骨骨道定位

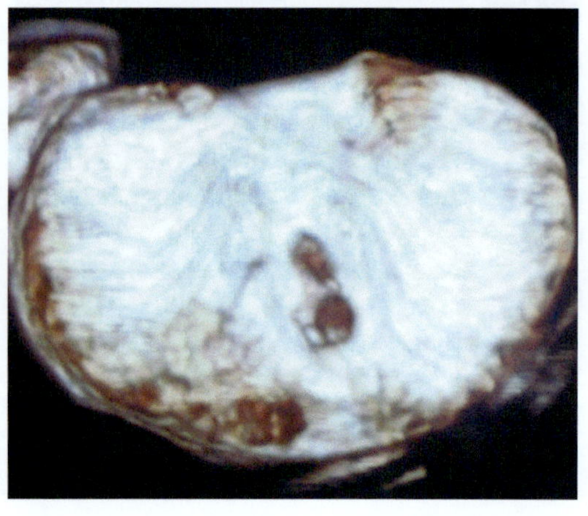

图 3-6-24 术后患者三维 CT 重建胫骨骨道定位

参考文献

韩晓鹏,纪斌平. 2008. 前交叉韧带重建术止点定位的临床研究. 中国矫形外科杂志,16(8):574-576

陆伟,王大平. 2009. 关节镜下过顶位与解剖位腘绳肌腱单束重建前交叉韧带比较. 中国临床解剖学杂志,27(3):283-287

陆伟,王大平. 2011. 关节镜下个体化单束与双束重建前交叉韧带近期疗效比较,中华创伤骨科杂志,13(5):423-428

欧阳侃,张洪,王大平等. 2009. 关节镜下手术治疗膝关节交叉韧带囊肿. 中国内镜杂志,15(4):405-407

王健全,敖英芳,刘平等. 2007. 前交叉韧带股骨止点临床解剖研究. 中国运动医学杂志,26(3):266-270

徐卿荣,朱振安. 2005. 前交叉韧带胫、股骨重建位置变化对等距特性的影响. 中华创伤杂志,21(2):131-133

Aljaberi M,曾炳芳,赵金忠等. 2006. 前交叉韧带重建术中胫骨侧止点无撞击区的定位研究. 中华创伤骨科杂志,8(4):353-356

Barrett G,Stokes D,Whife M. 2005. Clinical comparison of the tutoplast allograft and autologous patellar tendon(bone-patellar tendon-bone) for the reconstruction of the anterior cruciate ligament:2-and 6-year results. J Bone Joint Surg(Am),3(8):1202-1209

Behrend H,Stutz G,Kessler MA,et al. 2006. Tunnel placement in anterior cruciate ligament (ACL) reconstruction:Quality control in a teaching hospital. Knee Surg Sports Tranmatol Arthmsc,14(11):1159-1165

Chang SK,Eham i DK,Shaieb MD,et al. 2003. Anterior cruciate ligament reconstruction:Autograft versus autograft. Arthroscopy,19(5):453-462

Ching JW,Yi S,Lin HW,et al. 2004. Comparison of autogenous and allogenous posterior eruciate ligament reconstructions of the knee. Injury,35(12):1279-1285

Duthon VB,Barea C,Abrassart S,et al. 2006. Anatomy of the anterior cruciate ligament. Knee Surg Sports Traumatol Arthrosc,14(3):204-213

Fu FH,Musahl V. 2001. Review Article:The future of knee ligament surgery. J Orthop Surg(HongKong),9(2):77-80

John Paul HR,Neil G,Bernard R,et al. 2008. Femoral tunnel placement in single-bundle anterior eruciate ligament reconstruction:A eadaveric study relating transtibial lateralized femoral tunnel position to the anteromedial and posterolateral bundle femoral origins of the anterior cruciate ligament Am. Sports Med,36(1):73-79

Lattermann C,Boris A,Ferretti M,et al. 2005. Anatomic double-bundle anterior cruciate ligament reconstruction. Techniques Orthopaedics,20(4):414-420

Odensten M,Gillquist J. 1985. Functional anatomy of the anterior cruciate ligament and a rationale for reconstruction. J Bone Joint Surg(Am),67(2):257-262

Petersen W,Zantop T. 2007. Anatomy of the anterior cruciate ligament with regard to its two bundles. Clin Orthop Relat Res,454:35-47

Peterson RK,Shelton WR,Bombboy AL. 2001. Allograft versus autograft patellar tendon anterior cruciate ligament reconstruction:A fiveyear follow-up. Arthroscopy,17(1):9-13

Richard S,Stephen M,Howell M,et al. 2003. Effect of the angle of the femoral and tibial tunnels in the coronal plane and incremental excision of the posterior cruciate ligament on tension of an anterior cruciate ligament graft:An in vitro study richard simmons. J Bone Joint Surg(Am),85(6):1018-1029

Stiehl JB,Konermann WH,Haaker RG,et al. 2006. Navigation and MIS in Orthopedic Surgery. Berlin:Springer,306-314

Stiehl JB,Konermann WH,Haaker RG. 2004. Navigation and Robotics in Total Joint and Spine Surgery. Berlin:Springer,369-374,375-386,412-422

Woo SL,Wu C,Dede O,et al. 2006. Biomechanics and anterior cruciate ligament reconstruction. J Orthop Surg,1:2

Yasuda K,Kondo E,Lchiyama H,et al. 2005. Surgical and biomechanical concepts of anatomic anterior cruciate ligament reconstruction. Oper Tech Orthop. 15(2):96-102

第四章　计算机导航技术在膝关节后交叉韧带重建手术中的应用

第一节　膝关节后交叉韧带损伤的概述

膝关节后交叉韧带(Posterior Cruciate Ligament,PCL)是维持膝关节稳定的重要结构,对膝关节的运动起导向和限制作用。PCL 断裂将直接导致膝关节的后直向、旋转与侧方不稳,从而损害膝关节的功能。

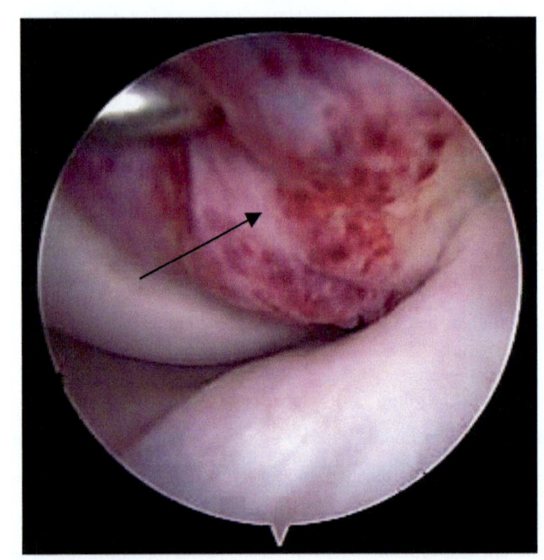

图 4-1-1　箭头示即为后交叉韧带损伤

手术治疗 PCL 损伤的目的在于重建膝关节的稳定性和运动能力。关于是否需要等长重建目前仍存在争议。部分研究结果认为非等长重建时,胫骨的运动更符合生理条件下的运动情况,移植物的机械和运动性能优于等长重建。毕竟韧带重建的目的最主要的是关节功能恢复而不是解剖恢复,应使重建的韧带在各个屈膝角度都能保持适度的张力,从而最大限度地稳定膝关节。但大部分学者仍然认为,在目前不能达到解剖重建的情况下,至少应做到等长重建的要求。

PCL 损伤(图 4-1-1)的治疗经历了保守治疗到切开重建韧带再到关节镜下重建韧带的过程,实现了两次质的飞跃。关节镜下重建 PCL,缩小了手术切口,减轻了患者痛苦,也大大降低了术后和远期并发症的发生率。大量实践证明,早期手术治疗和及时正确的修复并发伤,是提高治疗效果、减少膝关节功能的丢失、降低和推迟晚期并发症发生的重要前提。总之,由于开展时日较短,到目前为止,PCL 重建的效果尚不能与 ACL 重建的效果相媲美,但 ACL 重建的成功经验可以在 PCL 重建术中进行尝试,如计算机辅助骨科手术或称为导航手术可以对隧道位置精确定位。在膝关节存在解剖变异、关节内骨折、发育畸形等情况时,导航手术具有其显著的优越性。相信随着研究的不断深入,特别是人工材料的发展和组织工程学研究的进展,PCL 重建的临床效果也会不断提高,并达到一个新的高度。

第二节　膝关节后交叉韧带损伤的治疗进展

后交叉韧带是维持膝关节稳定的重要结构,对膝关节的运动起着导向和限制作用。PCL 断裂将直接导致膝关节的后直向、旋转与侧方不稳,从而损害膝关节的功能。近年来,随着关节镜技术的发展和成熟,其操作精细、对关节内环境影响小、创伤小、不易感染等优点日益凸显,加之使用关节镜在前交叉韧带重建中成功经验的总结,以关节镜来重建 PCL 已成为理想选择。但由于 PCL 重建需要丰富的临床实践经验,故国内尚处于尝试与借鉴阶段。

PCL 的损伤机制中最常见的是屈膝时胫骨近端受到直接向后的暴力,例如骑摩托车时胫骨结节撞击仪表盘所致损伤,此型多属单纯性 PCL 损伤。这种损伤机制下,70%的 PCL 撕裂发生于胫骨端(图 4-2-1),15%在股骨端,15%发生在韧带体部。另一种损伤机制为过伸位损伤,如运动员的跳远落地动作,特别是当着力点在胫骨上端前方既有过伸也有后移之力时更易损伤。

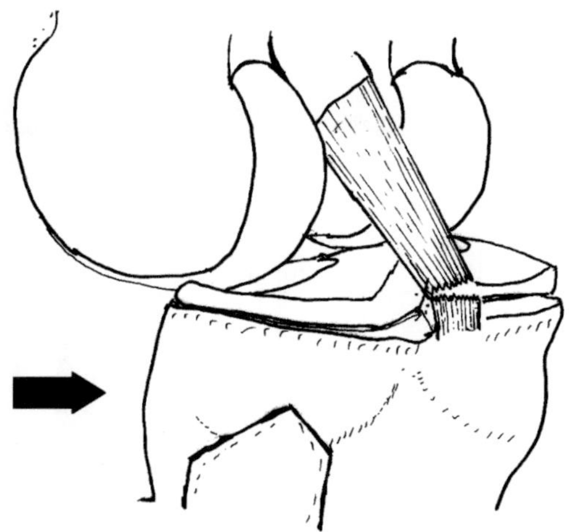

图 4-2-1　后交叉韧带断裂示意图
箭头示胫骨受后向应力

国外学者将单纯 PCL 损伤的自然转归分为三期:第一期为功能适应阶段,持续 3~18 个月;第二期为功能耐受阶段,大约 15~20 年;第三期为骨关节恶化阶段。有关 PCL 早期损伤的治疗一直存在争论,过去的看法是单纯 PCL 损伤非手术治疗可获得较好的结果。然而 Keller 等观察了 40 例单纯 PCL 损伤后保守治疗的患者,随访 6 年,其中 36 例(90%)活动时膝关节疼痛,17 例(43%)行走困难,且膝关节功能障碍程度与损伤时间长短有关,时间愈长,症状愈重;此外,他们还发现患者膝关节的退行性变化也与伤后时间相关。症状的恶化可能是因胫骨后移,膝关节各个间室的载荷传导紊乱所致。故早期积极手术治疗 PCL 损伤及其合并伤已经渐成共识。尽早恢复膝关节解剖及生物力学环境,避免股四头肌萎缩及关节其他部位损伤等远期并发症及疼痛的发生,对膝关节功能的恢复至关重要。

PCL 解剖结构和生物学特性是十分复杂的,PCL 股骨附着部位于股骨内侧踝关节面外侧的前部分,胫骨附着部在胫骨关节面后下方斜坡的凹陷处,并与外侧半月板后角相连结。后交叉韧带纤维排列较为垂直,根据此轴发生膝关节扭转,在膝关节最后伸直几度内,发生股骨内旋。其功能主要是防止胫骨后移,维持膝关节的后直向稳定和旋转稳定。Noyes 报道后交叉韧带在防止胫骨后移的作用中占 89%。后交叉韧带断裂后,在膝伸直位,旋转稳定性无明显改变,屈曲位则发生改变。断裂后抽屉试验移位增加,前抽屉试验无变化。在前交叉韧带断裂后,有阻止过伸行为。

在 PCL 重建手术中骨隧道的正确定位是韧带植入的前提,关系到手术的成功与否以及术后的恢复效果。PCL 股骨止点的定位方法很多,均有各自的解剖生物力学基础和原理,但基本原则是相同的,都要求最大限度接近原止点的足迹。因 PCL 重建有单束重建和双束重建,因而就产生了股骨隧道的单隧道和双隧道的定位选择问题。PCL 前外侧束粗大,单束重建时多选择重建前外侧束,一般在股骨内侧髁内上方至髁间窝内侧壁,Sung-Jae Kim 等认为股骨隧道定位于 1:30(右膝),关节交界线后 8mm 处为最佳位置。双束重建时股骨隧道的定位:前外侧束位于髁间窝顶和壁的交界处(图 4-2-2),一般在 1 点(右膝)和 11 点(左膝)处或 1:30(右膝)和 10:30(左膝)处;后内侧束位于前外侧束的下方(图 4-2-3),一般在 3 点(右膝)和 9 点(左膝)处或 3:30(右膝)和 8:30(左膝)处。Morgan CD 等通过测量认为 PCL 前外侧束中点位于髁间窝顶下 13mm 与关节软骨面后 13mm 的交点处,后内侧束中点位于髁间窝顶下 20mm 与关节软骨面后 8mm 的交点处。

胫骨隧道的准确选择被不少学者认为是 PCL 重建手术的必需条件。由于后交叉韧带的解剖位置较深,且胫骨附着部直接与腘窝部血管神经相邻,因此重建时制作胫侧骨道有损伤血管、神经的危险(图 4-2-4,图 4-2-5)。

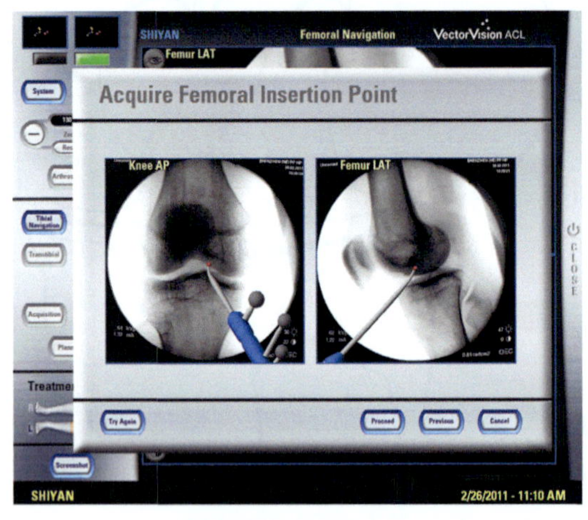

图 4-2-2 前外侧束位于髁间窝顶和壁的交界处一般在 1 点或 1 点半(导航显示图)

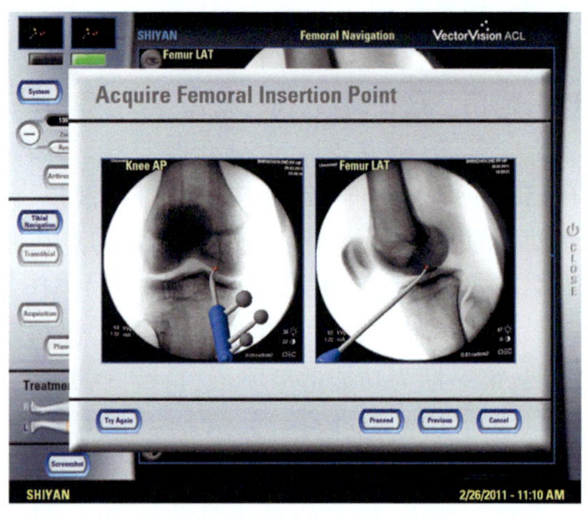

图 4-2-3 后内侧束位于前外侧束的下方,一般在 3 点或 3 点半(导航显示图)

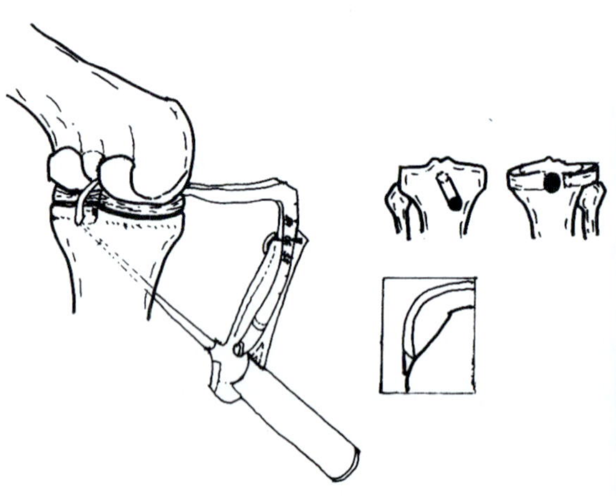

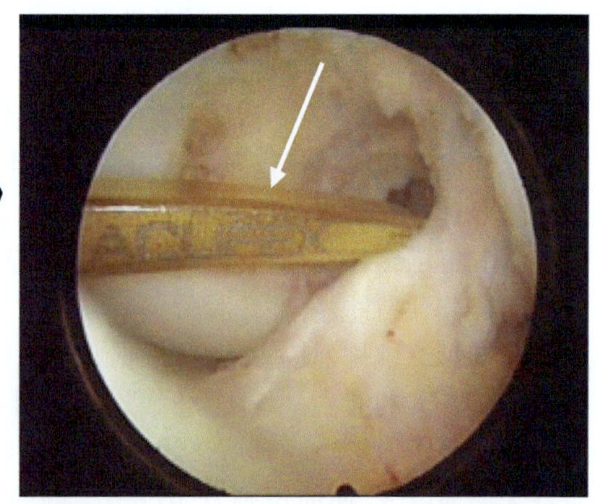

图 4-2-4 PCL 重建时胫骨骨道定位时由于有周围软组织遮挡,使得术者并不能看到定位的位点

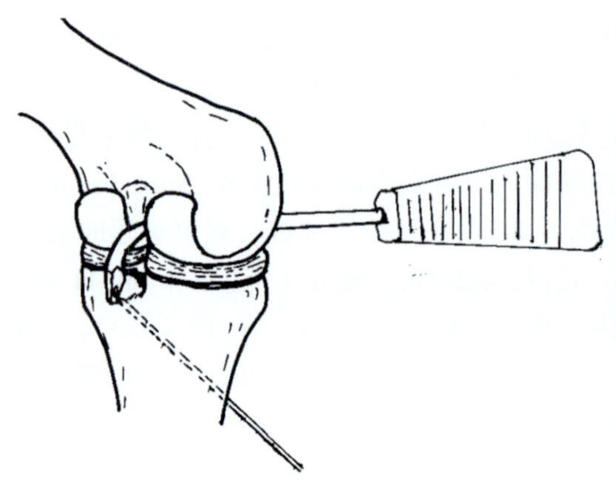

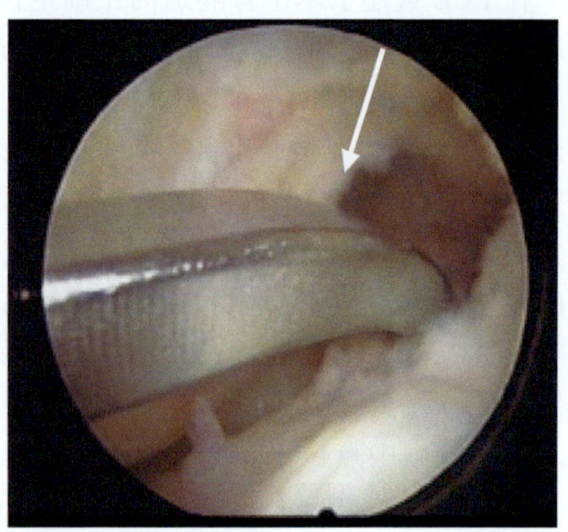

图 4-2-5 PCL 重建时胫骨骨道钻孔存在损伤后方神经血管可能

根据移植物在胫骨附着点的固定方式，后交叉韧带重建术可分经胫骨隧道技术（Transtibial）和 In-lay 技术。早期的 Transtibia 术式为了避免损伤腘窝神经血管，采取了不同的手术入路：白伦浩采用关节镜下经后中隔入路重建后交叉韧带，由于在后中隔的中心部分没有重要结构，故在后中隔中心部分打孔时，关节镜能够安全地从后内侧室腔进入后外侧室腔；反之，关节镜也能从后外侧室腔进入后内侧室腔；刨刀也可以从前外侧入路并通过髁间切迹插入后室腔，以切除中隔中央部。杨光在重建术中采用标准前外侧入路、高位前内侧入路联合后内侧入路。经后内侧入路进镜，能清晰地看到位于胫骨关节面后下方斜坡处的后交叉韧带附着部，在胫骨钻孔时可直视下看到导针和钻头穿出胫骨后侧沟，可减少重要结构损伤的危险，提高了手术安全性和定位的准确性。但经胫骨隧道重建 PCL 时，肌腱在胫骨隧道口会改变方向，致使肌腱在隧道口磨损和撞击，增加移植物的张力和摩擦，可能导致移植物延长和失效。1992 年在“美国关节外科学术大会”上，Marc Friedman 首次将 PCL 重建移植物与胫骨隧道之间的锐角定义为“急转角（killer turn）”（图 4-2-6）。急转角不仅增加了韧带的张力，而且会加重对韧带的磨损，是 PCL 重建失败的重要原因之一。在确定胫骨隧道内口时要考虑两个方面因素：①隧道不能太高或太低，在不影响操作情况下，隧道内应尽量向下，即平台下 10～15mm。如太高力臂相对较短，其摆动剪力大、切割力强，容易损伤韧带。②内口应在中线偏外，如在中线偏内侧，会与髁间窝内侧壁发生切割，同样易损伤韧带。

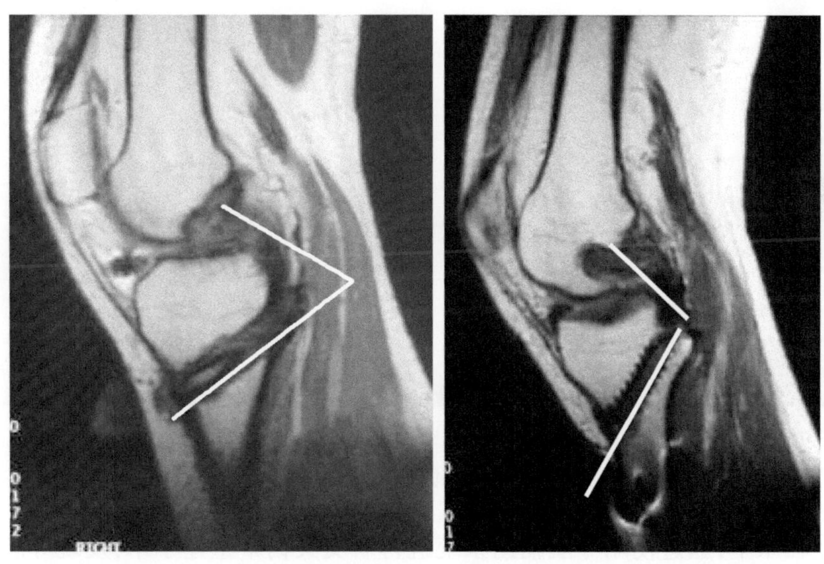

图 4-2-6　不同的骨道方向形成的“急转角”（白线所形成的夹角）
左图较右图的角度小，因此左图较右图移植肌腱的切割力更强，容易损伤韧带

要减少“急转角”就必须加大隧道与移植物之间的角度，形成钝角以减少磨损，但该方法对胫骨隧道的三维空间位置提出了很高的要求，在保证隧道出口位置的准确性（位于后交叉韧带的胫骨止点解剖区域内）的同时还需控制隧道的矢状面角度。由于关节镜视野局限和二维视效、个体变异性，实际手术操作很难做到精确定位。近年发展的计算机辅助导航手术系统有空间定位准确、实时双平面监控的特点，能很好地获取位置准确、方向合理的胫骨隧道，是交叉韧带重建的发展趋势。

第三节 导航系统对膝关节后交叉韧带重建术的意义

后交叉韧带损伤常见于高能量损伤,可导致膝关节后向不稳定。Ⅰ度及Ⅱ度的 PCL 损伤通常采取保守治疗可获得较好的疗效,Ⅲ度损伤及复合韧带损伤具有手术指征。关节镜下经胫骨隧道重建技术是目前学术界所公认的手术方法之一。

虽然 PCL 重建手术可显著改善关节的后向稳定性,但术后残存松弛现象却一直是学术界所力求解决的一个问题,很多学者都在探索其成因和解决方法,其中得到较多共识的是移植物与胫骨隧道口之间相互磨损的现象,其结局是移植物机械强度下降或隧道口扩大而导致后交叉韧带术后残存松弛,因而被称为"急转角"。

针对上述问题目前有两种方法解决。一些学者采用 inlay 技术,将移植物直接固定在后交叉韧带胫骨附着区域内;而大多数医生仍坚持采用胫骨隧道技术,但力求加大隧道与移植物之间的角度,形成钝角以减少"急转角"效应。这种方法对胫骨隧道的三维空间位置提出了很高的要求:保证隧道出口位置的准确性是基本要求,此外还要控制隧道的矢状面角度(图 4-3-1)。

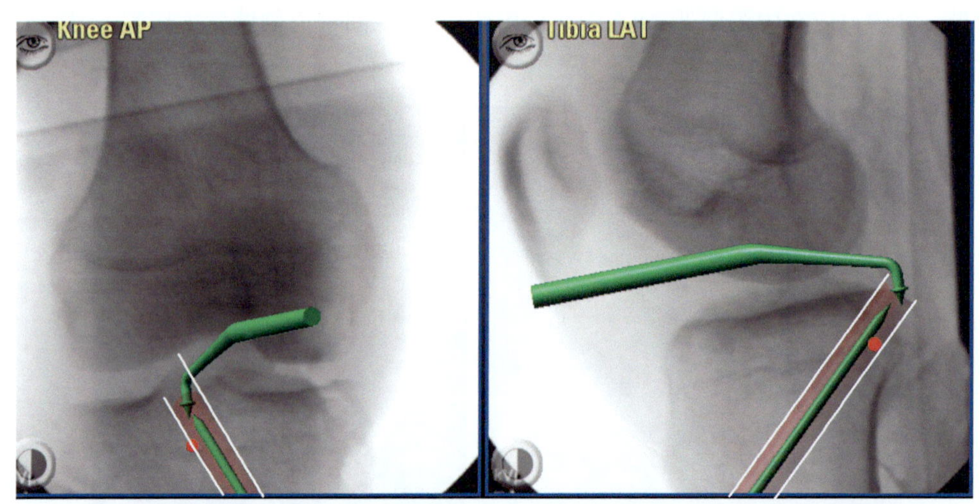

图 4-3-1 通过导航技术可以在术中直观调节胫骨骨隧道与胫骨的夹角,减少"急转角"的问题(如白色线条标示)

我们在临床中,通过使用导航辅助系统进行后交叉韧带重建手术,发现导航技术可有效地辅助术中对胫骨隧道角度的控制。由于 PCL 胫骨止点解剖位置深在及偏后的原因,获得出口准确且方向合理的胫骨隧道三维空间位置仅依靠关节镜下定位具有较大的技术难度。虽然关节镜可以对隧道口的位置进行比较准确的定位,但控制隧道的矢状面角度单纯依赖 PCL 胫骨导向器却较为困难,难以达到"最大化"的理想要求。为了获得满意的胫骨隧道位置,常常需要在术中反复进行透视并调整隧道定位的克氏针。我们通过利用导航技术空间定位虚拟化及准确性高的特点可以完善胫骨隧道的术中定位问题(图 4-3-2,图 4-3-3),使这一过程既迅速又准确,与 C 型臂 X 线透视机术中透视相比具有优势。

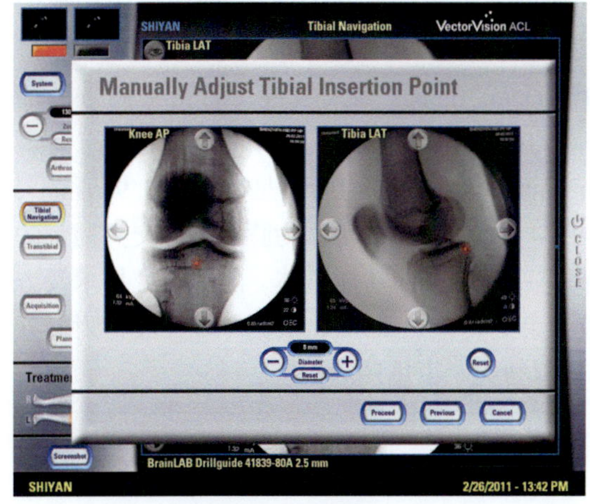

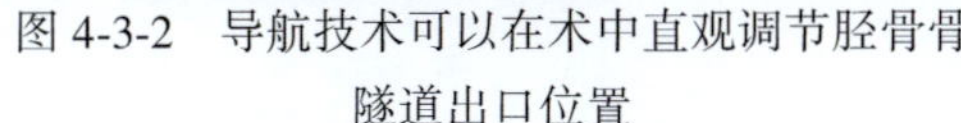
图 4-3-2　导航技术可以在术中直观调节胫骨骨隧道出口位置

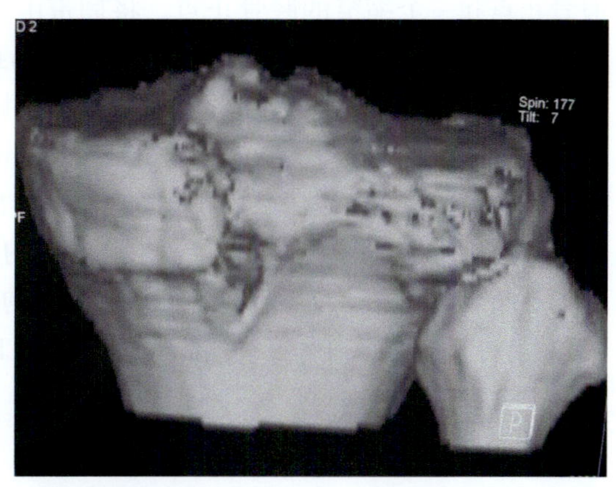

图 4-3-3　术后三维 CT 显示骨道位置良好，不需要反复透视

导航技术辅助后交叉韧带隧道定位相对于传统手术定位有以下优势：

（1）定位迅速：在非导航 PCL 重建手术中，为了获得理想的胫骨隧道位置，通常需要进行 15~30 分钟的术中透视、反复调整克氏针位置。而导航下手术只需在手术前采集膝关节正、侧位图像后即可将 C 型臂 X 线透视机移去不再使用。虚拟的隧道定位可以在导航的实时监视下进行连续的动态调整，当位置参数达到规划方案后一次性打入克氏针即可完成隧道定位，这个过程只需要数分钟，明显缩短了因反复调整克氏针及透视所导致的手术时间，也减少了 X 线暴露时间。

（2）减少术中剥离，保护 PCL 血运：PCL 具有较强的愈合能力，在重建手术中尽量保留残存的韧带组织利于移植物血运重建与愈合。使用导航定位后，可以从 X 线影像上准确判断 PCL 胫骨附着点的骨性结构位置，与关节镜下定位相比，减少了对 PCL 胫骨附着点的剥离，有利于保护 PCL 残存韧带。

（3）图像统一：导航手术中使用同一个标准的正、侧 X 线虚拟图像作为工作界面，消除了 C 臂透视机多次透视摆放位置不统一所带来的图像不标准、隧道位置判断误差的问题。

因此，导航技术可快速地辅助胫骨隧道的定位，获得准确的隧道口位置和控制合理的隧道角度。

第四节　膝关节后交叉韧带的运动医学应用解剖及损伤的诊断

（一）膝关节后交叉韧带的运动医学应用解剖

膝关节后交叉韧带位于膝关节股骨和胫骨之间。孙磊等经过尸体解剖后发现 PCL 有一个相对密集的胫骨附着部位于内、外侧半月板后角之间，关节线下方的胫骨后窝处，呈不规则的四边形。胫骨附着处为斜坡，与水平面夹角为 3°~45°。纤维成 70°~80°向内上前方走行，呈扇形。在股骨有相对更广泛区域的附着部，位于股骨内侧髁的髁间窝面，自临近髁软骨面的前上部向后下延伸，呈半环形。

根据其解剖形态学和不同屈膝角度的紧张状态，1975 年 Girgis 等首先将 PCL 分为前外侧束和后内侧束。此后，该概念得到认可和发展，成为 PCL 分束的主流观点。其中前外侧束粗壮，几乎相当于后内侧束的 2 倍，在伸膝位松弛，而中度屈膝位拉紧；后内侧束较小，在完全伸膝位拉紧,中度屈膝位松弛。两束在不同屈度下紧张程度互为补充,形成一个扇形的股骨止点和一个缩窄的胫骨止点。将韧带由附着区完整切下后,韧带股骨端宽(20.6±1.3)mm,中段最窄(10.4±1.0)mm,胫骨端宽(15.6±1.8)mm。Lopes 等人报道在后交叉韧带的前束和后束之间有一个小的骨性突起,在后交叉韧带的前束和后束股骨止点的斜面上可以清楚地看到。PCL 止点的平均面积是(209±33.82)mm^2,前束止点的平均面积是(118±23.95)mm^2,后束止点的平均面积是(90±16.13)mm^2(图 4-4-1~图 4-4-6)。Mauro 等认为膝关节后交叉韧带的两束通过负荷分配相互保护,并不是相互独立的,而是一个统一的功能整体。随着研究技术及方法的不断涌现,现在认为后交叉韧带的解剖结构较两束更复杂。Kurossa 根据纤维在股骨附着处的位置,将其分为前、中、后 3 个部分,但目前 PCL 修复暂无三束重建的报道。

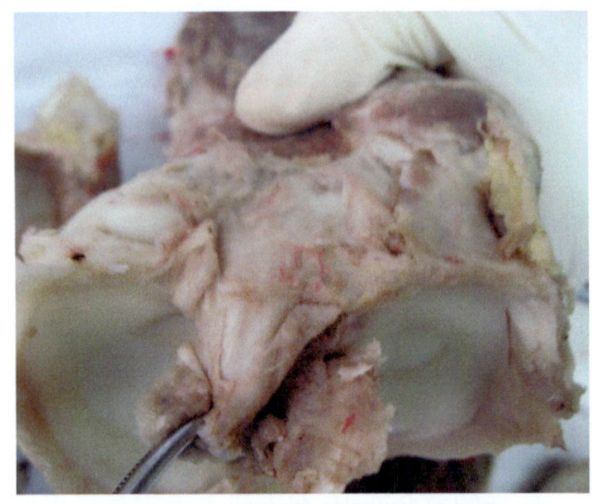

图 4-4-1　正常尸体解剖后交叉韧带

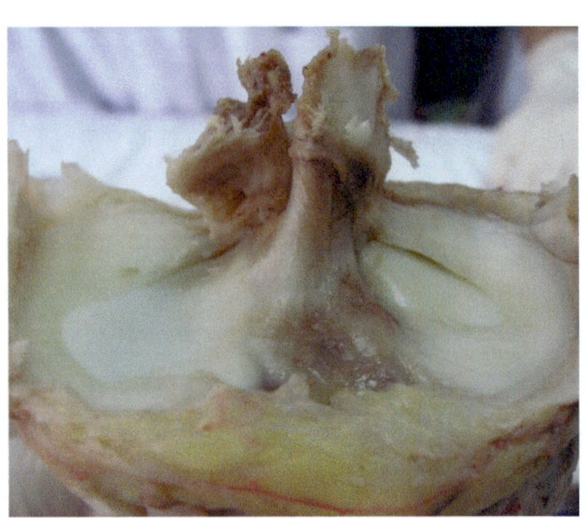

图 4-4-2　正常尸体解剖后交叉韧带

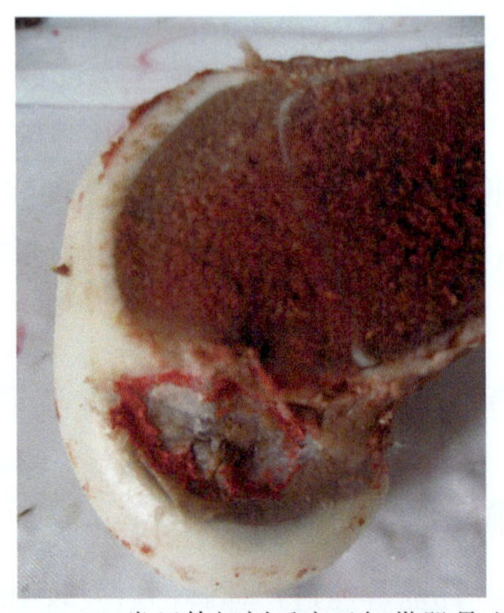

图 4-4-3　正常尸体解剖后交叉韧带股骨止点

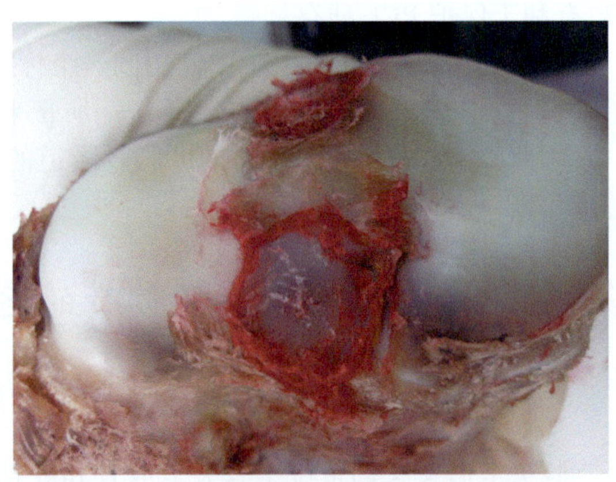

图 4-4-4　正常尸体解剖后交叉韧带胫骨止点

膝关节后交叉韧带主要是由胶原组织构成,其主要成分有 3 种纤维:胶原纤维、弹性纤维和网状纤维。胶原纤维能够使胶原组织具有一定的强度和刚度,有两个因素决定了 PCL 在载荷作用下的韧带强度:①韧带的形状和尺寸以及韧带的截面面积,与载荷方向一致的纤维数目,数目越多,这些纤维越宽越厚,则韧带的强度就越大。②载荷加载速度。随着载荷加载速度的增加,韧带的强度和刚度也增加。弹性纤维能够使胶原组织具有在载荷作用下延伸的能力。而网状纤维则能够提供容积。

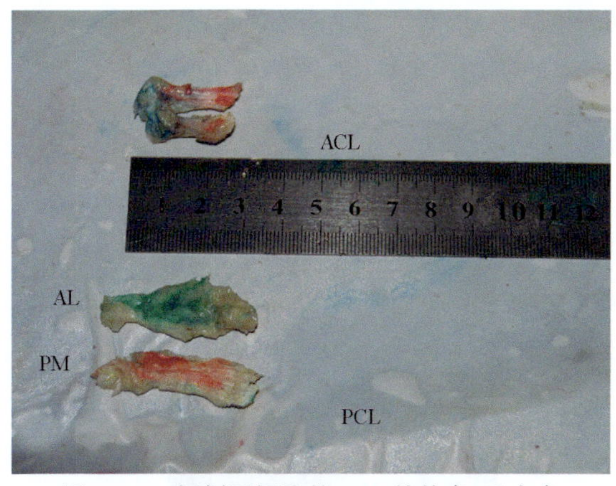

图 4-4-5　解剖下切取的 PCL 前外束、后内束

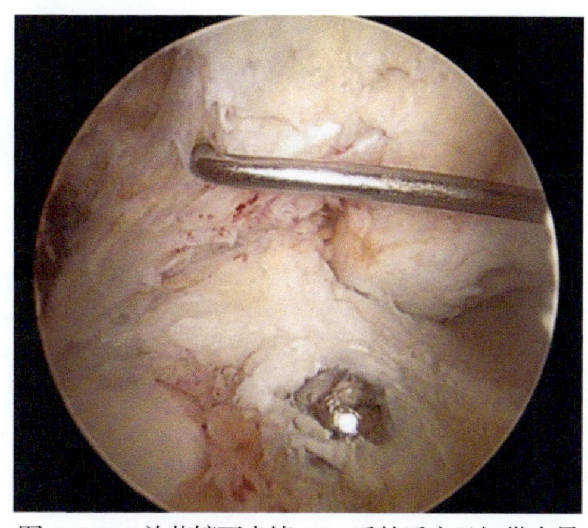
图 4-4-6　关节镜下去掉 ACL 后的后交叉韧带全景

(二) 膝关节后交叉韧带损伤的诊断

后交叉韧带损伤患者多有明显的外伤史。大部分运动性损伤均有以下特点:膝关节处于屈曲、内翻或外翻位时,突然遭遇一股使小腿向后的力量,如篮球运动的急停、足球运动的铲球等,易引起后交叉韧带的损伤,故详细询问病史对诊断有重要意义。受伤后,体格检查后抽屉试验、股四头肌收缩试验、反轴移试验、动力后移试验、后内轴移试验等均有助于诊断。其中以后抽屉试验最常用,应熟练掌握,并与对侧对比有助诊断。但当关节肿胀明显或伴复合伤时,难以查到明显的阳性结果,不宜刻意去做,以免给患者带来过度的身体及精神负担。MRI 辅助检查是诊断 PCL 损伤的重要手段。

后交叉韧带损伤时,髌骨和髌腱被迫充当了一个抵抗胫骨后移的角色,而胫骨后移将导致股四头肌装置力矩变短,使其运动学优点丧失,其结果只能是促进骨关节炎的逐渐发生和发展。因此,膝关节疼痛也是陈旧性 PCL 损伤的常见症状。

后抽屉试验:检查时膝关节屈曲 90°,胫骨中立位,对胫骨近端直接施以后向力量,记录胫骨内侧平台与股骨内侧髁之间的台阶样改变来评估胫骨的移动度(图 4-4-7)。

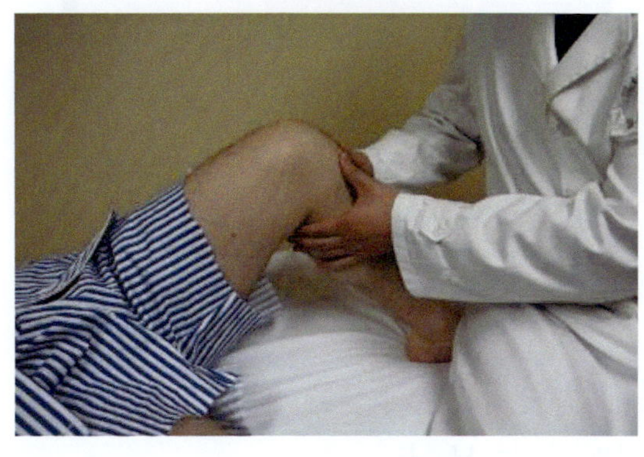
图 4-4-7　后抽屉试验

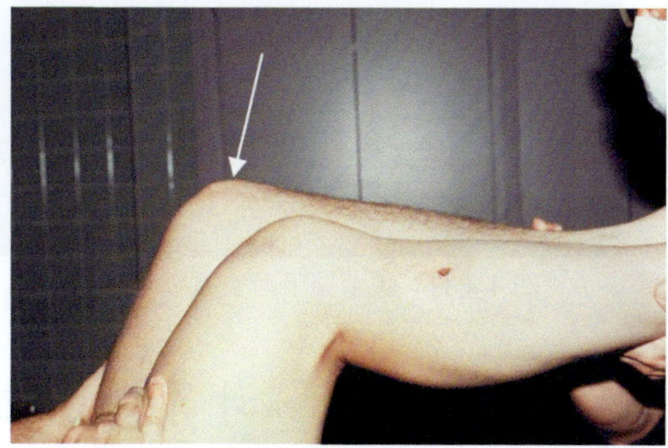
图 4-4-8　后陷试验

后陷试验:患者仰卧位,屈膝屈髋 90°,检查者扶住小腿远端,让患者放松,观察患侧胫骨近端位置,与健侧比较,向下塌陷为阳性(图 4-4-8)。在正常的膝关节中,内侧胫骨平台常常比内侧股骨髁前 1.0cm。如果这种台阶不存在,或者对胫骨施以向后的力量时出现软终点,应怀疑 PCL 损伤。损伤分度:Ⅰ度,胫骨和股骨髁间存在台阶,但仅有 0.5cm(胫骨后移 0.5cm);Ⅱ度,胫骨和股骨

髁平齐(胫骨后移 1.0cm);Ⅲ度,胫骨平台位于股骨髁后方(胫骨后移大于 1.0cm)。

MRI、关节镜在诊断膝关节后交叉韧带损伤中的应用(图 4-4-9~图 4-4-12)。

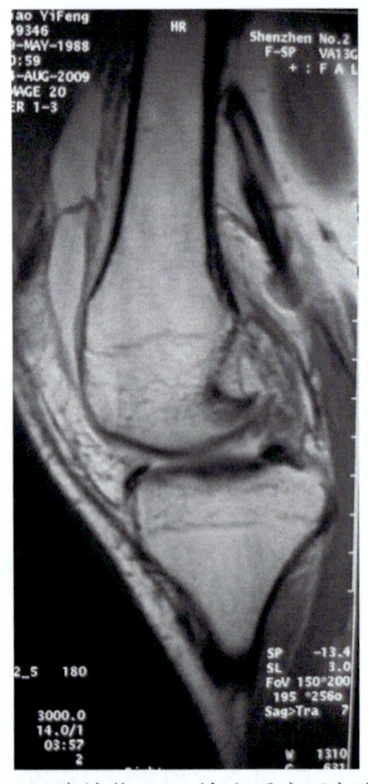

图 4-4-9 膝关节 MRI 检查后交叉韧带消失

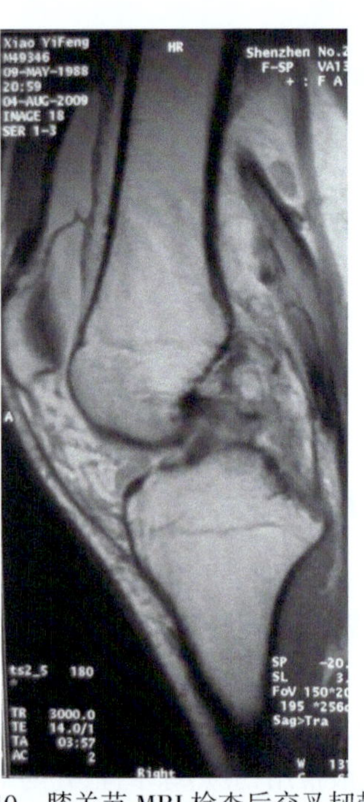

图 4-4-10 膝关节 MRI 检查后交叉韧带变细

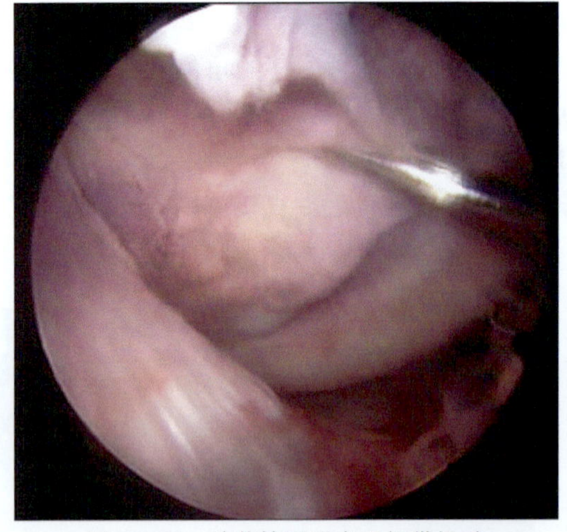

图 4-4-11 关节镜下后交叉韧带松弛

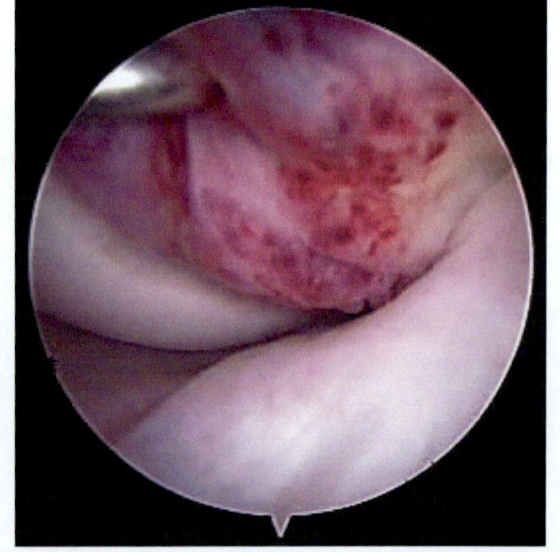

图 4-4-12 关节镜下后交叉韧带断裂

第五节 计算机导航辅助关节镜下后交叉韧带重建手术操作与技术

(一) 计算机导航辅助关节镜下后交叉韧带重建手术适应证与禁忌证

1. 计算机导航辅助关节镜下后交叉韧带重建手术适应证

(1) 后交叉韧带完全断裂。

(2) 后交叉韧带单束断裂。

(3) 后交叉韧带止点撕脱骨折。

2. 计算机导航辅助关节镜下后交叉韧带重建手术禁忌证

(1) 当局部存在的皮肤感染可能危及关节时或远处感染可能种植至手术部位时不宜用关节镜手术。

(2) 关节主要副韧带和关节囊破裂可能使液体外渗到软组织是手术的相对禁忌证。

(二) 计算机导航辅助关节镜下后交叉韧带重建手术的基本流程

计算机导航辅助关节镜下后交叉韧带单束重建手术的基本流程如下:

(1) 导航系统安装 (同前交叉韧带重建)。

(2) 注册工具(同前交叉韧带重建)。

(3) 术中透视(同前交叉韧带重建)。

(4) 术中规划和定位。

(5) 关节镜手术操作。

(三) 计算机导航辅助关节镜下后交叉韧带重建手术术中规划和定位

对于后交叉韧带来说,定位的难点主要为胫骨的定位,因为在其后方有组织遮挡,并不能看到止点的足迹,因此很多的手术误差主要原因为胫骨位点偏上,不在其解剖位点。对于胫骨位点的定位,并不能使用表面为基础的计划方法获取位点,只能使用徒手计划方式(图 4-5-1~图 4-5-20)。使用徒手计划定位我们有两种方法:①在关节镜下,从前方入路植入探针,在前交叉韧带胫骨止点的后方先定一个位点作为参考点,然后根据取得的影像资料,将参考点向后向下调整至胫骨平台以下 15mm 的位置,定为后交叉韧带解剖位点。②在关节镜指引下,行后内、后外侧入路,然后一侧进关节镜,另一侧进探针取得后交叉韧带胫骨大致的位点,然后调节。对于后交叉韧带股骨止点,因位置在前方,容易观察,因此并无特别注意的地方。

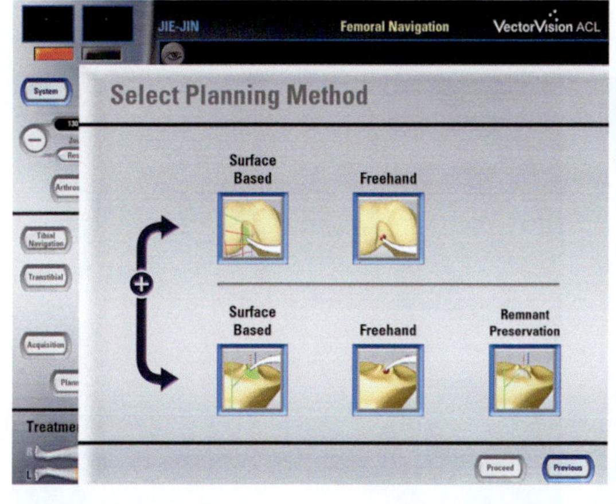

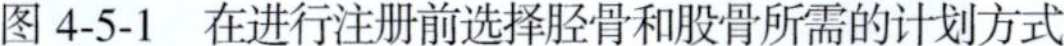

图 4-5-1　在进行注册前选择胫骨和股骨所需的计划方式

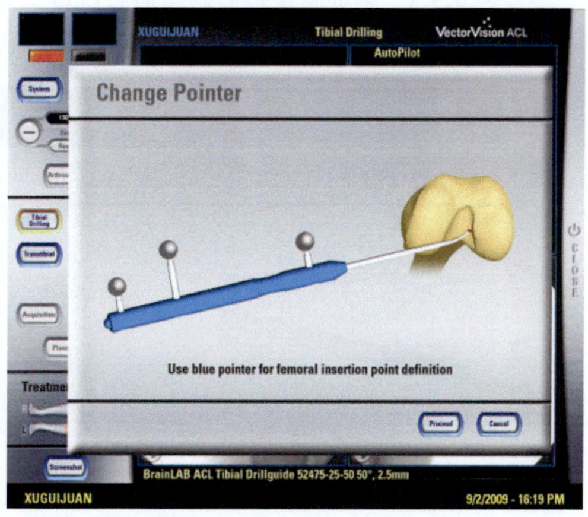

图 4-5-2　股骨端选择徒手计划

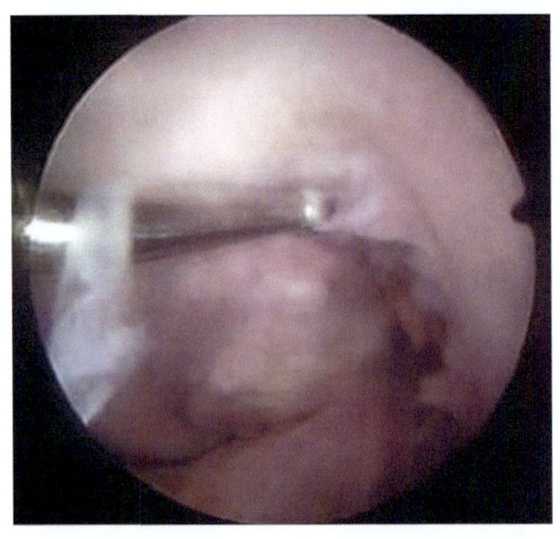

图 4-5-3 使用反向弯头探针采集标记点(股骨)

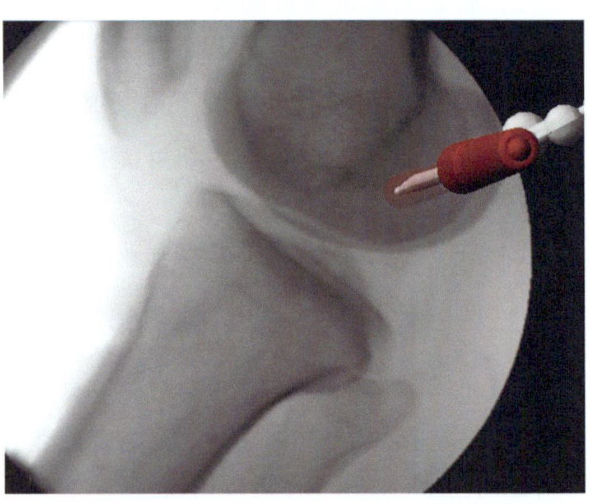

图 4-5-4 使用反向弯头探针采集标记点(股骨)

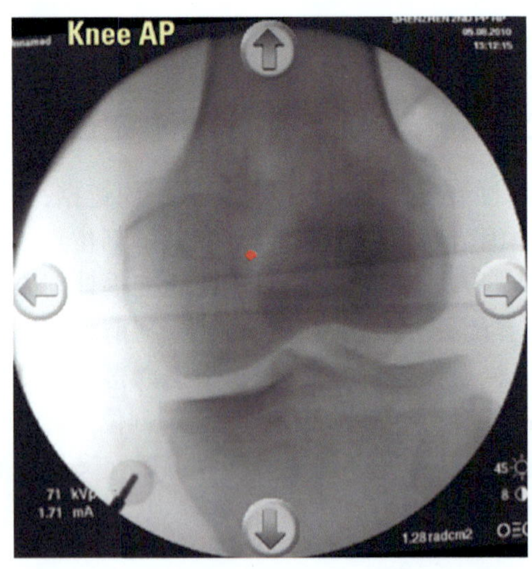

图 4-5-5 根据临床经验修正股骨位点

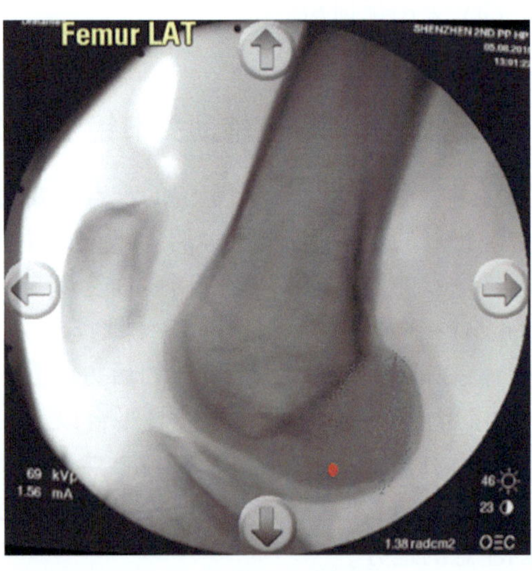

图 4-5-6 根据临床经验修正股骨位点

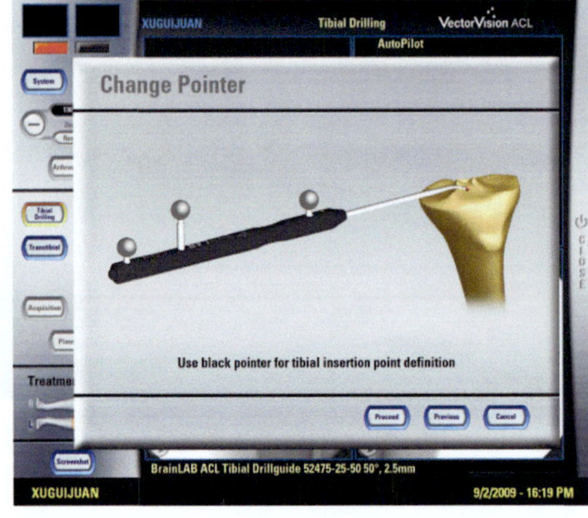

图 4-5-7 胫骨端选择徒手计划（方法一）

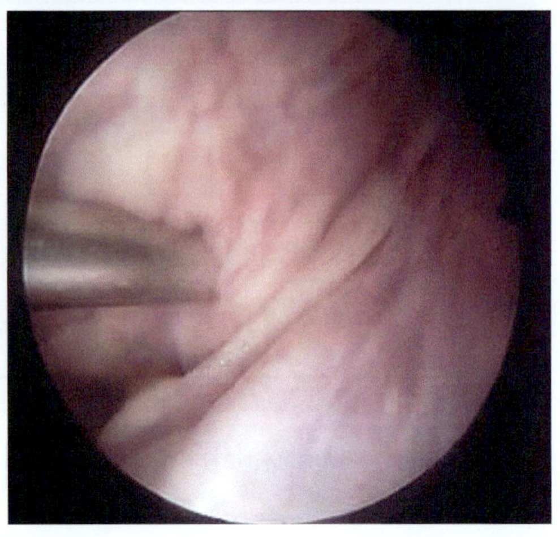

图 4-5-8 将胫骨弯头探针置入膝关节内

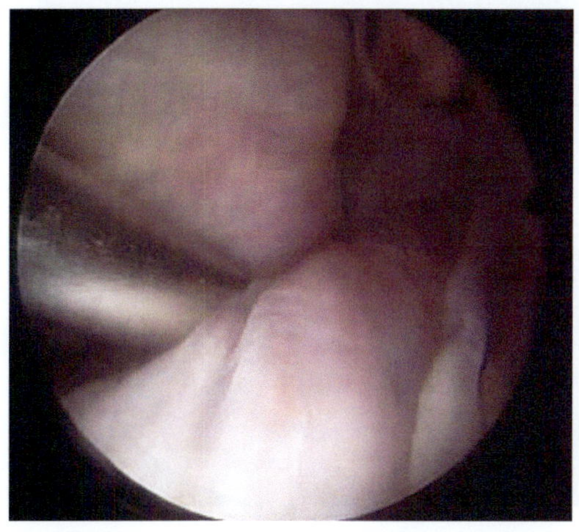
图 4-5-9　将胫骨弯头探针置入前交叉韧带胫骨止点后方

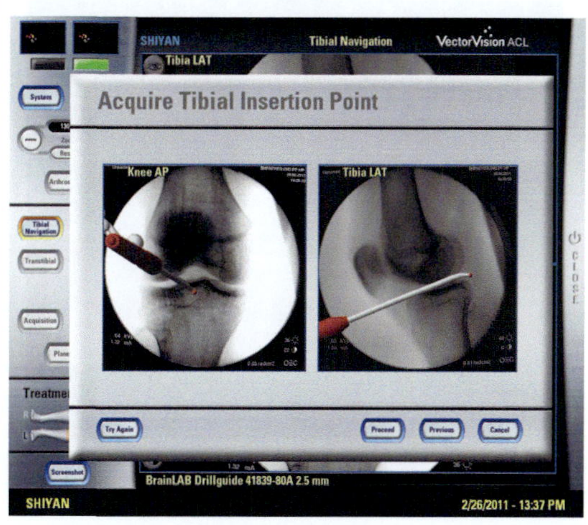

图 4-5-10　通过弯头探针采集一的标记点

此点为参考点，并不是胫骨下止点位点位置

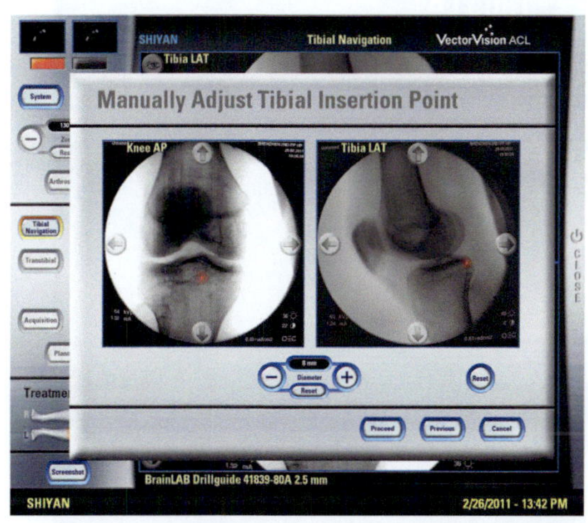

图 4-5-11　据临床经验修正胫骨位点

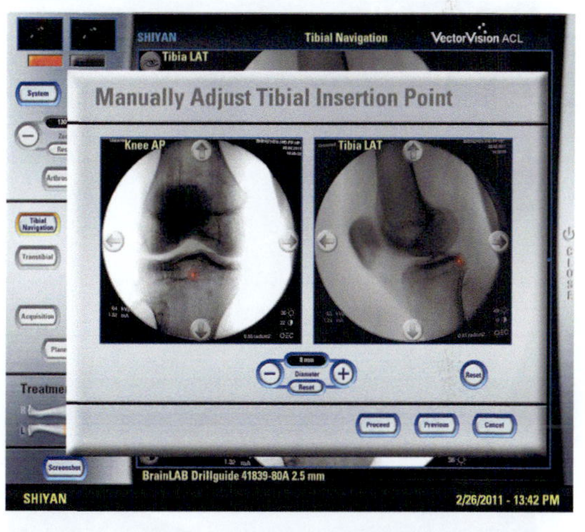

图 4-5-12　将胫骨位点调整到胫骨平台以下 15mm

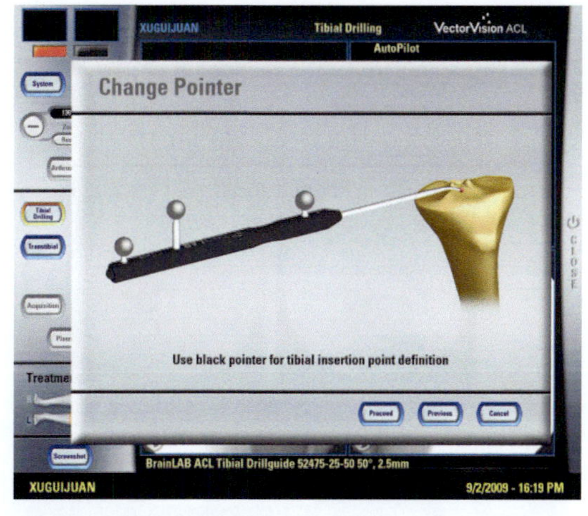

图 4-5-13　胫骨端选择徒手计划（方法二）

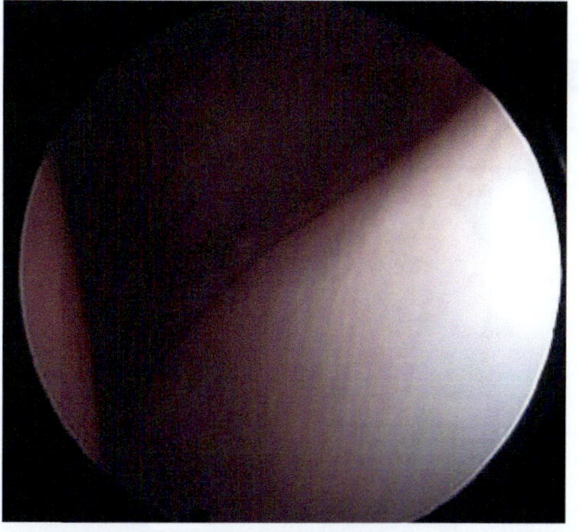
图 4-5-14　从交叉韧带外侧进入后外侧室

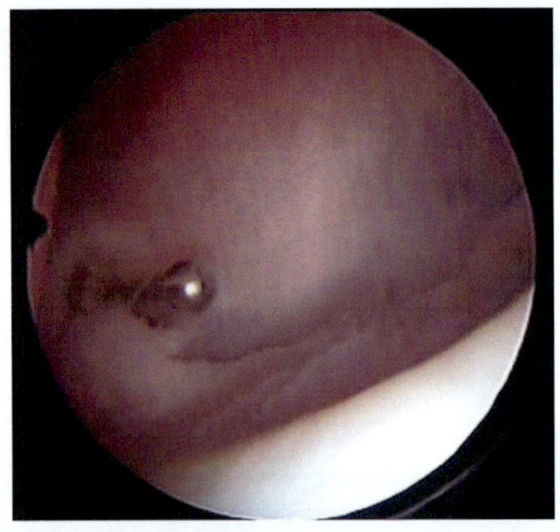

图 4-5-15　在关节镜下行后外侧入路，并将探针从后外侧入路进入关节

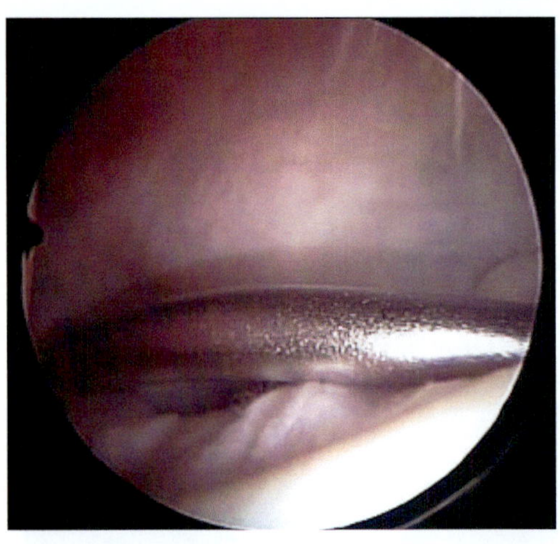

图 4-5-16　在关节镜下将探针探头置于胫骨下止点采集位点

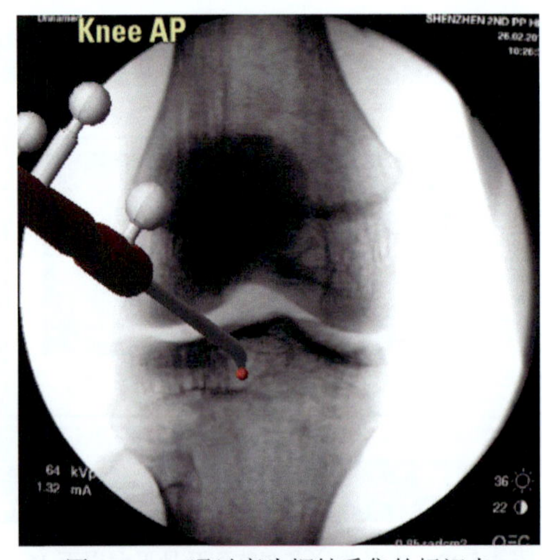

图 4-5-17　通过弯头探针采集的标记点此位点则为胫骨下止点位点

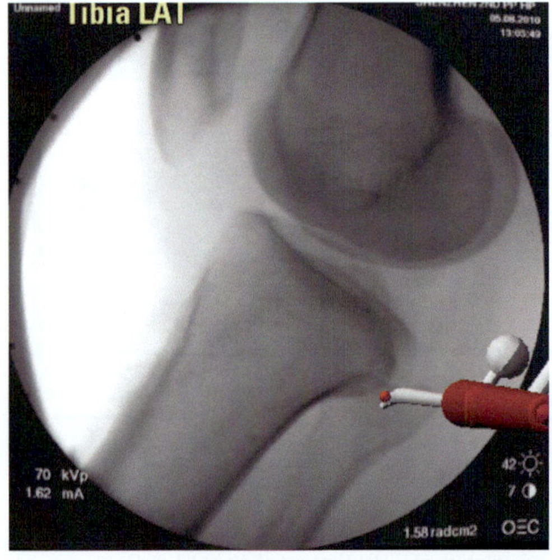

图 4-5-18　胫骨侧位片上弯头探针采集的标记点

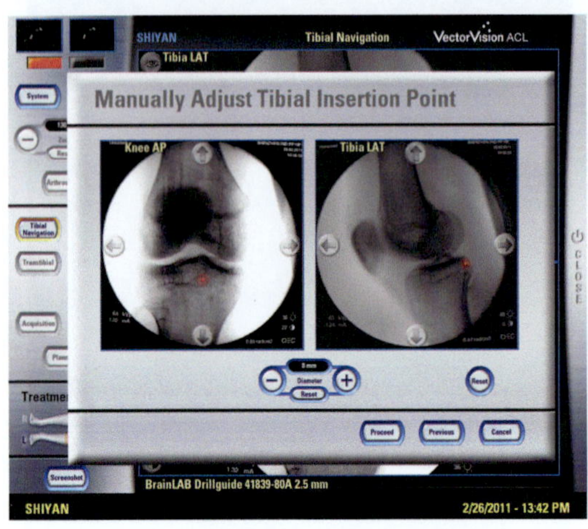

图 4-5-19　根据临床经验修正胫骨位点

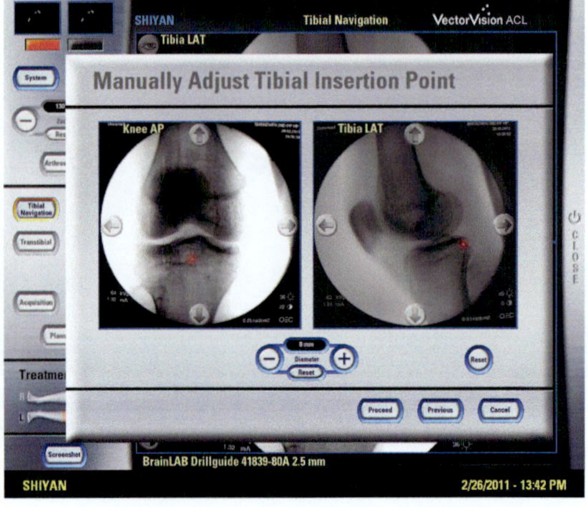

图 4-5-20　将胫骨位点调整到理想位点

（四）常规关节镜后交叉韧带重建手术操作技术

术中常规使用关节镜进入膝关节探查，确认后交叉韧带断裂，清理后交叉韧带的残端，检查是否有其他关节内损伤（图 4-5-21～图 4-5-28）。

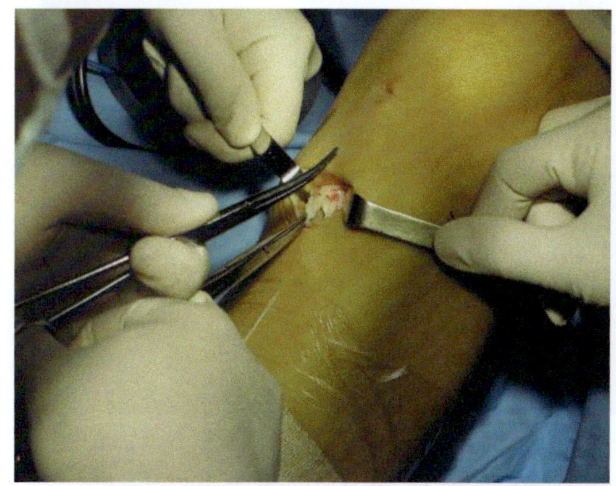

图 4-5-21　常规取半腱肌、股薄肌作为重建肌腱备用

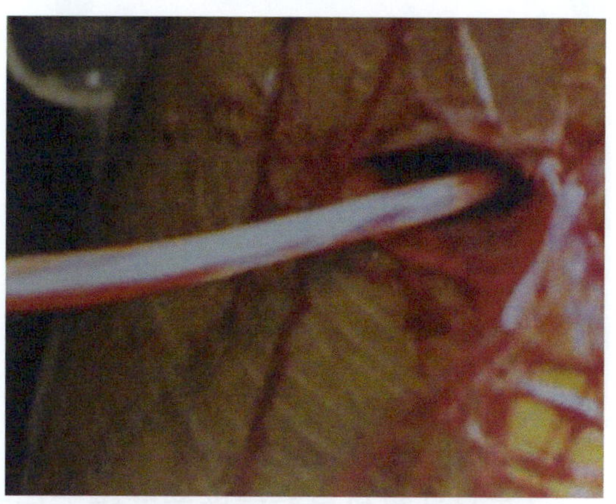

图 4-5-22　分别取出半腱肌、股薄肌

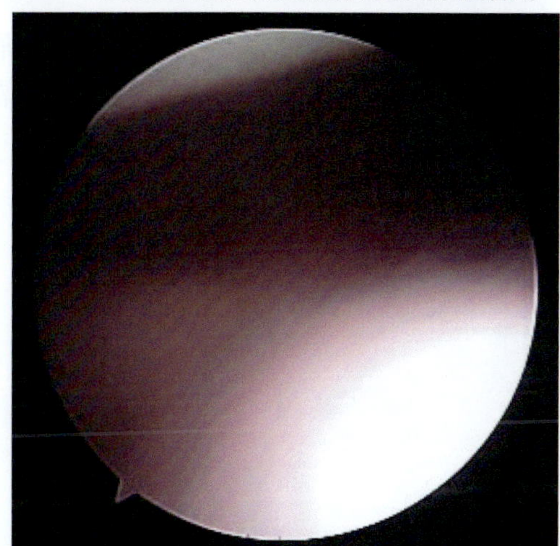

图 4-5-23　髌骨下表面软骨未见明显异常

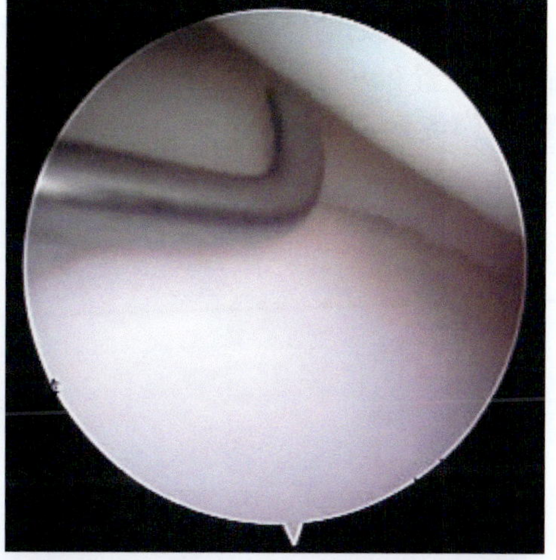

图 4-5-24　探查内侧半月板未见明显损伤

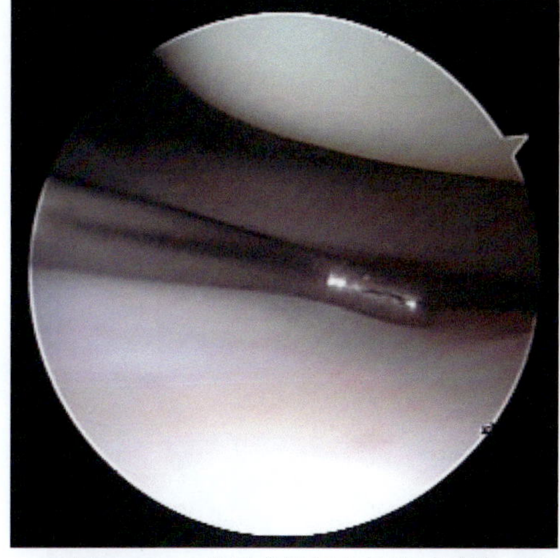

图 4-5-25　外侧半月板未见明显异常

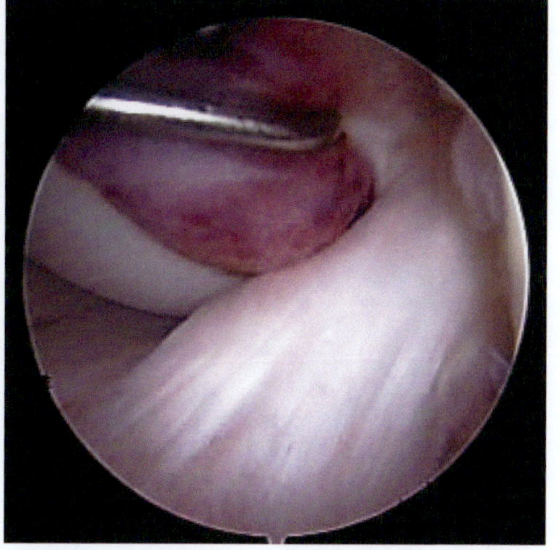

图 4-5-26　后交叉韧带损伤

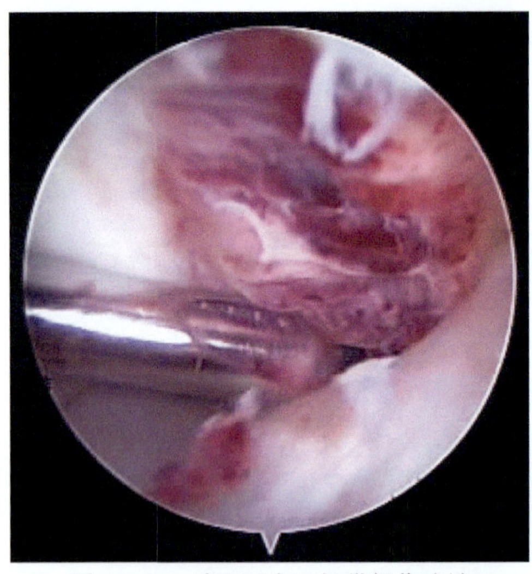

图 4-5-27 清理后交叉韧带损伤残端

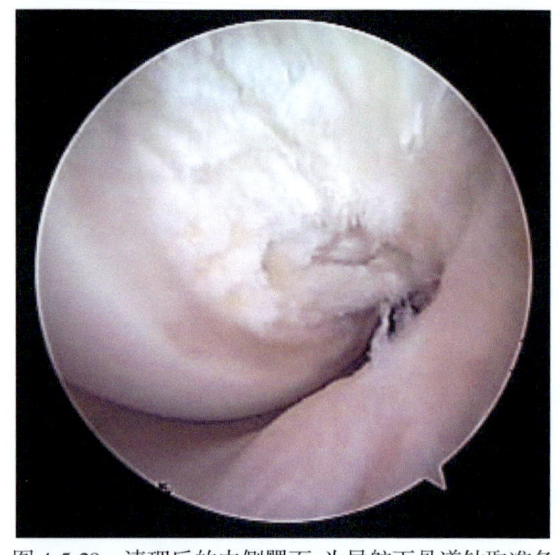

图 4-5-28 清理后的内侧髁面,为导航下骨道钻取准备

(五) 计算机导航辅助关节镜下后交叉韧带重建手术操作技术

根据术前规划的胫骨和股骨隧道的位置,调整 ACL 导向器的位置和方向,使其在屏幕上显示的位置和方向与术前规划的位置重合,位置满意后,置入导针并钻隧道。具体操作步骤见图 4-5-29 ~ 图 4-5-34。

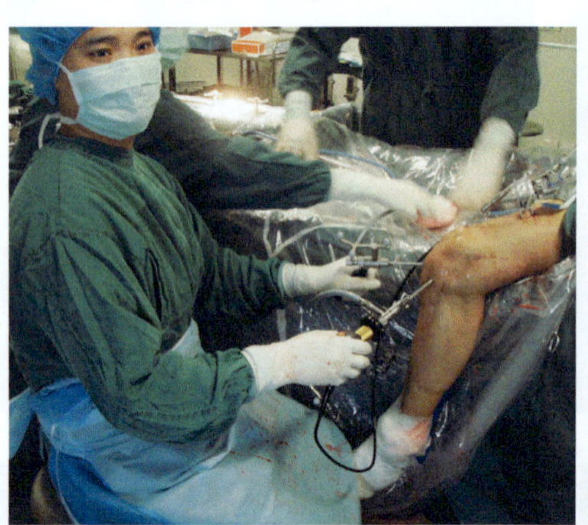

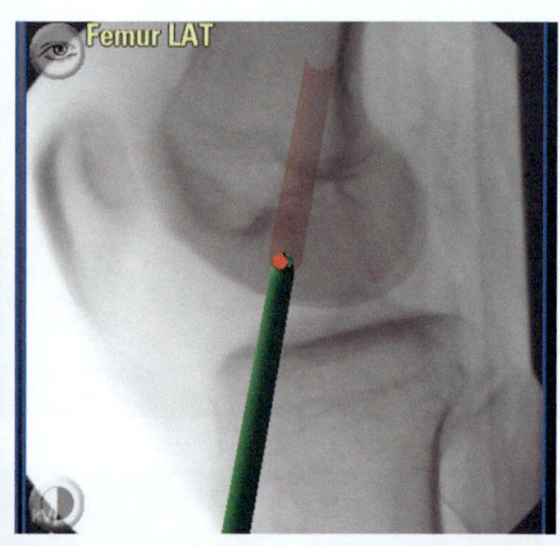

图 4-5-29 在导航下进行股骨骨道的定位

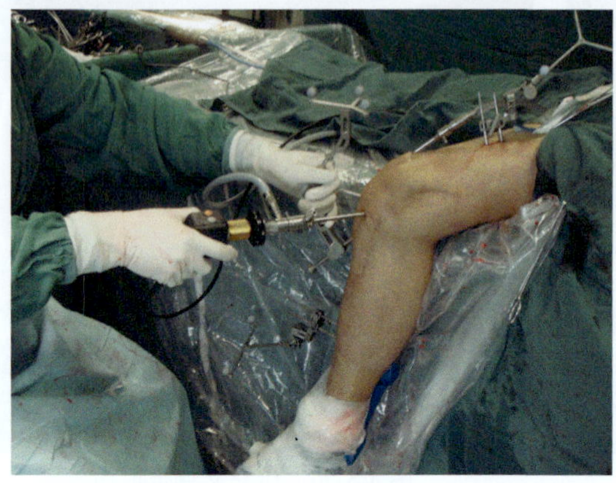

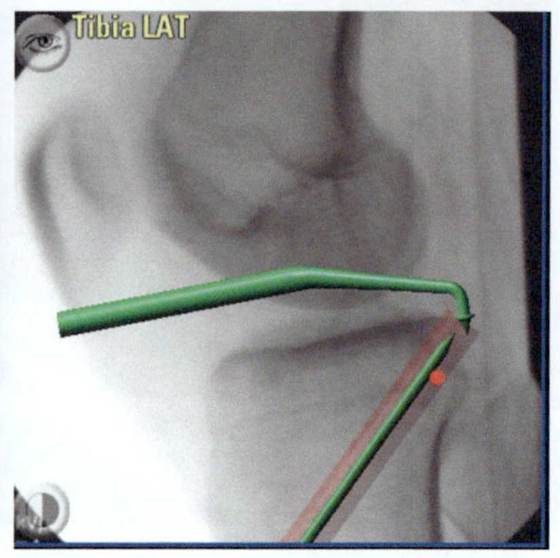

图 4-5-30 在导航下进行胫骨骨道的定位

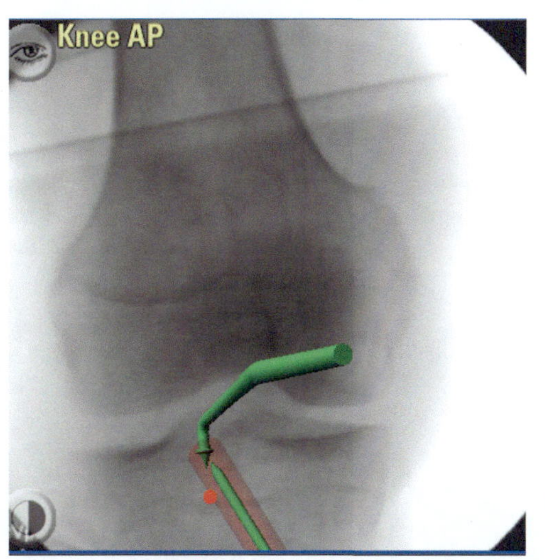

图 4-5-30　在导航下进行胫骨骨道的定位(续)

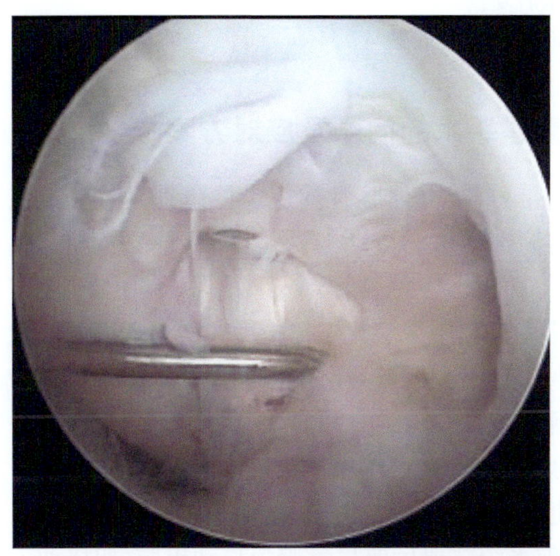

图 4-5-31　箭头示重建的后交叉韧带

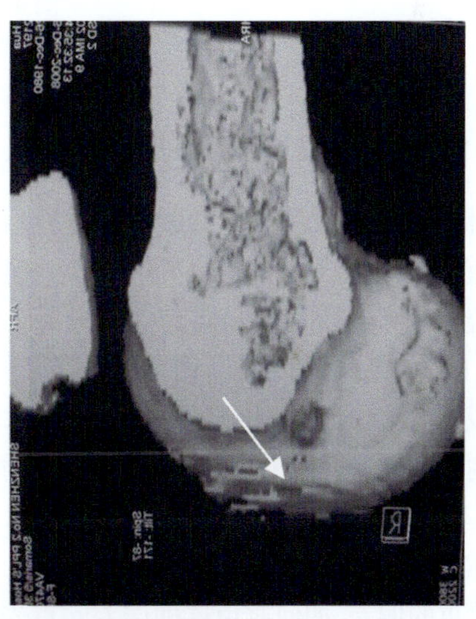

图 4-5-32　术后膝关节 CT 重建显示股骨骨道位置

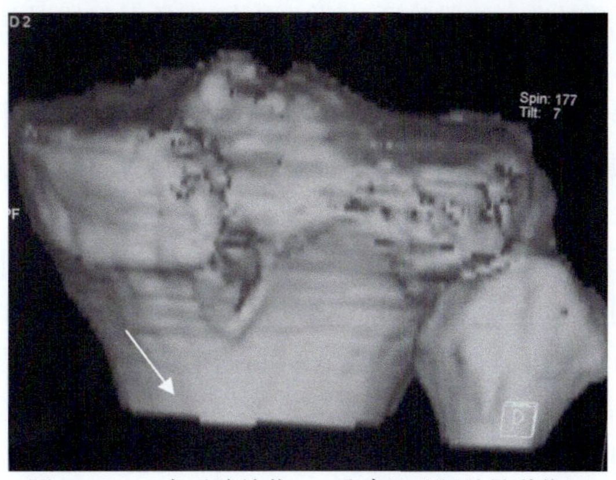

图 4-5-33　术后膝关节 CT 重建显示胫骨骨道位置

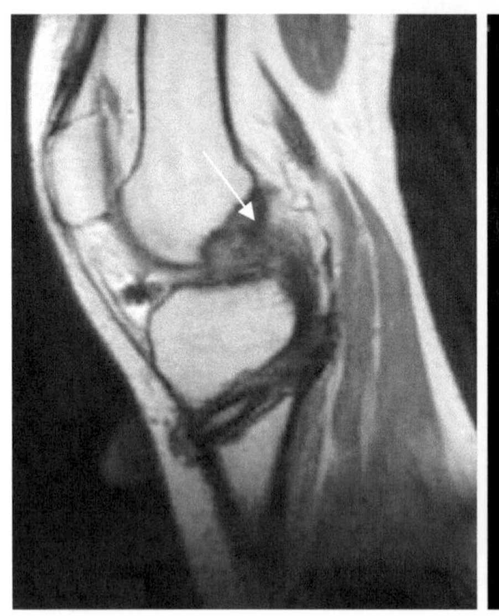
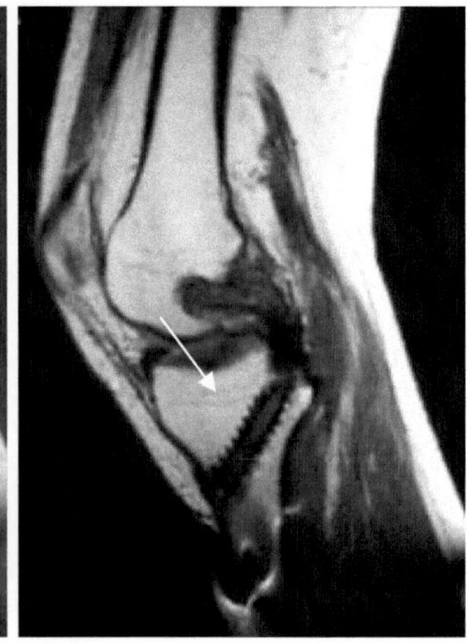

图 4-5-34 术后复查

箭头所示为重建的韧带及挤压钉的位置

（六）计算机导航辅助下后交叉韧带重建手术的问题及应对方案

计算机辅助骨科手术导航系统进行后交叉韧带重建，能使胫骨隧道定位精确、稳定，避免因隧道定位的失误而引起的手术失败。但后交叉韧带手术的成功与否是由多因素决定的，导航系统技术本身也存在需要完善的方面。

（1）导航图像存在“漂移”问题：计算机辅助手术是利用数字化扫描技术获得患者影像信息并虚拟成三维图形，应用空间立体定位技术来引导术者操作，因此导航图像的显示是基于坚硬物体原则，即导航图像一旦形成就要求手术对象的解剖位置在三维空间内始终不变。而在实际手术操作中可能会引起患肢的微动，这使手术对象的解剖位置与三维空间的虚拟图像发生了位移，这种相对移动称为“漂移”现象。漂移 1mm 就会使导航产生 1mm 的误差。漂移过多就会使隧道发生严重的偏差，如何避免这种误差？首先，在导航系统注册后要尽量避免移动患肢，如移动了患者要再次注册验证。其次，要注意导航系统和关节镜系统互为验证，如导航系统和关节镜系统预设的隧道相差太远，要及时进行注册验证，排除“漂移”现象引起的误差。

（2）导航仪与手术器械的视线遮挡问题：我们在使用红外线导航系统时，要求导航仪和患者之间没有遮挡物，术者及其他手术器械只能放置在对侧，给手术操作带来了一定的不便。所以，术前需根据术者的操作习惯规范手术房间布置、C 臂机摆放位置及人员站位，以便更快捷的施行手术。

后交叉韧带重建涉及因素很多，从移植腱选定、隧道定位、移植腱固定、移植腱张力、隧道方向、移植腱愈合等都可能影响后叉韧带重建的效果。其中影响最大的是隧道的定位和方向，采用导航技术可以明显改善 PCL 的重建质量。但目前后叉韧带重建限于导航技术的发展，尚缺乏专业化的后交叉韧带重建导航系统软件。现阶段进行的工作只是利用了双平面 X 线导航的最基本定位功能应用于后交叉韧带重建手术，导航的优势特点还有待进一步开发。将来的发展是改善手术的模式，比如韧带多条纤维的表达方式，建立通过计算机系统掌握的几何参数（等距性、长度、张力）与术后临床近期和远期结果的关系（松弛度、翻修术、关节炎）对比等。

期待随着新研究结果的不断呈现,计算机辅助系统的软、硬件进一步完善,计算机导航辅助下的关节镜手术将会为后交叉韧带的重建翻开历史性的一页。

参考文献

陈疾忤.2001. 后交叉韧带损伤研究进展. 中国运动医学杂志,20(4):407-411

冯华,洪雷,王满宜等.2003. 关节镜下股四头肌腱双束重建后交叉韧带. 中华外科杂志,41(3):189

黄华扬,张余,曹正霖等.2003. 关节镜下双股半腱肌腱重建后十字韧带及相关问题的探讨. 中华骨科杂志,23(7):400-402

陆伟,王大平,李顶夫等.2010. 全关节镜下后正中入路治疗后交叉韧带下止点撕脱骨折的临床研究. 中华关节外科杂志,4(6):31-33

邵建康,李强一,王以进等.1999. 后交叉韧带损伤的生物力学机制与功能重建. 医用生物力学,12(4):249-251

宋展昭,邵顺建,陈峰等.2005. 半腱肌肌腱动力修复膝后交叉韧带断裂16例. 人民军医,48(5):274-275

王立德,潘孝云.2005. 国内诊治膝关节交叉韧带损伤的概况和进展. 医师进修杂志,2005,28(5):7

章亚东,侯树勋,张轶超等.2006. 关节镜下股四头肌腱髌骨块嵌入挤压固定重建后交叉韧带. 中华创伤骨科杂志,8(11):1034-1038

Girgis FG, Marshall JL, Monajem A. et al. 1975. The cruciate ligaments of the knee joint Anatomical functional and experimental analysis. Clin Orthop RelatRes, (106):216-231

Hughston JC, Bowden JA, Andrews JR, et al. 1980. Acute tears of the posterior cruciate ligament. Results of operative treatment. J Bone Joint Surg Am, 62(3):438-450

KellerPM, Shelbourne KD, McCarroll JR, et al. 1993. Nonoperatively treated isolated posterior cruciate ligament injuries. Am J SportsMed, 21(1):132-136

Mckernan DJ. Knee surgery[M]. Baltimore: Williams & Wilkins. 1994, 667-678

第五章　计算机导航技术在膝关节内侧副韧带重建手术中的应用

第一节　膝关节内侧副韧带损伤的概述

膝关节内侧副韧带(Medial Collateral Ligaments,MCL)损伤是膝关节常见损伤之一,多发生于膝关节半屈曲时,如果关节外侧受到暴力作用,导致关节极度外翻,则易发生内侧副韧带损伤,暴力强大时合并外侧半月板损伤。如果躯体处于旋转位,暴力不但引起内侧副韧带损伤,同时合并后内侧角损伤或者前交叉韧带损伤。如果对撕裂韧带原位缝合,就导致韧带处于被拉长状态下愈合,出现膝关节内侧结构松弛,近而影响韧带对胫骨的制导和限制作用,出现手术后关节松弛,影响关节的稳定性。内侧间室长期不稳定容易诱发早期骨性关节炎。

单纯内侧副韧带损伤后具有很强的修复能力,80%可保守治疗(图 5-1-1),但保守治疗修复韧带将产生大量瘢痕,手术修复韧带并给予适当固定,瘢痕形成较少。如果损伤在Ⅱ度以上,且患者比较年轻,传统的原位关节囊缝合能提供的张力有限,因而导致内侧副韧带、关节囊愈合不良或者松弛,必然存在明显的内侧间室不稳定的风险。

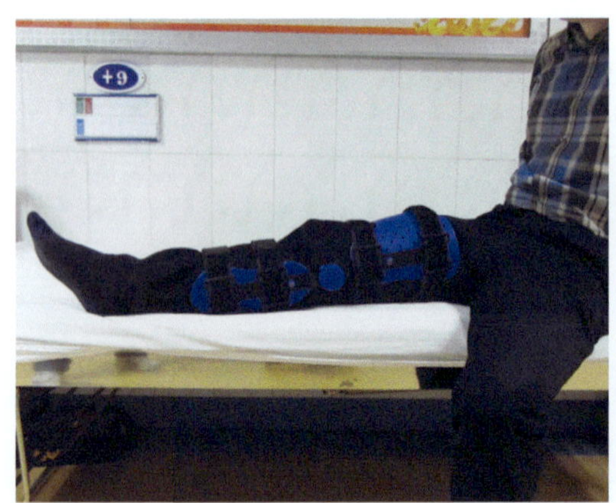

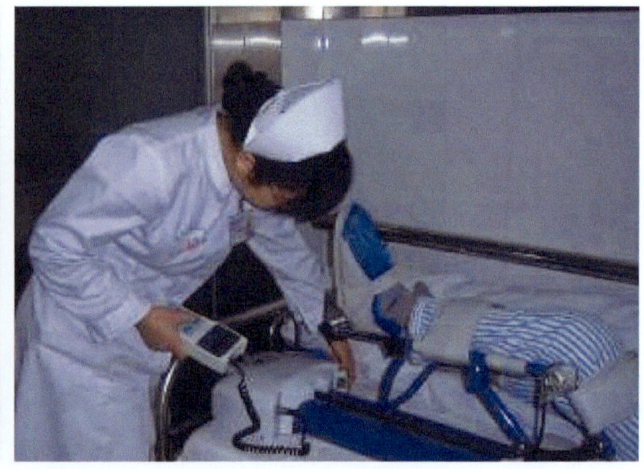

图 5-1-1　Ⅰ度及Ⅱ度内侧副韧带损伤可保守治疗

Ⅰ度及Ⅱ度内侧副韧带损伤可采用保守治疗,支具固定,并每天行膝关节屈曲锻炼,必要时可行 CPM 机锻炼。

传统的手术治疗方法是沿股骨及胫骨内侧切开,寻找到内侧副韧带股骨及胫骨附着点,测出等长点,然后取移植物固定重建韧带,手术创伤较大。我们在临床中,通过使用导航辅助系统进行内侧副韧带重建手术,发现导航技术可有效地辅助定位其股骨及胫骨的止点,并且根据导航软件能即时测量位点间距离的优势,较易找到等长点,使得定位更加准确,创伤更小,符合未来手术发展方向。

第二节　膝关节内侧副韧带损伤的治疗进展

膝关节内侧副韧带损伤常见于活动、体育运动和交通创伤中，是韧带损伤中的最常见的类型之一。膝关节内侧副韧带损伤后，其对关节的限制作用遭到破坏，如不采取积极有效的治疗，造成膝关节内侧松弛或不稳定，远期还可继发骨性关节炎，导致疼痛和关节功能障碍。因此，正确及合理治疗损伤的内侧副韧带具有重要意义。

膝关节内侧副韧带损伤多发生于膝关节轻度屈曲位时，小腿强力外展或站立时突然有强大外力撞击膝关节或股下端外侧。内侧副韧带是具有限制膝关节在伸直位和屈曲位时所受的外翻及外旋应力的膝关节静力结构。膝伸直位，膝外翻及外旋的应力首先是作用于MCL浅层，其次是前交叉韧带、后关节囊、MCL深层；当屈膝位小腿外展时，承受外翻应力的静力结构主要是膝关节浅层，承受应力者，最容易受伤（图 5-2-1，图 5-2-2）。所以膝关节内侧副韧带浅层最容易受伤。另外，如果膝关节内侧副韧带损伤未经治疗，久之则继发其他韧带损伤，出现膝关节不稳。

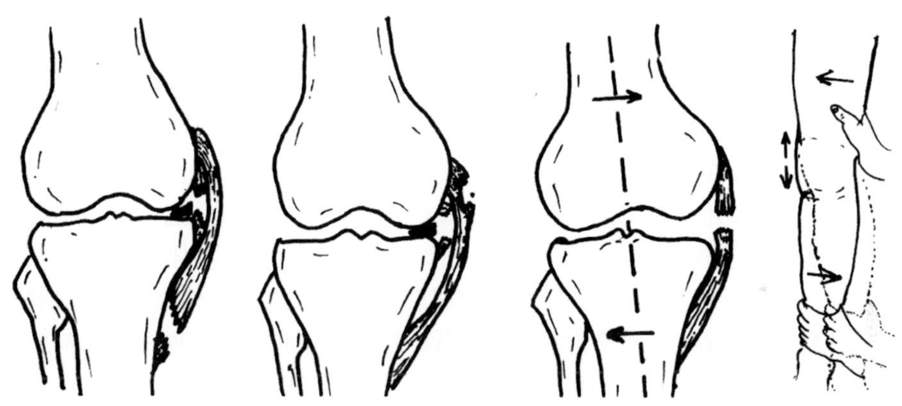

图 5-2-1　直接膝关节外翻暴力导致内侧副韧带损伤示意图

对于单纯的 MCL 损伤，国内主张Ⅰ、Ⅱ度行保守治疗，Ⅲ度行手术治疗，Ⅲ度损伤治疗关键是早期准确判断损伤程度并及时修补，术后配合早期功能锻炼。若单纯 MCL 中部断裂者，无论浅层或深层，将断端重叠缝合修补并行减张缝合加强（图 5-2-3、图 5-2-4）。对于损伤严重、修复后欠牢固的患者，在直接缝合的基础上，同时用半腱肌转位，在 MCL 起止点上牢靠固定加强修复。若单纯 MCL 附着部撕脱或有撕脱骨块者，可在韧带撕脱处骨质凿一浅槽，并在前后缘各钻一孔，用粗丝线经过钻孔固定合；撕脱骨块较大者，可用螺钉或克氏针固定。单纯韧带于起、止点骨面撕脱可在附着处凿一适当小骨块，将韧带断端埋于骨块下边，再用螺丝钉或“U”形钉固定。林昂如等对这一方法进行了改进，在韧带止点断裂处钻一骨隧道，将韧带引入隧道后再缝合固定，然后下延切口，切取半腱肌腱宽的1/2 保留止点，长达股骨髁部，切断半腱肌近端，将半游离状态的肌腱覆盖的内侧副韧带间断缝合，确保了修复腱的牢固程度。斜行覆

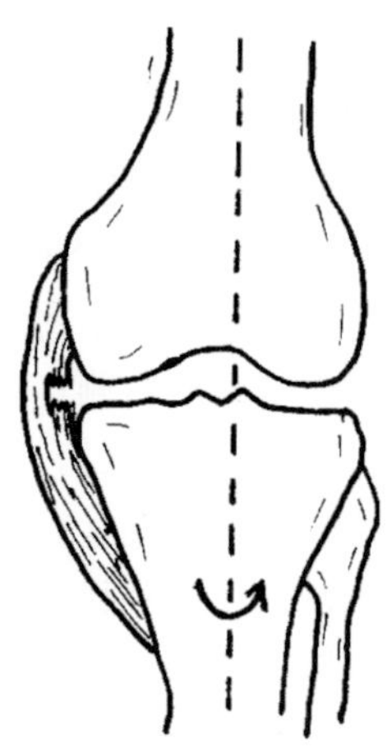

图 5-2-2　间接外旋扭力导致膝关节内侧副韧带损伤示意图

盖韧带,呈交叉加强固定,增强了韧带的面积,符合力学要求,血液循环好,腱面光滑,减少了内侧副韧带的粘连和瘢痕,有利于提高韧带的抗张应力强度,获得较好的修复和功能效果。

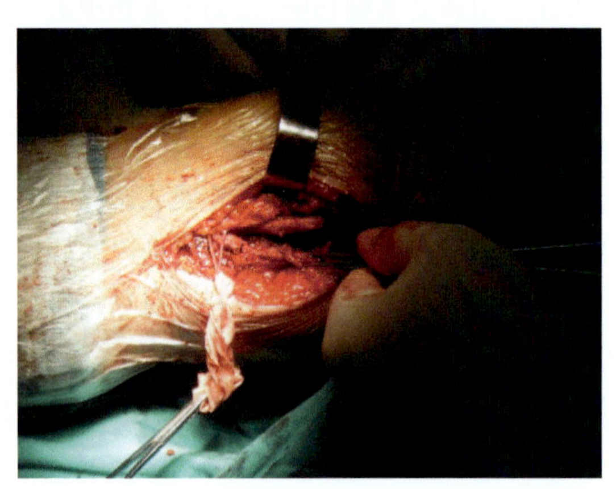

图 5-2-3 MCL 撕裂直接缝合手术图

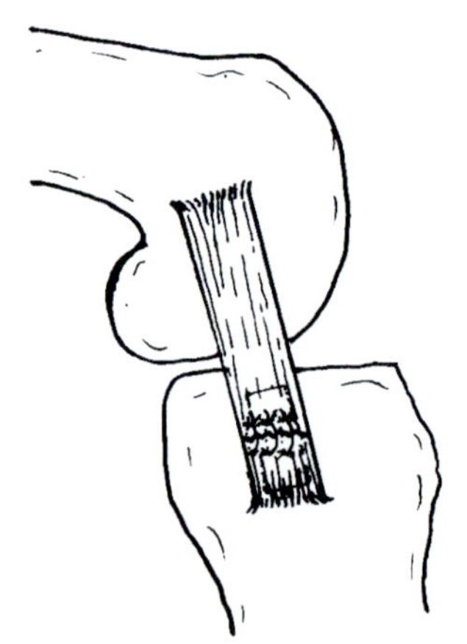

图 5-2-4 MCL 直接缝合示意图

膝关节 MCL 急性损伤后如处理不当,损伤部位会在内侧松弛的张力状态下瘢痕愈合、拉长而造成膝关节内侧松弛或不稳定。远期还可因关节软骨磨损而发生继发性骨性关节炎,应进行积极的手术修复。概括手术修复方法主要有静力修复法、动力修复法等。动力修复法系将正常肌腱移位,利用肌肉拉力,达到稳定膝关节的目的。动力修复后需要经过一定的训练和适应才能较好地发挥作用。其主要缺点是韧带松弛的体征仍然存在,其修复功能令人怀疑,常用方法有鹅足腱移位及大收肌转位修复法。静力修复法系利用膝关节附近软组织,对损伤的韧带及缺损进行修补,常用材料有半腱肌腱,股薄肌腱或阔筋膜等,解剖重建 MCL 损伤,以恢复 MCL 的张力。半腱肌解剖重建 MCL 损伤手术具有以下优点:①术中通过骨道方式,解剖原位重建 MCL,恢复了 MCL 复合体的力学特性,保证了膝关节稳定性的恢复,重建的膝关节内侧副韧带结构强度大,能满足正常应力需要。②手术采用等长重建技术,避免重建韧带因负荷过重受损或因张力小而挛缩。③手术采用了骨隧道技术,腱骨愈合后机械强度更大,固定更牢固。目前半腱肌解剖重建 MCL 被认为是治疗 MCL 损伤最有效的方法,它恢复了 MCL 复合体结构的生物力学特性,对 MCL 损伤起到了立竿见影的作用,在治疗 MCL 新鲜损伤和陈旧损伤时疗效满意。

目前临床上采用的半腱肌解剖重建 MCL 的手术方法为屈膝 90°,以股骨内收肌结节为起点做膝关节内侧直切口,远侧走行到胫骨结节内 1. 5cm、下 1cm,前后剥离皮瓣显露缝匠肌,从缝匠肌前缘切开髌骨内侧支持带探查其下的 MCL(图 5-2-5),在 MCL 起点、止点中心部位预置一根钢针行等长试验,将半腱肌肌腱自前向后绕钢针反折并拉紧,被动屈伸膝关节,观察半腱肌肌腱与钢针的相对滑动长度,若有张力增加可向远端及后方重新调整钢针的位置至该相对滑动长度≤2mm,此时钢针的位置即为等长点,自等长点用导针向股骨外髁、胫骨钻孔,并选用与半腱肌重叠部直径相符的钻头顺导针在股骨内上髁及胫骨等长点处钻一深约 2. 5cm 股骨隧道,用可吸收线将半腱肌重叠部拉入股骨隧道,拉紧并用可吸收界面螺钉固定,手术创口较大,我们在临床中拟根据导航软件能即时测量相对点的距离等优势,使得定位更加准确,创伤更小,符合未来手术发展方向(图 5-2-6)。

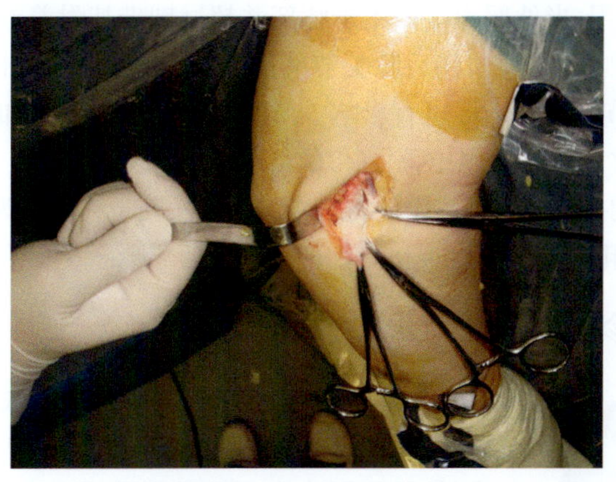

图 5-2-5 常规内侧副韧带重建手术切口，创伤较大

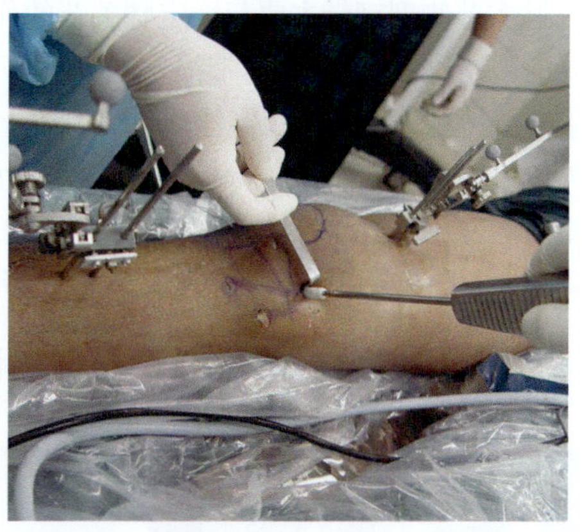

图 5-2-6 导航手术可以仅在侧副韧带上下止点处切口完成手术，创伤小

第三节 膝关节内侧副韧带的运动医学应用解剖及损伤的诊断

(一) 膝关节内侧副韧带的运动医学应用解剖

要进行正确的膝关节 MCL 解剖重建必须了解膝关节 MCL 的解剖结构(图 5-3-1)，膝关节内侧副韧带是膝关节内侧的主要稳定结构之一，位于膝关节内侧的中、后 1/3 处，呈三角形结构，可分为内侧副韧带浅层(Superficial Medial Collateral Ligament，sMCL)和内侧副韧带深层(Deep Media Collateral Ligament，dMCL)。

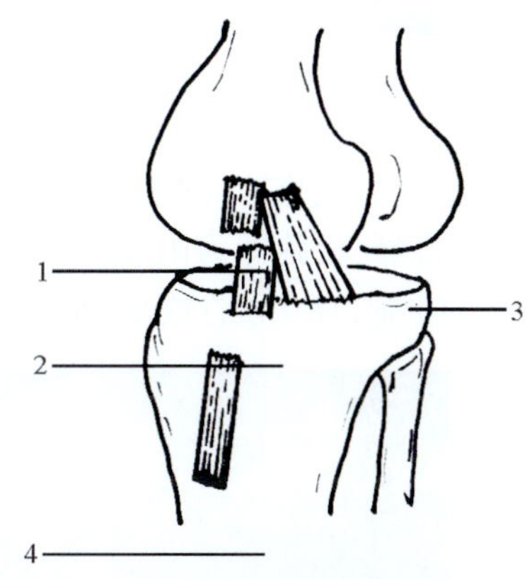

图 5-3-1 膝关节内侧副韧带解剖示意图
1. 内侧副韧带浅层股骨端；2. 内侧副韧带深层；3. 膝关节结后内侧韧带结构；4. 内侧副韧带浅层胫骨端

1. 内侧副韧带浅层

LaPrade 等测得其 sMCL 平均长度为 94.8mm，sMCL 的股骨附着点距内上髁近端 3.2mm，距其后方 4.8mm。sMCL 在胫骨处有两个独立的止点，近端连至软组织，远端连至胫骨内侧骨质上，距膝关节线 61.2mm。MCL 浅层分前纵束、后上斜束、后下斜束。前纵束起自内收肌结节及其下方，止于胫骨内侧，为鹅足腱所遮。主要于膝伸直位时紧张防止外翻。后上斜束起自股骨内收肌结节，向后下方止于内侧半月板、关节囊及胫骨内髁后缘。后下斜束部分纤维是半膜肌腱的延续，向前下与前纵束止点汇合。后斜束在屈膝 30°时紧张，有防止小腿外旋的作用。MCL 浅层在屈膝时紧张，并向后滑移。

2. 内侧副韧带深层

内侧副韧带深层位于浅层深面稍后方，由上至下时斜向前方角度约为 9°，长度为(25.8±2.3)mm，股骨止点处宽度为 (4.03±0.5)mm，关节线平面处宽度为(8.01±0.7)mm，胫骨止点处宽度为 (6.11±0.3)mm。MCL 深层起自股骨内上髁下缘，止于胫骨平台内侧缘，是膝内侧关节囊的加厚部分，其中段与内侧半月板相连，分为半月板股骨韧带和半月板胫骨韧带。MCL 深层在伸膝时紧张，屈膝时松弛。

膝关节侧副韧带主要起稳定膝关节的作用,当外部力量作用于膝部并超过韧带其附着点所承受的限制时,即会产生韧带损伤。刘亮等测量 MCL 损伤后膝关节的前后稳定性时得出 MCL 除主要维持膝关节侧方稳定性以外,对膝关节前后稳定性也有影响。由于膝关节生理外翻和膝部外侧易受暴力影响,内侧副韧带的损伤非常常见,多为内侧副韧带的部分撕裂,完全断裂较少,严重时合并关节囊、半月板或十字交叉韧带的损伤。美国医学会将韧带的损伤按断裂程度分为 3 度:Ⅰ度为少量韧带纤维断裂;Ⅱ度是较多韧带组织断裂;Ⅲ度损伤是韧带完全断裂。

(二)膝关节内侧副韧带损伤的诊断

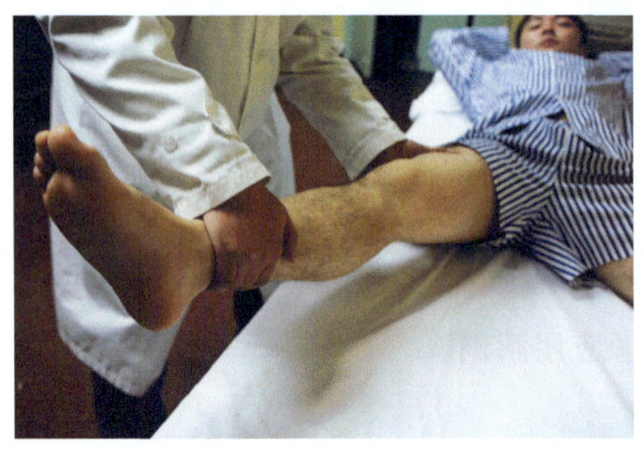

图 5-3-2　外翻应力试验

膝关节内侧副韧带损伤诊断主要依靠以下方面:①外伤史;②受伤后局部肿胀、青紫;③局部压痛或可扪及裂隙或空虚感;④侧方应力试验于屈膝 30° 时阳性,和(或)内侧直向不稳定(图 5-3-2);⑤膝关节活动障碍,半月板损伤或交叉韧带损伤的体征;⑥应力位 X 线片(图 5-3-3);⑦磁共振成像能准确判断膝关节 MCL 损伤的程度,是膝关节 MCL 损伤的最佳检查方法之一(图 5-3-4～图 5-3-6);⑧高频超声:价格低,可反复,能显示韧带损伤程度及部位。

外翻应力试验是检查膝关节内侧副韧带损伤重要的体格检查,方法是将膝关节被动外翻,出现疼痛、松弛即为阳性。分为 3 度:Ⅰ度少于 5mm 的松弛;Ⅱ度膝关节外翻存在 5～10mm 的松弛,存在硬性终点;Ⅲ度膝关节存在 10mm 以上松弛,且在伸膝位无硬性终点。

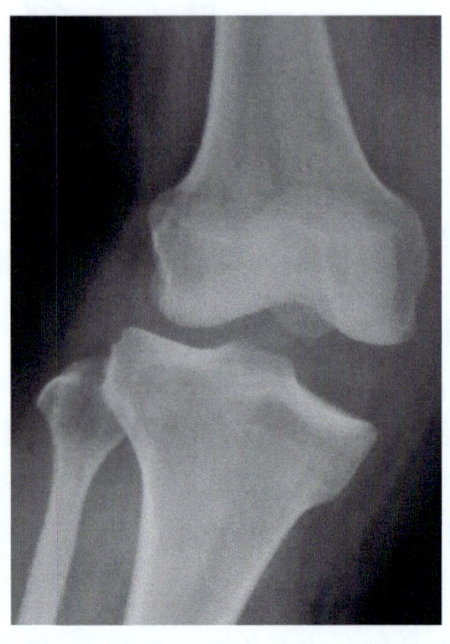

图 5-3-3　X 线片所示膝关节内侧开口感

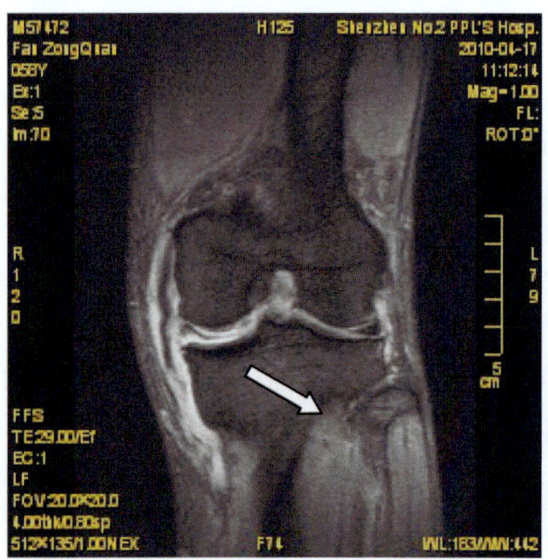

图 5-3-4　箭头示内侧副韧带下止点损伤

膝关节内侧副韧带损伤的分类:①按病理分为部分断裂,完全断裂,韧带断裂合并半月板损伤或前、后交叉韧带断裂 3 种;②按时间分为新鲜和陈旧性损伤;③按损伤程度分成 3 度:Ⅰ度,双侧关节间隙差异 <3mm,MCL 浅层纤维撕裂;Ⅱ度,双侧内侧关节间隙差异 3～

5mm，MCL 部分深层纤维撕裂，关节囊韧带部分破裂，轻度渗出，仍可找到牢靠的止点；Ⅲ度，双侧内侧关节间隙差异>5mm，MCL 完全破裂，关节囊韧带完全撕裂，渗出明显，不能找到牢靠的止点。这种方法综合资料较全面，利于指导临床治疗。

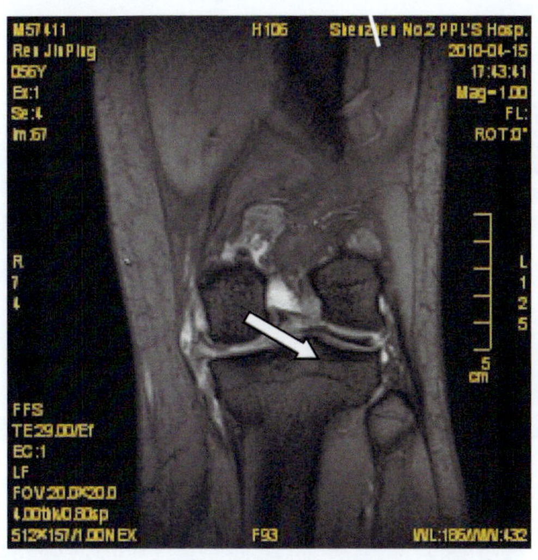

图 5-3-5　箭头示内侧副韧带中段损伤

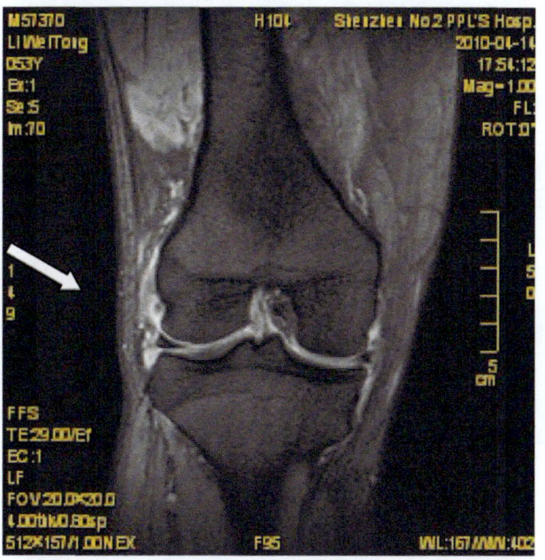

图 5-3-6　箭头示内侧副韧带上止点损伤

第四节　计算机导航辅助膝关节内侧副韧带重建手术操作与技术

（一）计算机导航辅助膝关节内侧副韧带重建手术的适应证与禁忌证

1. 计算机导航辅助膝关节内侧副韧带重建手术适应证

（1）内侧副韧带完全断裂。

（2）内侧副韧带止点撕脱骨折。

2. 计算机导航辅助膝关节内侧副韧带重建手术禁忌证

（1）当局部存在的皮肤感染可能危及关节时或远处感染可能种植至手术部位时不宜用关节镜手术。

（2）具有其他疾患，不能耐受手术风险的患者。

（二）计算机导航辅助膝关节内侧副韧带重建手术基本流程

计算机导航辅助内侧副韧带重建手术的基本流程如下：

（1）导航系统安装（同前）。

（2）注册工具（同前）。

（3）术中透视（同前）。

（4）术中规划和定位。

（5）辅助下重建手术。

（三）计算机导航辅助膝关节内侧副韧带韧带重建手术中规划和定位

手术前将用标记笔将膝关节内侧副韧带股骨及胫骨止点范围做好标示，术中我们根据导航系统徒手计划方式对患者内侧副韧带的股骨及胫骨位点进行确定、调整（图 5-4-1～图

5-4-8),根据撞击试验显示的膝关节伸直、屈曲时位点间的距离进行调整(图 5-4-9 ~ 图 5-4-14),直到为等距点后,即确定为内侧副韧带的股骨、胫骨位点(图 5-4-15,图 5-4-16)。

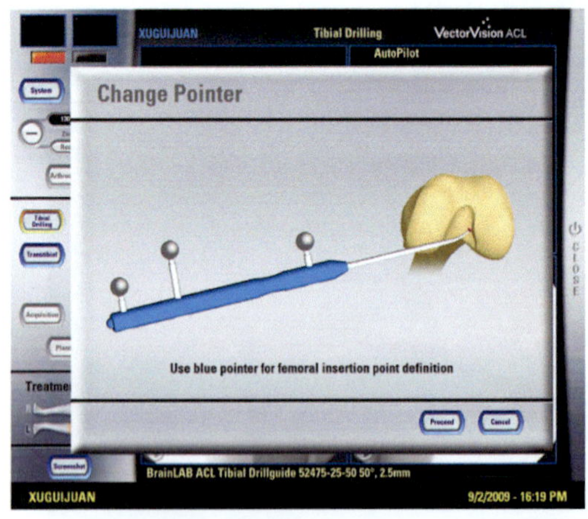

图 5-4-1 股骨端选择徒手计划

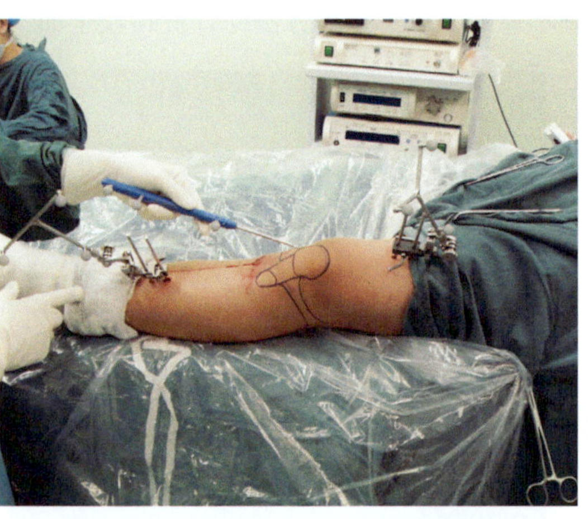

图 5-4-2 在标记的股骨止点定位

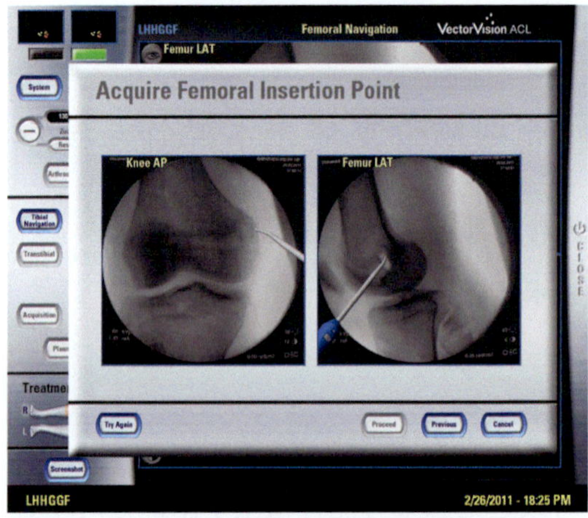

图 5-4-3 准备采集内侧副韧带股骨止点

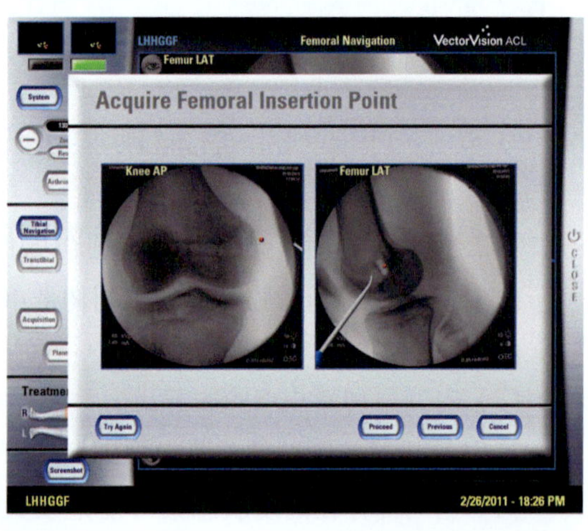

图 5-4-4 当听到声音提示后,表示采集成功

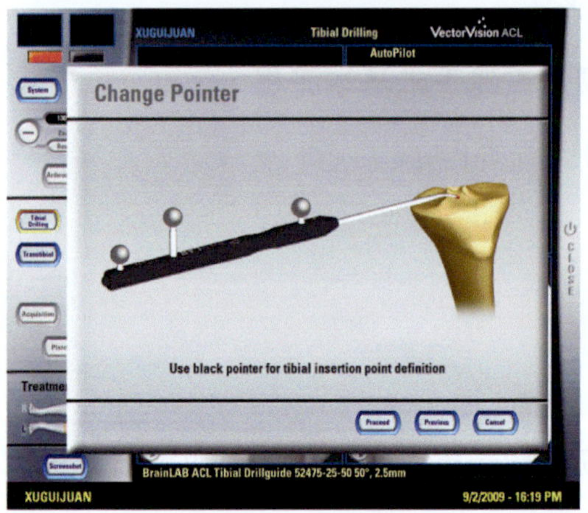

图 5-4-5 根据医生的临床经验进行位点的调节图

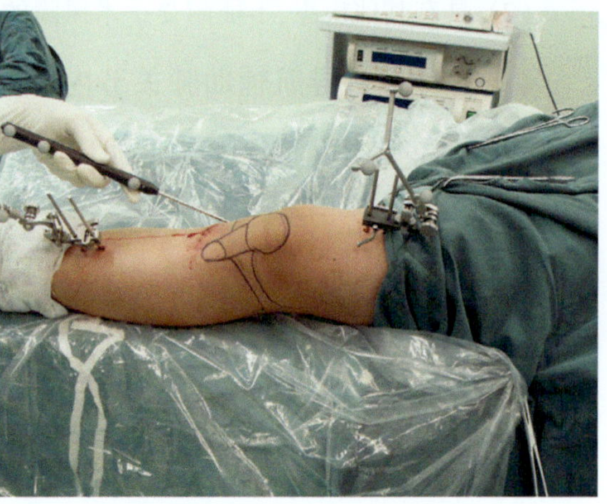

图 5-4-6 胫骨端选择徒手计划

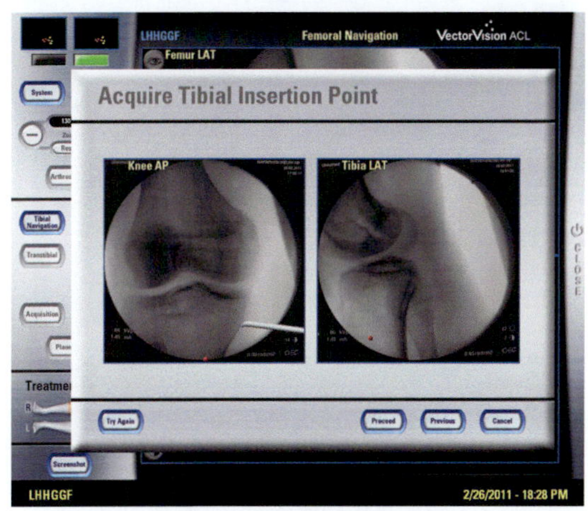

图 5-4-7　根据皮肤标识的胫骨深束止点定位

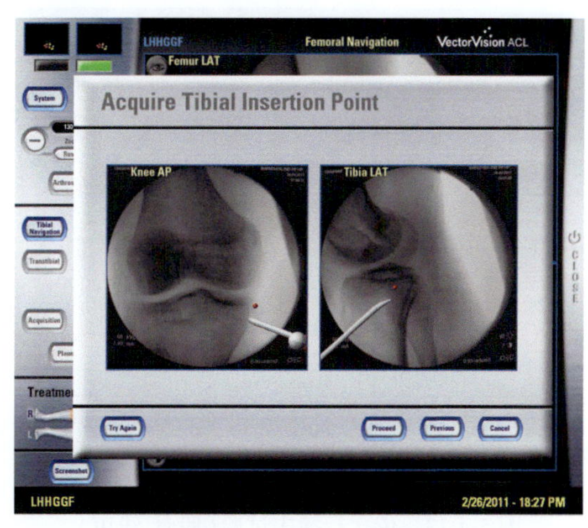

图 5-4-8　根据皮肤标识的胫骨浅束止点定位

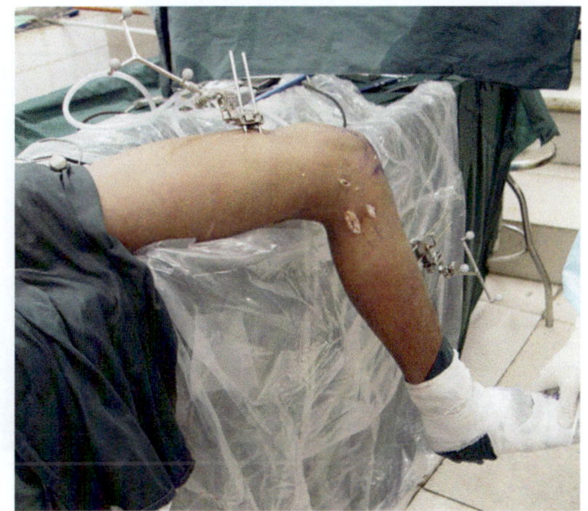

图 5-4-9　确定位点后行膝关节撞击试验(屈曲)

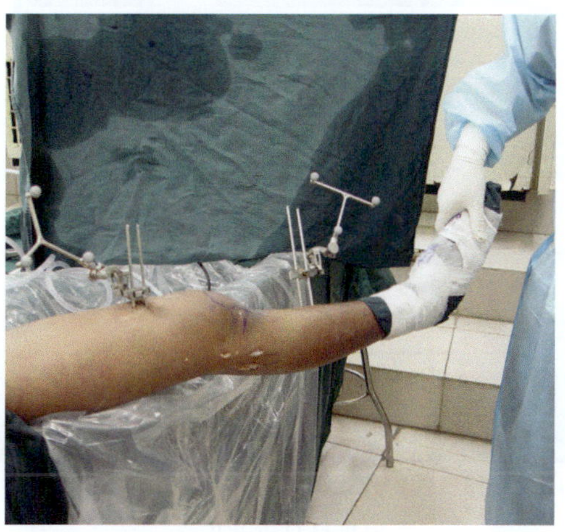

图 5-4-10　撞击试验(伸直)

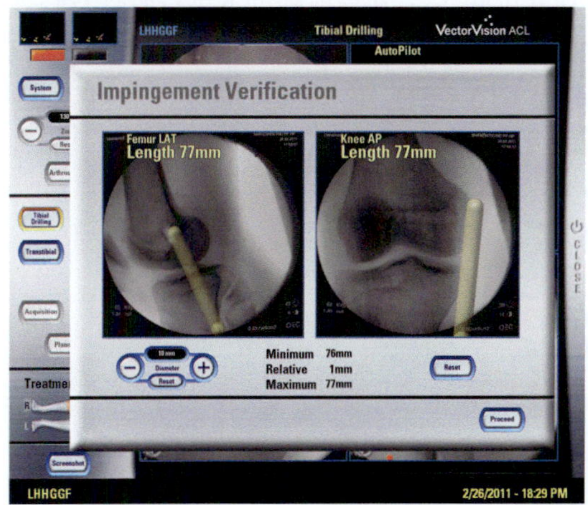

图 5-4-11　依次行撞击试验(股骨-深束)

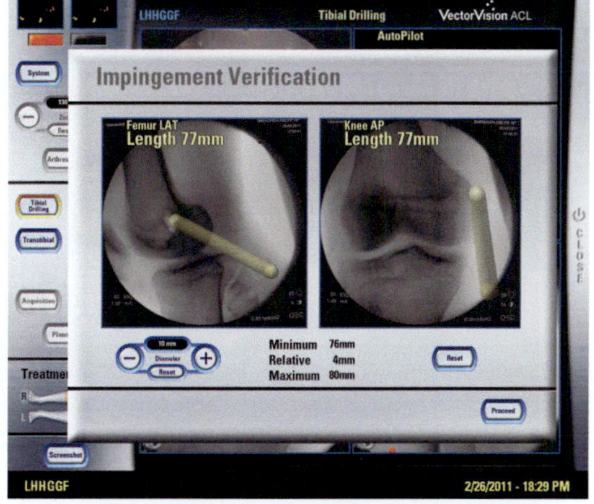

图 5-4-12　骨道间距离等长(股骨-深束)

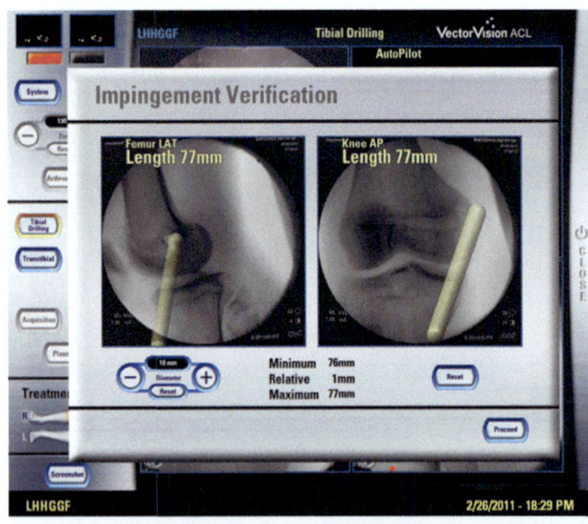

图 5-4-13　依次行撞击试验(股骨-浅束)

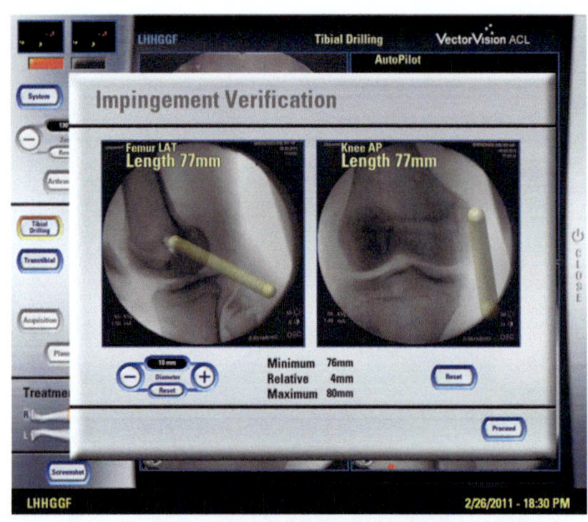

图 5-4-14　骨道间距离等长(股骨-浅束)

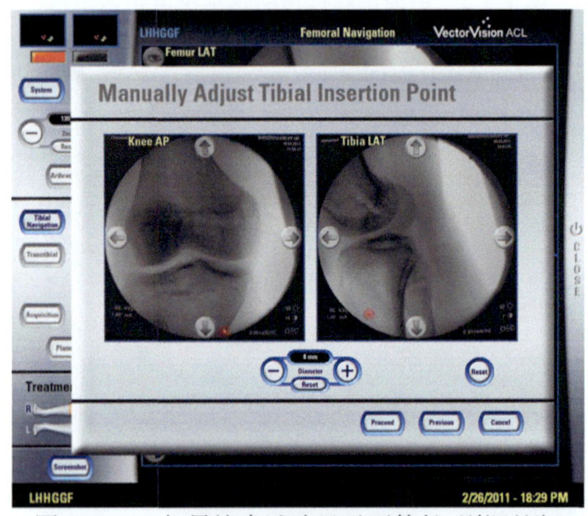

图 5-4-15　如果撞击试验显示不等长,则调整相应位点直至等长

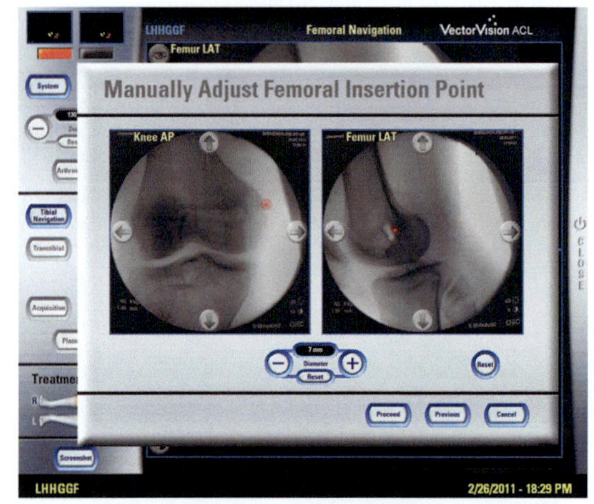

图 5-4-16　调整股骨位点

(四) 计算机导航辅助膝关节内侧副韧带韧带重建手术操作技术

沿导航规划的内侧副韧带胫骨和股骨的位点切开皮肤 2cm,在导航辅助下进行股骨及胫骨隧道的钻取(图 5-4-17~图 5-4-21),然后使用手术钳将内侧副韧带股骨及胫骨位点之间的软组织于膝关节囊外松解,以便肌腱通过皮下、关节囊外走行(图 5-4-22),拉入隧道后固定(图 5-4-23)。

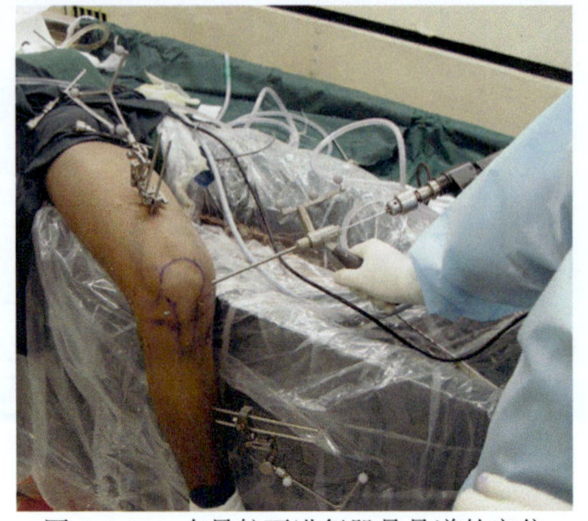

图 5-4-17　在导航下进行股骨骨道的定位

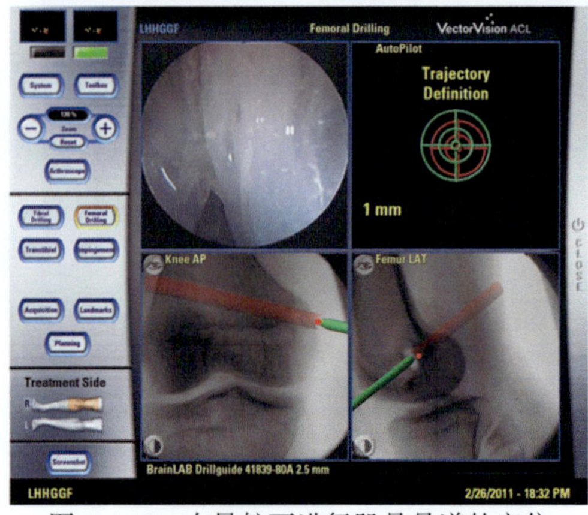

图 5-4-18　在导航下进行股骨骨道的定位

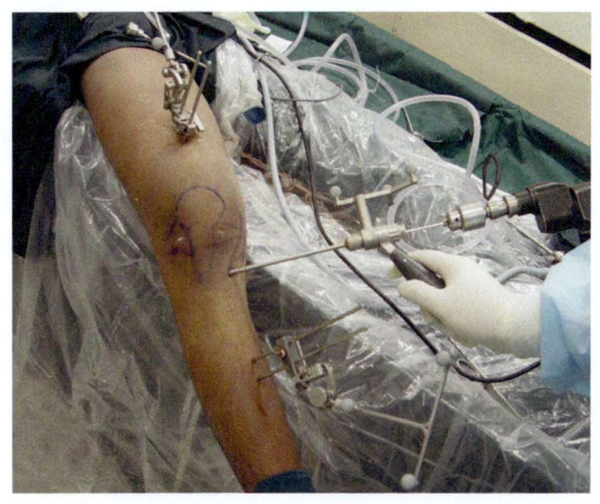

图 5-4-19　依次在导航下进行胫骨骨道的定位(浅束)

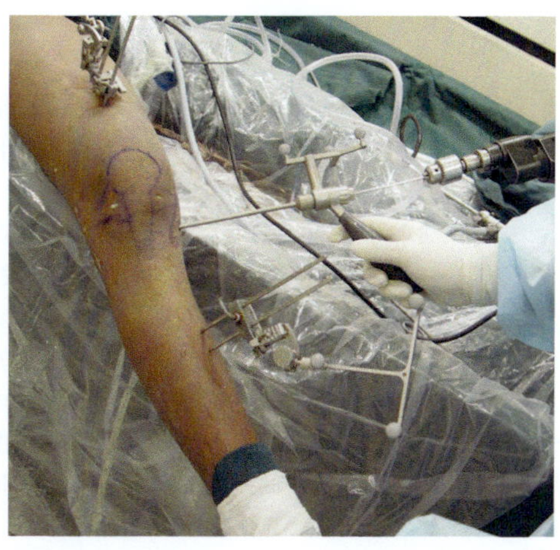

图 5-4-20　在导航下进行胫骨骨道的定位(深束)

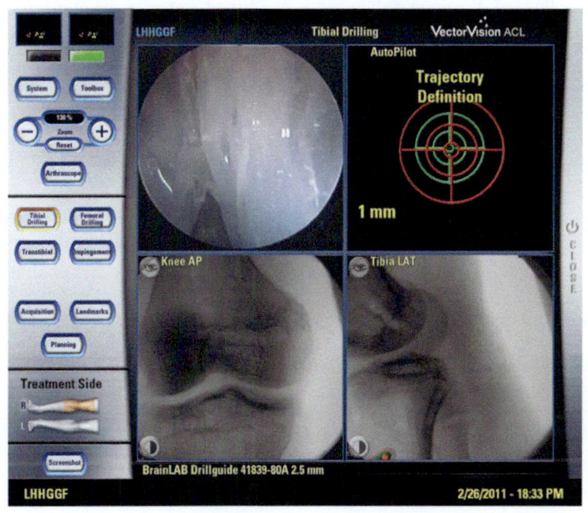

图 5-4-21　在导航下进行胫骨骨道的定位

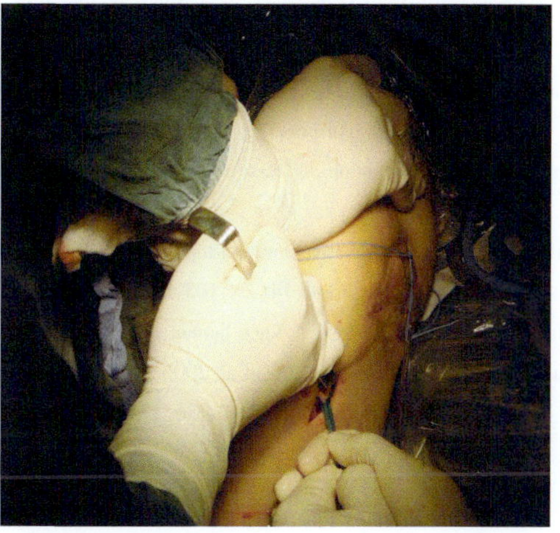

图 5-4-22　将肌腱从关节囊外拉过胫骨及股骨骨道

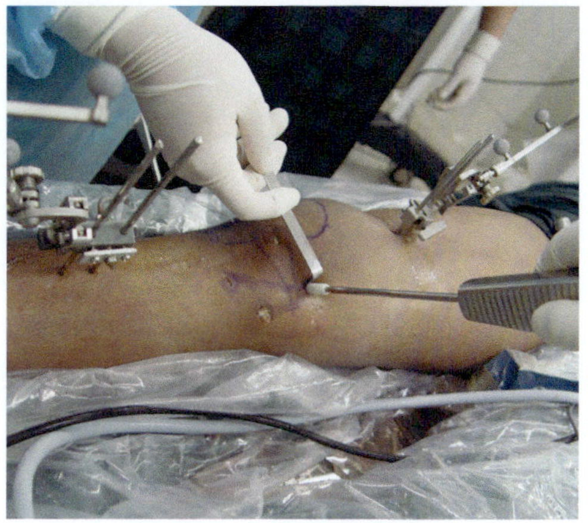

图 5-4-23　使用挤压螺钉固定

参 考 文 献

常青,黄迅悟,关长勇等 . 2003. 应用异体跟腱重建前十字韧带和内侧副韧带 . 骨与关节损伤杂志,18(12):815-817

陈德生,闫连元,闰睨等 . 2005. 内侧副韧带股骨止点上移术治疗膝关节内侧松弛 . 中国骨与关节损伤杂志,20(3):200-201

蒋青,宋知非,骆东山等 . 2003. 内侧副韧带股骨止点深埋术治疗膝关节内侧松弛 . 中华创伤杂志,19(8):455-457

李晓声,周江南 . 2003. 关节镜下髂胫束一次性重建膝关节后交叉韧带及内侧副韧带 5 例 . 中国内镜杂志,9(2):40-43

林昂如,胡罢生,郭刚 . 2002. 膝关节内侧副韧带损伤修复方法改进 . 中国骨伤,12(2):68-70

刘德全,冯华,洪雷等 . 2003. 急性膝关节多发韧带损伤的早期治疗 . 中华骨科杂志,23(12):719-722

刘金祥,丁元武,唐怀滨 . 2001. 应用缝匠肌动力修复膝内侧副韧带损伤 10 例 . 骨与关节损伤杂志,16(1):57-58

潘永谦,李健,高梁斌等 . 2004. 关节镜下紧缩术治疗重度膝内侧副韧带断裂 . 骨与关节损伤杂志,19(10):677-678

孙康,汤继文,徐强等 . 2004. 同种异体组织重建关节韧带临床疗效的初步观察 . 中华创伤杂志,20(10):585-588

孙磊,宁志杰,田敏等 . 2005. 急性膝关节后内侧角损伤 . 中国矫形外科杂志,13(20):1528-1531

杨光,王乃庞,罗聪等 . 2005. 关节镜辅助下治疗膝内侧副韧带损伤 . 中国骨伤,18(7):434-435

周雪明,卓新明 . 2004. 膝关节内侧副韧带急性损伤诊治方法的探讨 . 中国修复重建外科杂志,18(4):265-266

Abranmwitch SD, Yagi M, TsudaE, et al. 2003. The healingmedial collateral ligament following a combined anterior cruciate and medial collateral ligament injury: a biomechanical study in a goat model. J Orthop Res, 21(6):1124-1130

Ambacher T, Jurowich C, Nachtkamp J, et al. 2000. Microangiographic evaluation of vascular supply of medial collateral ligament of the knee joint. Unfallchirurg, 103(3):208-214

Azar FM. 2006. Evaluation and treatment of chronic medial collateral ligament injuries ofthe knee. Sports Med Arthrose, 14(2):84-90

Edsoll CJ. 2006. Conservative and postoperative rehabilitation of isolated and combined injuries of the medial collateral ligament. Sports Med Arthresc, 14(2):105-110

Marshall JL, Rubin RM. 1977. Knee lignent injuries a diagnostic and therapcutic approach. Orehop Clin North Am. 8(3):664-668

Sankar WN, Wells L, Sennett BJ, et al. 2006. Combined anterior cruciate ligament and medial collateral ligament injuries in adoescents. J Pediatr Orthop, 26(6):733-736

第六章 计算机导航技术在膝关节后外侧结构重建手术中的应用

第一节 膝关节后外侧结构损伤的概述

近年来,膝关节后外复合体(Posterior Lateral Complex,PLC)损伤及治疗是运动损伤学术界广泛关注的热点领域之一。其重要性在于:高能量伤所致的后交叉韧带(Posterior Cruciate Ligament,PCL)及前交叉韧带(Anterior Cruciate Ligament,ACL)损伤经常合并后外复合体损伤,忽略 PLC 的诊断或不恰当的治疗是导致 PCL 及 ACL 移植物失效的重要原因之一。

目前对于 PLC 的基础及临床研究存在较多的争论,治疗的新进展大多集中在上述 3 个核心结构的解剖重建技术之上。针对不同的损伤类型有相应的重建方法:外旋不稳定型可以进行腘肌复合体的静力部分,即腘肌腱的重建或(和)腘腓韧带重建,外直向不稳定型可以重建外侧副韧带。

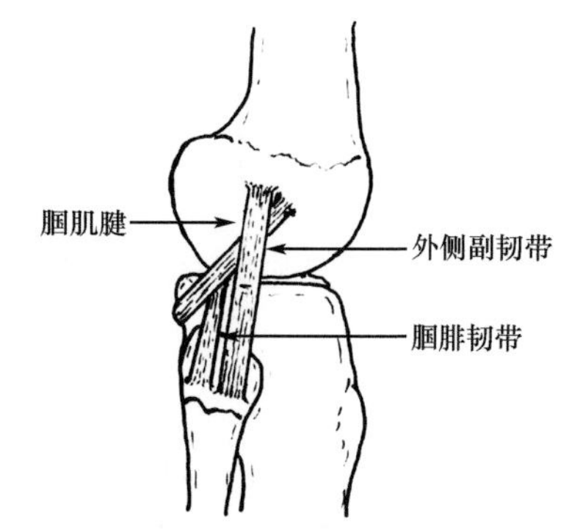

图 6-1-1 膝关节后外侧主要的 3 个组织结构(外侧副韧带、腘腓韧带、腘肌腱)

虽然有大量的关于 PLC 手术重建技术的报道,但所有文献报道的重建技术都是通过开放手术进行的,目前还没有通过关节镜下完成的报道。关节镜下手术不仅减小手术创伤,同时也可达到切开手术重建韧带的生物力学功能。根据腘肌腱的大部分位于关节内的特性,笔者设想通过关节镜技术完成腘肌腱重建是有可能性的,同时在计算机导航辅助下,在尸体上取得手术成功。

第二节 膝关节后外侧结构损伤的治疗进展

膝关节后外侧角损伤是一种严重的膝关节损伤,大多由车祸和运动损伤引起,常并发后交叉韧带等其他韧带损伤。PLC 的功能具有防止膝关节内翻、胫骨外旋和后坠的作用,亦是其他韧带结构成功修复重建的基础。因此 PLC 损伤后的修复重建对膝关节功能恢复至关重要,以往由于对 PLC 解剖和功能认识不足,对 PLC 损伤缺乏有效的诊治。另外,由于 PLC 结构复杂,损伤后组织结构难以辨认,影响其早期正确、积极的治疗,如忽视或延误其损伤治疗将导致膝关节不稳,甚至其他韧带重建手术失败。近年来,随着对后外侧结构生物力学以及解剖学研究的日益深入,早期手术治疗逐渐成为主流方向。

临床上后外侧角损伤后重建的报道很多,但应用多为非解剖重建。股二头肌腱固定术曾被广为推崇(图 6-2-1~图 6-2-3),但生物力学测试结果证实:尽管膝关节获得稳定,却过度限制了膝外旋和内翻,造成功能受限,其他如 Larson 腱固定术等也存在类似问题。目前逐渐倾向于解剖重建以尽量恢复其正常的生理功能。尽管膝关节后外侧结构复杂,但在保持膝关节后外侧稳定方面,都有各自的作用,其中腘肌腱、腘腓韧带以及腓侧副韧带起决定性作用,因此解剖重建这些结构是恢复膝关节后外侧稳定的关键。

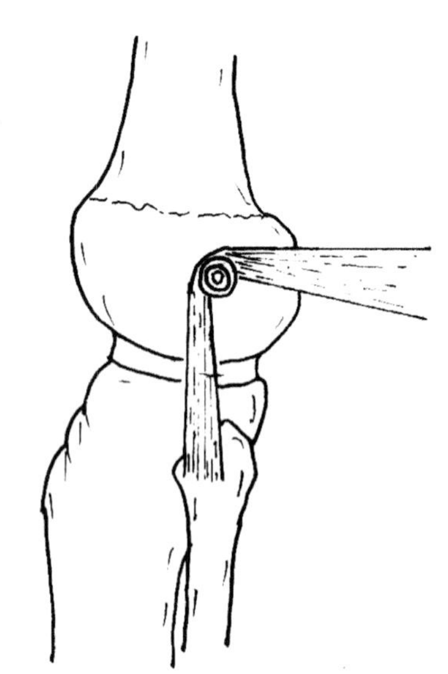

图 6-2-1 股二头肌腱移位固定技术示意图

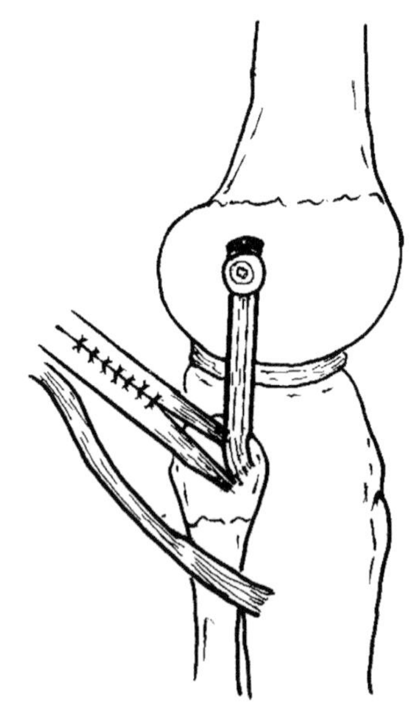

图 6-2-2 股二头肌腱转移修复外侧副韧带示意图

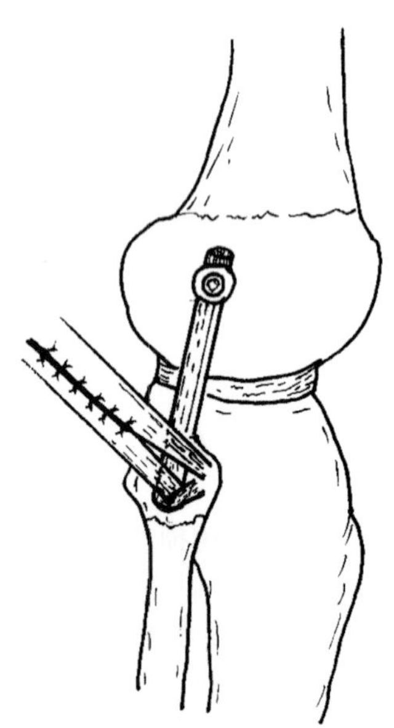

图 6-2-3 股二头肌腱转移修复腘腓韧带示意图

该方法只修复了外侧副韧带,并未重建真正的后外侧结构,特别是腘肌腱和腘腓韧带,且该方法使股二头肌失去了屈膝功能

目前有多种手术方法用来治疗膝关节后外侧不稳定,包括急性期的修补、增强术及用同种异体或自体移植重建术。近年来,基于对膝关节后外侧角关键性稳定结构进一步的认识,发展出以更多的进行结构上的解剖重建为目标的数种手术方法(图 6-2-4~图 6-2-8),如 Fanelli 和 Larson 钉采用游离半腱肌重建外侧副韧带和腘腓韧带,股骨止点为外侧副韧带的解剖止点。赵金忠采用股二头肌长头腱,按照外侧副韧带、腘肌腱和腘腓韧带的起止走行对 PLC 进行了解剖重建。LaPrade 等用同种异体肌腱重建外侧副韧带、腘肌腱和腘腓韧带重建 PLC。Bicos 和 Arciero 用游离半腱肌重建外侧副韧带和腘腓韧带。国内腾学仁等用自体半腱肌和股薄肌肌腱重建外侧副韧带、腘肌腱和腘腓韧带,石仕元等则用半腱肌肌腱重建外侧副韧带和腘腓韧带,黄河等用同种异体肌腱重建外侧副韧带、腘肌腱和腘腓韧带。归纳这些重建的方法,主要的区别在于:

(1) 哪些韧带结构需重建:在重建韧带结构的问题上,外侧副韧带必须进行结构重建,由于腘肌肌肉肌腱复合体和腘腓韧带无法做到真正的结构重建,所以各学者出现了不同的观点。有的主张仅重建外侧副韧带和腘肌腱即能恢复膝关节后外侧稳定;有的强调需同时解剖重建外侧副韧带,腘肌腱和腘腓韧带才能恢复后外侧稳定。至于腘肌腱重建方法,有的

学者主张解剖重建，而有的学者主张等长重建。

（2）重建韧带附着点的位置：外侧副韧带在其原起始位置进行重建已达成共识，而腘肌腱重建的韧带远端是附着于胫骨上还是腓骨上，重建尚存在争论。其原因：①外侧副韧带是等长重建，腘肌腱是非等长重建；②重建的腘肌腱仅为静力性重建，不能发挥动力性稳定作用。

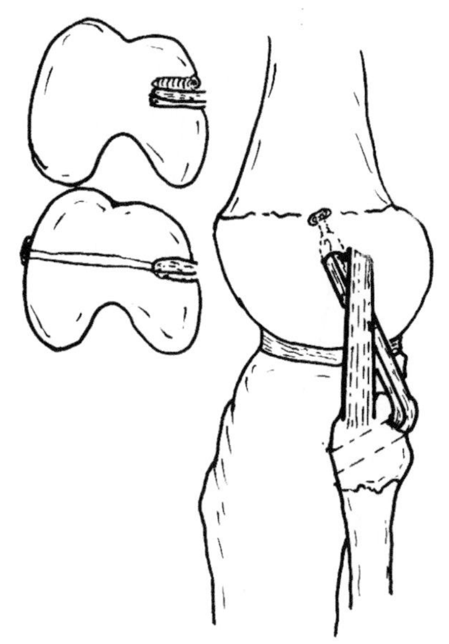

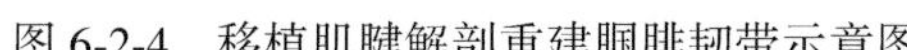

图 6-2-4　移植肌腱解剖重建腘腓韧带示意图

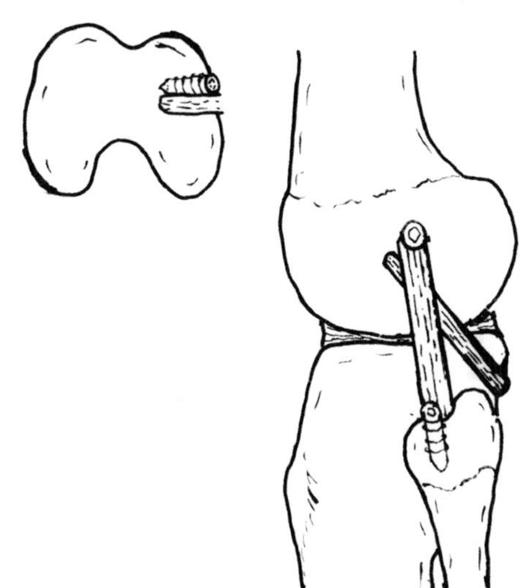

图 6-2-5　移植肌腱解剖重建外侧副韧带示意图

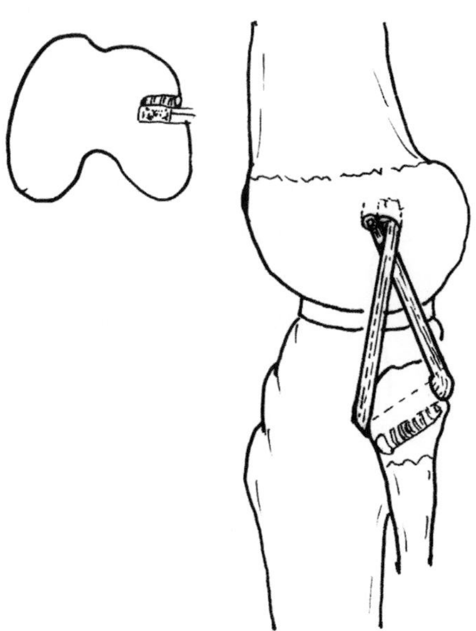

图 6-2-6　移植肌腱同时解剖重建腘腓韧带及外侧副韧带示意图

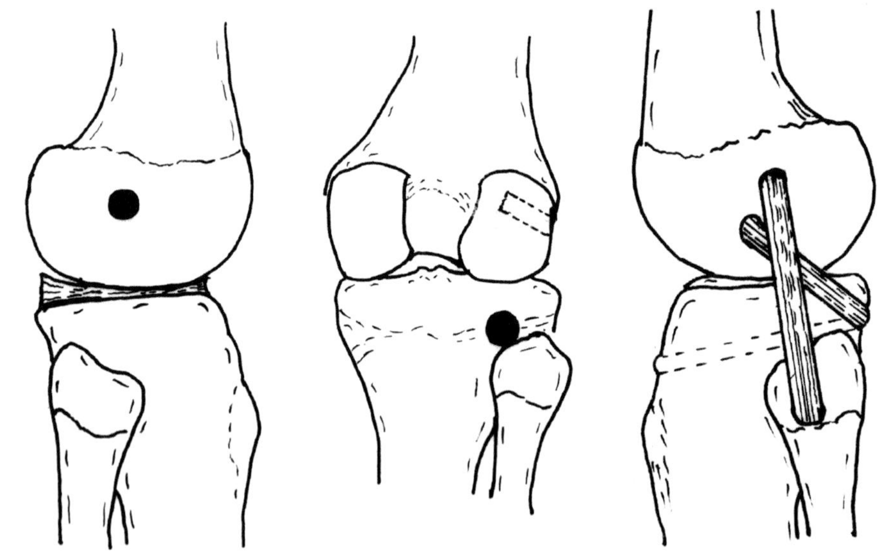

图 6-2-7　移植肌腱重建腘肌腱示意图

左图为腘肌腱股骨骨道位点,中图为腘肌腱胫骨骨道位点,右图为重建后的腘肌腱示意图

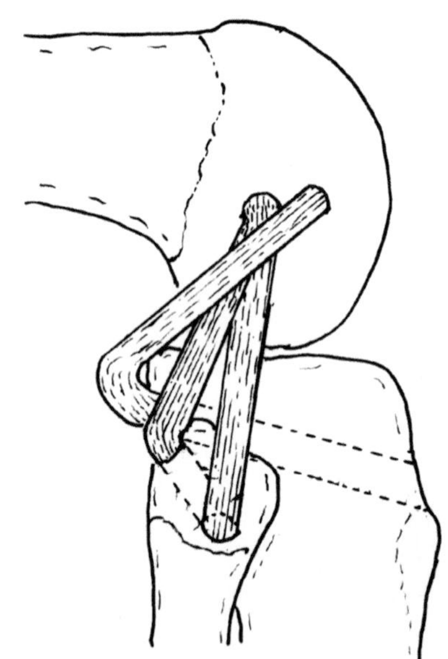

图 6-2-8　移植肌腱同时重建后外侧结构(腘肌腱、外侧副韧带、腘腓韧带)示意图

笔者认为在后外侧结构中,腓侧副韧带、腘肌腱及腘腓韧带是至关重要的稳定结构,即尽量恢复这三者的解剖结构。腓侧副韧带在股骨的止点接近于股骨外上髁,约在其后方 3.1mm 近端的 1.4mm 处,其腓侧止点在腓骨小头的前外侧;腘肌腱起于股骨腘肌腱前方约 1/5 处,止于腓侧副韧带股骨止点前、远端,二者的止点相距约 18.5mm;而腘腓韧带则起于腘肌的肌腹、肌腱结合处,止于腓骨小头的后内侧。尽管外侧副韧带和腘腓韧带在股骨的止点有 2cm 距离,但笔者在定位股骨隧道时选择的是等长对称点,一般选在两点之间,腓骨隧道则由腓骨小头前外斜向后内侧,可满足腓侧副韧带和腘腓韧带同时固定的需要;腘肌腱胫骨的隧道则自 Gerdy'S 结节至腘肌腱沟前方,这样在股骨、胫骨以及腓骨的骨隧道之间将同种异体肌腱回绕固定,基本恢复了后外侧的解剖结构,充分发挥了后外侧角静力稳定装置的作用,从而防止胫骨过度外旋、后坠和内翻。

目前有关 PLC 手术重建技术的文献都是通过切开手术进行的,还没有在关节镜下完成的报道。关节镜下手术不仅减小手术创伤,同时也可达到切开手术重建韧带的生物力学功能(图 6-2-9,图 6-2-10)。根据腘肌腱的大部分位于关节内的特性,我们设想通过关节镜技术下完成腘肌腱重建的可能行性,在有前、后交叉韧带重建及内侧副韧带重建技术的基础上,计算机导航辅助下在尸体上取得手术成功。

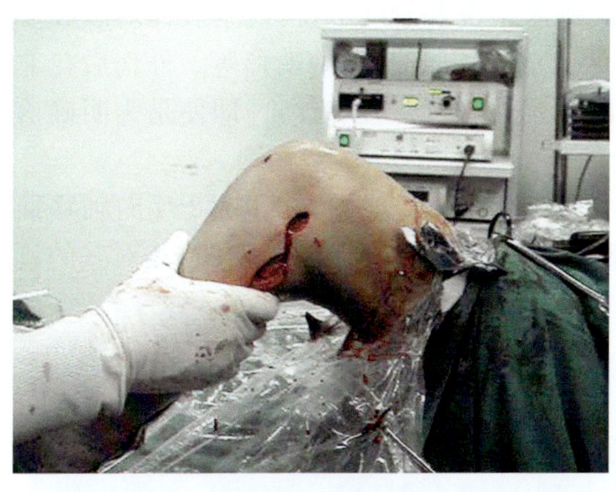

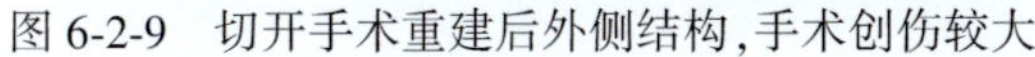

图 6-2-9　切开手术重建后外侧结构，手术创伤较大

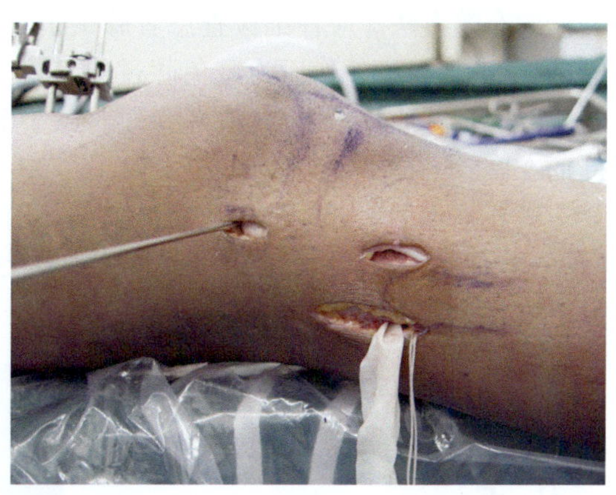

图 6-2-10　采用导航技术可减少创口

第三节　膝关节后外侧结构的运动医学应用解剖及损伤的诊断

（一）膝关节后外侧结构的运动医学应用解剖

Seebacher 等将膝关节外侧结构分为三层，第一层包括外侧筋膜、髂胫束和股二头肌，腓总神经在股二头肌后方；第二层包括髌骨外侧支持带、髌股韧带；第三层包括外侧侧副韧带（LCL）、腘腓韧带、腘肌腱、弓状韧带和腓肠豆腓侧韧带。通常将第三层结构称为 PLC。

LCL 是 PLC 的恒定结构，与外侧半月板不相连。LCL 起于股骨外上髁，通常位于股骨外上髁近侧 1.4mm，后方 3.1mm，止于腓骨头外侧，即在腓骨前缘后方 8.2mm，腓骨茎突前下方 28.4mm。LCL 有 13.9mm 宽，占腓骨头宽度的 38%，约 70mm 长。

腘肌起于胫骨后内侧，形成腘窝的底，在膝关节后外侧有多个附着，主要止于股骨外侧髁，其肌腱为腘肌腱，也是 PLC 结构中的恒定结构。腘肌-肌腱单位以及腘筋膜与胫骨、腓骨、半月板的附着形成腘肌复合体。腘肌腱平均长为 54.5mm，穿腘肌裂孔成为关节内部分，止于股骨外侧髁，位于腘肌腱沟的前 1/5 和近侧 1/2，比 LCL 股骨侧止点偏前、偏远 18.5mm，比股骨外上髁偏前、偏远 15.8mm。屈膝超过 112°，腘肌腱完全位于腘肌腱沟内；屈膝小于 112°，腘肌腱在腘肌腱沟中处于半脱位位置。腘肌腱通过腘腓韧带与腓骨头相连，通过肌肉和腘半月板筋膜与半月板中后部相连。

腘腓韧带是 PLC 结构的枢纽。Higgins 于 1894 年首先报道其存在，之后由于有不同的命名，如短外旋韧带、腘腓筋膜和腘肌的腓侧头等而出现概念上的混淆。腘腓韧带分为前后两支起于腘肌-肌腱连接部而形成“Y”形结构。前束连接肌腱连接部，止于 LCL 内侧，在腓骨茎突前内侧远端 2.8mm，后束更粗实，起于腘肌腱，止于腓骨茎突远端 1.6mm，位于腓肠豆腓侧韧带前方，与腘肌成 60°夹角。腘腓韧带虽然与弓状韧带相续，但其本质是不一样的。腘腓韧带近端与腘肌腱相连，远端 2/3 与 LCL 平行。腘腓韧带出现率为 93%～100%。弓状韧带起于腓骨茎突，呈 Y 形向近端延伸，其内侧覆盖腘肌附着于后侧关节囊，外侧向上融合于外侧关节囊，紧邻腓肠豆腓侧韧带。

（二）膝关节后外侧结构损伤的诊断

临床上 PLC 损伤很难做出初始诊断，膝关节体征和应用特殊的检查手段是确诊和防止漏诊的有效方法。应仔细检查患者膝关节淤血、肿胀情况和触痛部位，观察肢体对线和步态的改变，如患者外伤后为避免膝过伸不稳及疼痛常呈膝屈曲、内翻畸形等。外伤后在非自主的保护性肌痉挛之前，最好立即对膝关节的稳定性进行检查和评价，即使是为明确诊断而在麻醉下检查也是值得的。

PLC 损伤的患者常有以下特殊检查阳性：①外旋反屈试验（图 6-3-1）；②反向轴移征（图 6-3-2）；③胫骨外旋试验（图 6-3-3）；④后外侧抽屉试验（图 6-3-4）。MRI 检查对其的诊断准确率为 62%～98%（图 6-3-5，图 6-3-6）。

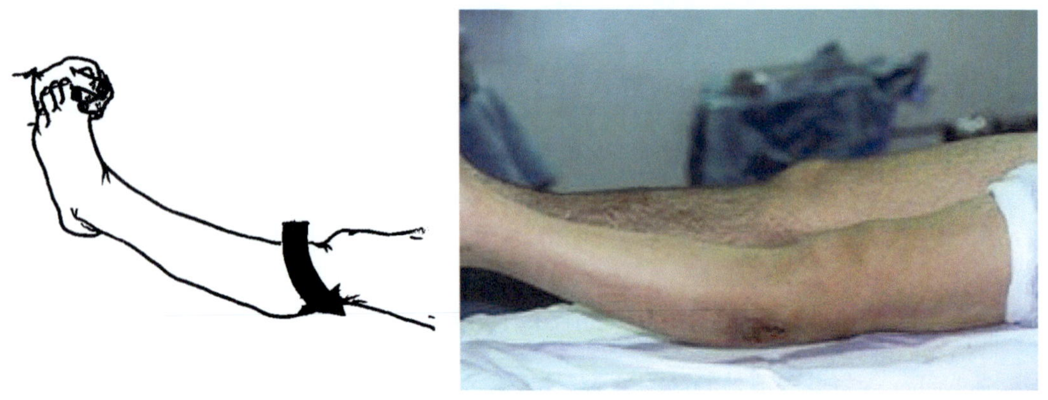

图 6-3-1　外旋反屈试验

外旋反屈试验：患者仰卧位，检查者站在床脚，两手分别握住每一只脚的脚趾，使小腿抬离床。阳性体征为膝关节将过伸及内翻，胫骨将外旋。

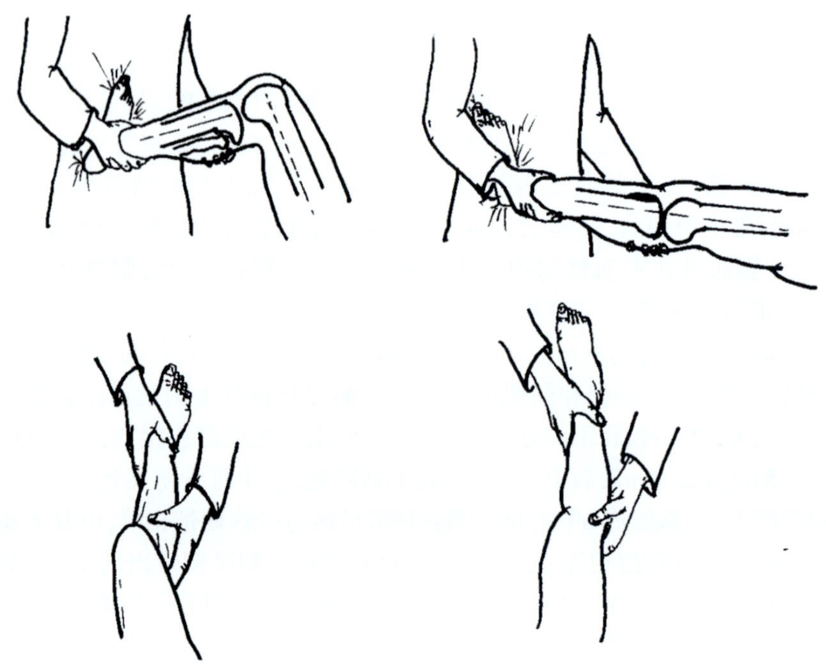

图 6-3-2　反轴移试验

反轴移试验：患者平卧位，如为右侧膝关节，检查者用右手握住右侧足踝，支撑顶住骨盆。左手用手掌支撑小腿肚的外侧顶住近端腓骨。膝关节屈曲 70°～80°，如有后外侧不稳定，此位置足外旋将造成外侧胫骨向后半脱位，外侧胫骨平台向后塌陷。在缓慢伸直至屈曲 20°位时，可感觉胫骨平台由半脱位复位。

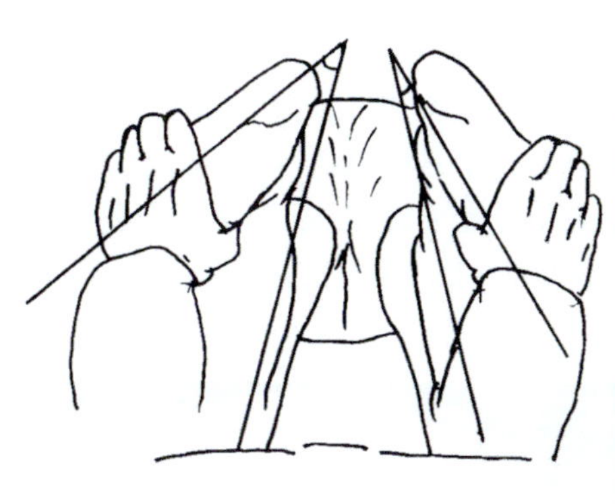

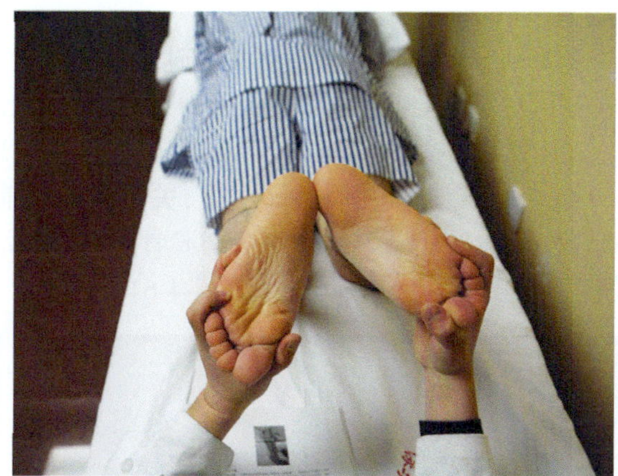

图 6-3-3　胫骨外旋试验

胫骨外旋试验：患者仰卧位或俯卧位，以中立位足的内缘作为外旋的参考点。在选定的屈曲角度下，用力外旋足部，测定足相对于股骨轴的外旋角度。并与对侧对比。屈膝 30°时外旋角增加，90°时无此表现提示单纯后外角损伤。屈膝 30°及 90°时外旋角均增加超过 10°提示后交叉韧带和后外侧角均损伤。

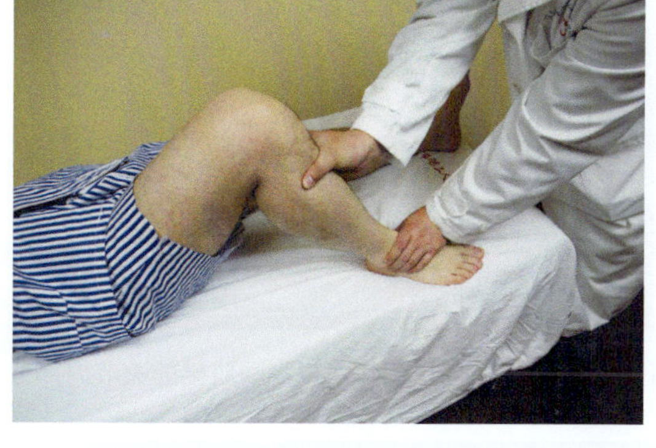

图 6-3-4　后外侧抽屉试验

后外侧抽屉试验：如有后外侧损伤，后抽屉试验在外旋位将比中立位明显。这可以与单独后交叉韧带撕裂区别。

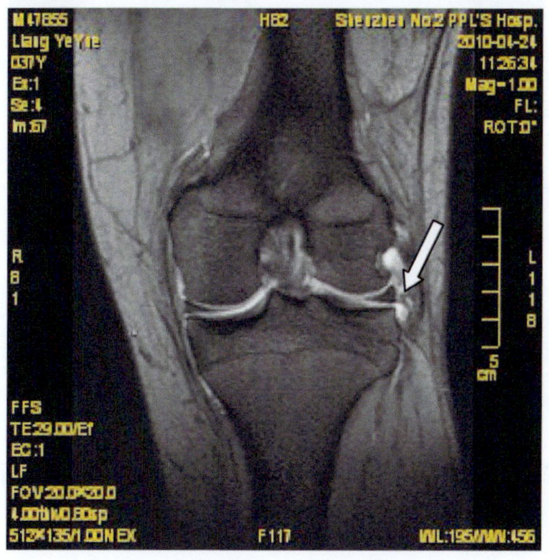

图 6-3-5　外侧副韧带损伤（箭头示）

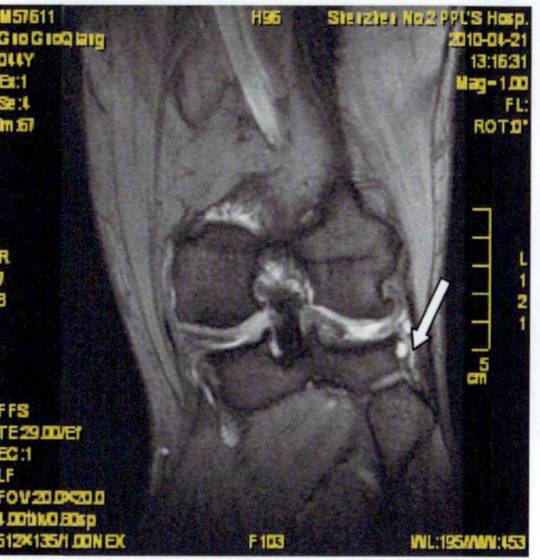

图 6-3-6　腘肌腱损伤（箭头示）

第四节　计算机导航辅助关节镜下膝关节腘肌腱重建手术操作与技术

计算机导航辅助关节镜下腘肌腱重建手术的基本操作设计如下：

（1）关节镜入路：常规前外、前内入路，后内入路、后外入路、穿后间隔入路、外侧辅助入路。观察膝关节损伤情况（图 6-4-1，图 6-4-2），如发现有合并半月板、软骨损伤时，予以修复。

（2）股骨隧道建立：屈膝 30°位，关节镜通过前外入路置于外侧沟，观察腘肌腱股骨附着点（图 6-4-3），用刨刀切除腘肌腱股骨附着点的滑膜反折（图 6-4-4），显露整个附着区域。拟使用导航探针定位（图 6-4-5，图 6-4-6）。

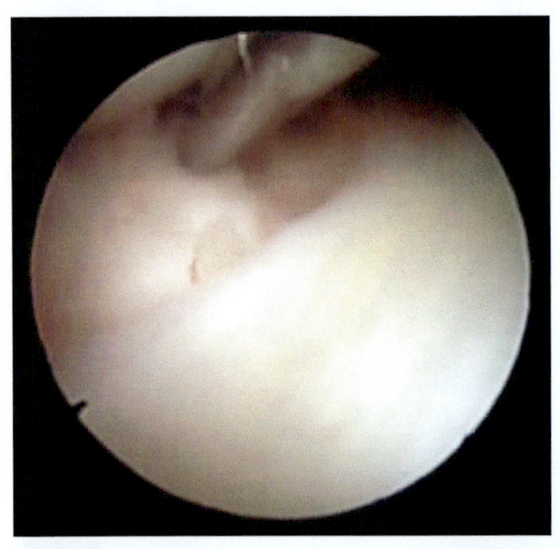

图 6-4-1　关节镜置于后外室观察腘肌腱的关节内部分

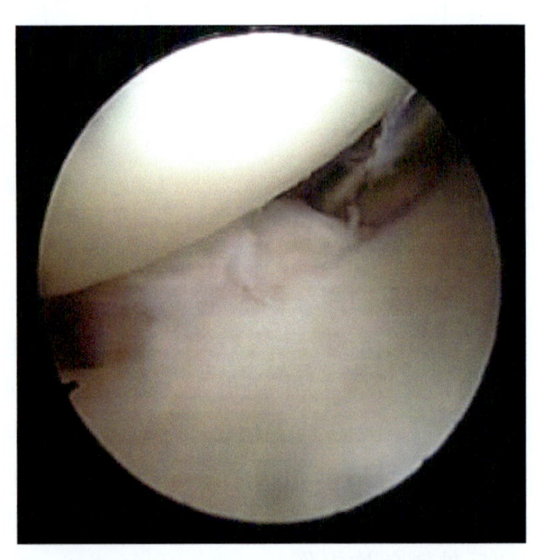

图 6-4-2　探钩观察腘肌腱张力交叉

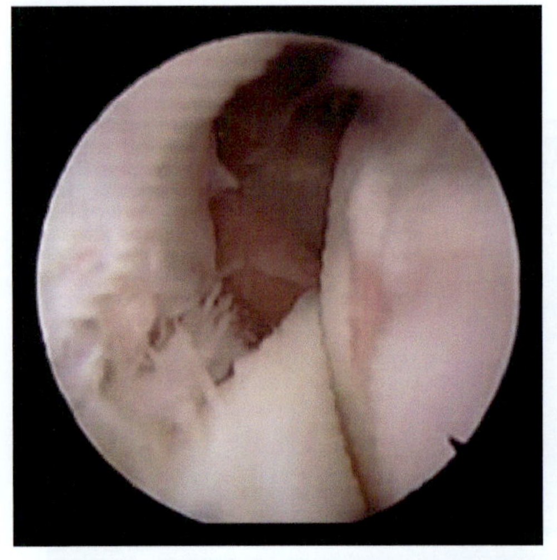

图 6-4-3　屈膝 30°位，关节镜通过前外入路置于外侧沟，观察腘肌腱股骨附着点

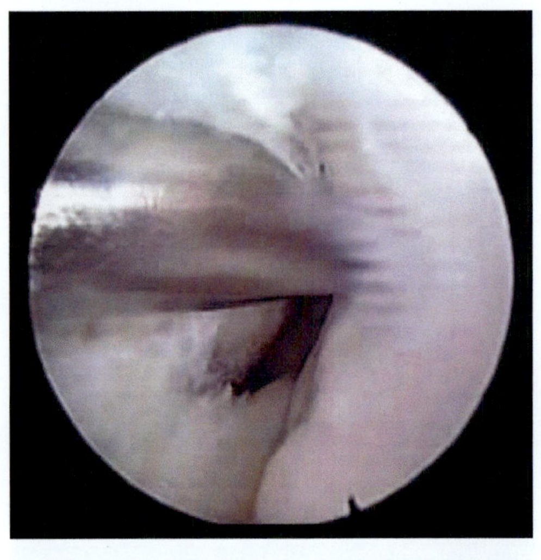

图 6-4-4　刨刀切除腘肌腱股骨附着点的滑膜反折

(3) 胫骨隧道隧道内口定位：关节镜置于后外室观察腘肌腱的关节内部分。刨刀或 Arthrocare 射频气化探头通过后外入路置入后外室，沿腘肌腱走行剥离与半月板后角和冠状韧带的附着腱膜，即腘肌腱膜，显露胫骨外侧平台后方、外侧半月板后角、腘肌腱与肌腹交界区及胫骨平台后缘的腘肌腱浅沟。拟使用胫骨导航探针定位（图 6-4-7，图 6-4-8）。

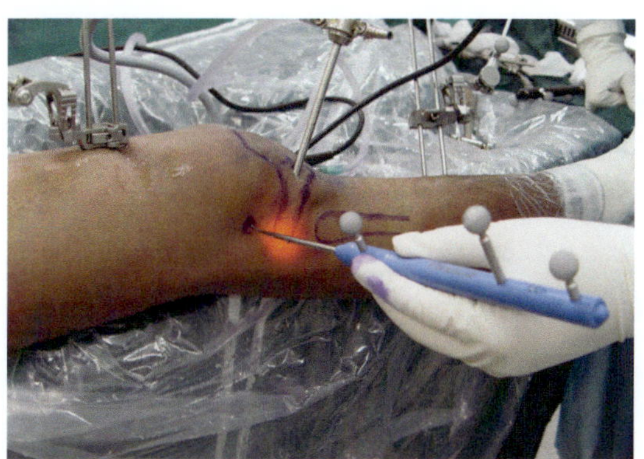

图 6-4-5　使用胫骨导航探针定位

(4) 隧道外口定位及建立：分别使用导航系统在股骨及胫骨上定位。隧道内、外口定位后通过导向器自前向后钻入 2mm 克式针，并用 6mm 空心钻制备骨隧道，用隧道锉打磨隧道内口（图 6-4-9～图 6-4-16）。

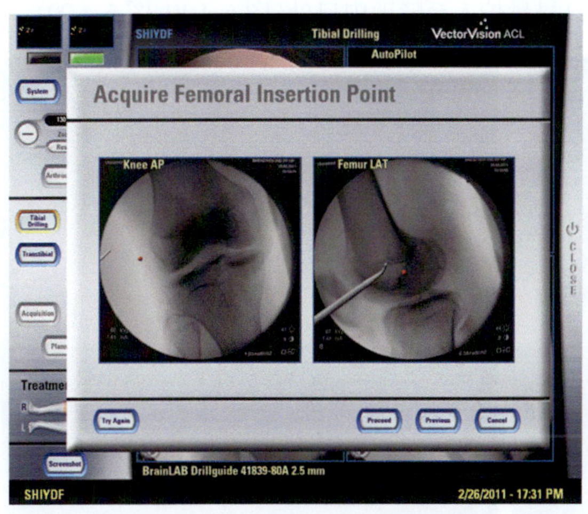

图 6-4-6　使用胫骨导航探针定位

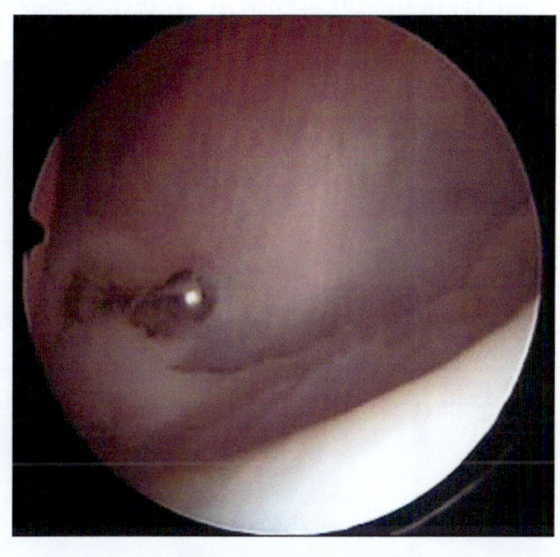

图 6-4-7　通过后外侧入路将胫骨导航探针定位于腘肌腱

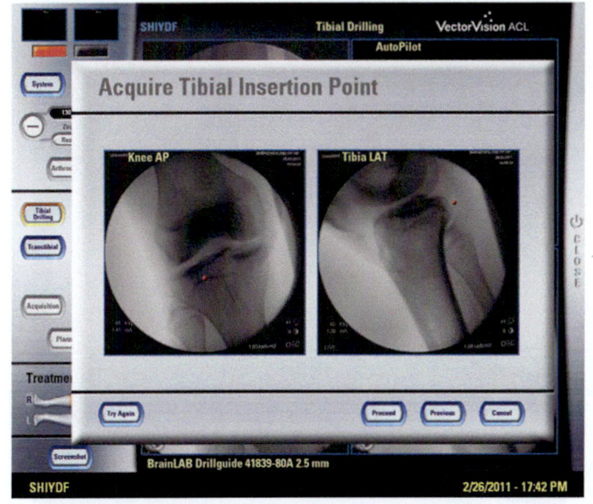

图 6-4-8　胫骨导航探针定位点

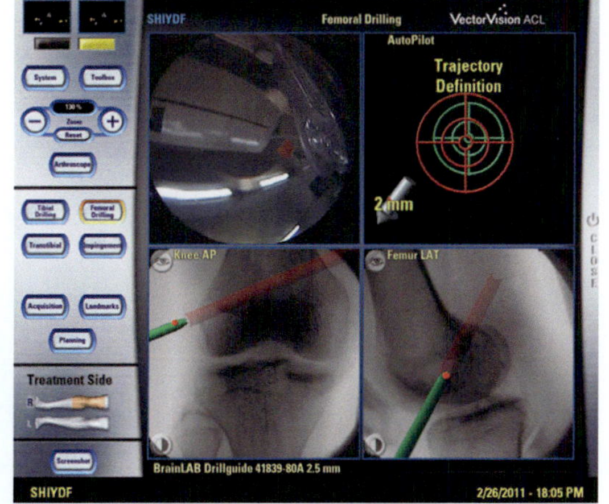

图 6-4-9　使用导航系统钻取骨道

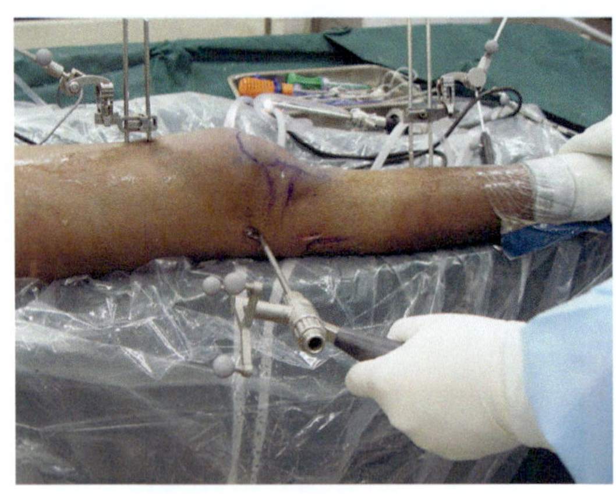

图 6-4-10 胫骨导航探针定位点

(5) 移植物引入:将 5 号 Ethibond 缝线作为引导线,一端自胫骨隧道外口置入,自隧道内口引出。异物钳通过外侧辅助入路置入、沿外侧沟达到后外侧室的隧道内口处。异物钳夹持该引导线拉出外侧辅助入路。利用引导导针将该引导缝线引入至股骨隧道内并拉出至膝内侧。通过引导线将准备好的移植物自胫骨隧道引入至股骨隧道(图 6-4-17,图 6-4-18)。

(6) 移植物固定:首先用直径 7.0mm 的可吸收挤压螺钉固定股骨隧道内的移植物一端。自胫骨隧道外口处拉紧移植物另一端,作 20 次全程屈伸膝活动。屈膝 30°位、小腿内旋位拉紧移植物,用直径 7.0mm 可吸收挤压螺钉固定移植物于胫骨隧道内,关节镜下观察螺钉尽量拧入至隧道内口处(图 6-4-19,图 6-4-20)。

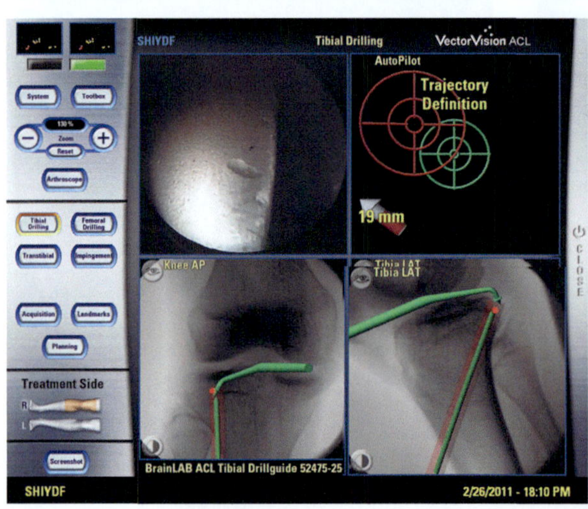

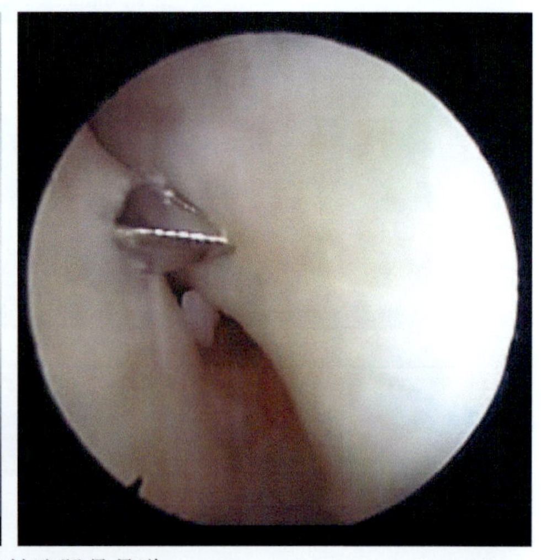

图 6-4-11 使用导航系统钻取胫骨骨道

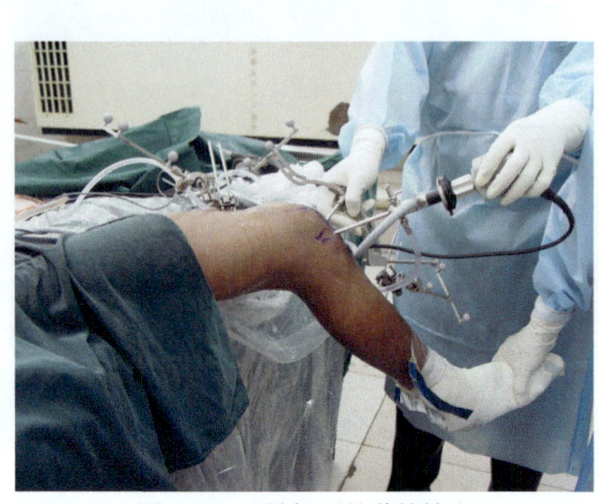

图 6-4-12 导航下骨道的钻取

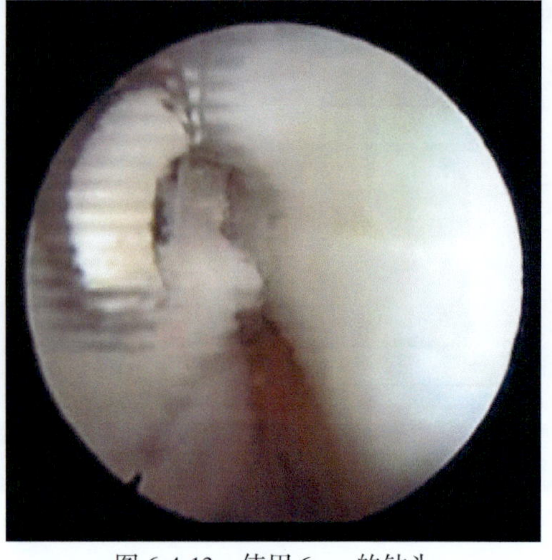

图 6-4-13 使用 6mm 的钻头

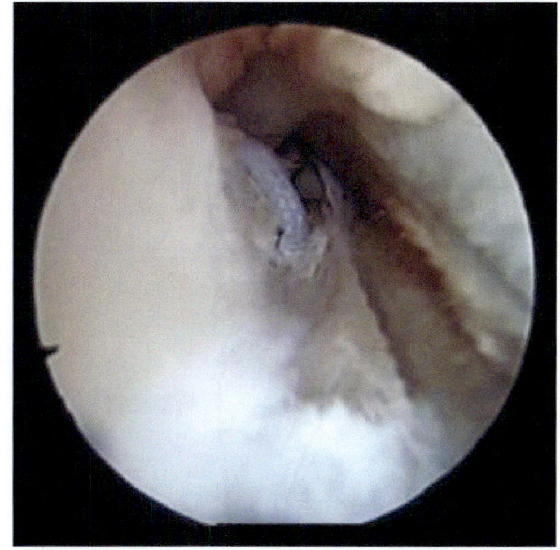

图 6-4-14 使用抓钳将尾线架出

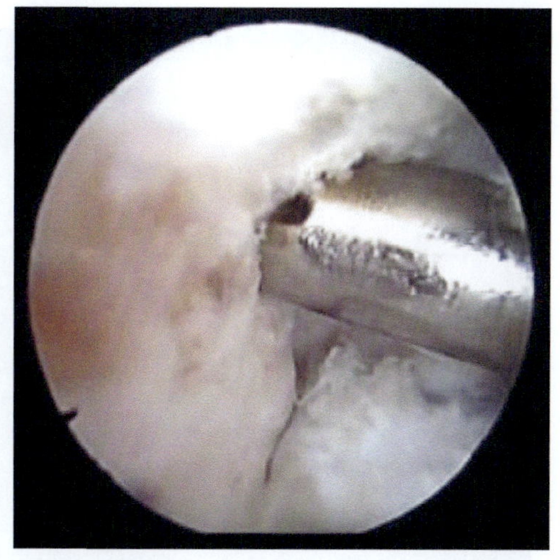

图 6-4-15 导航下钻取股骨骨道

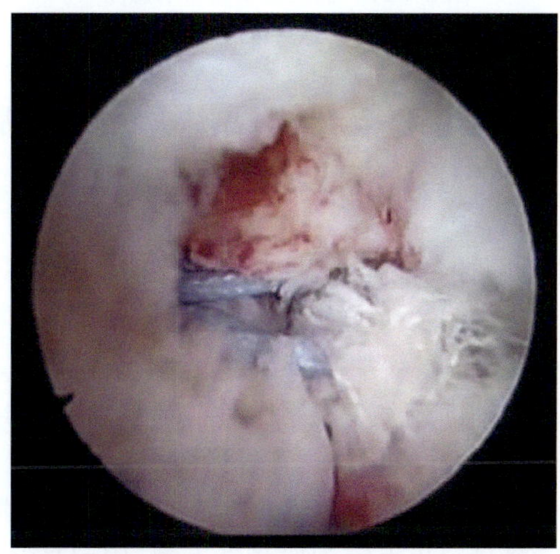

图 6-4-16 用导线将肌腱引入

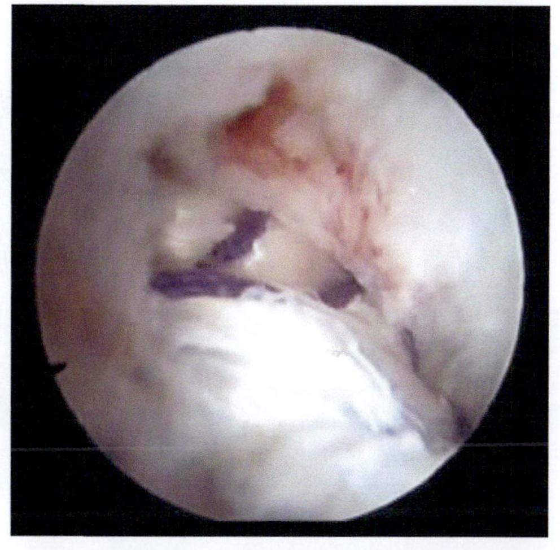

图 6-4-17 拉入骨道的肌腱

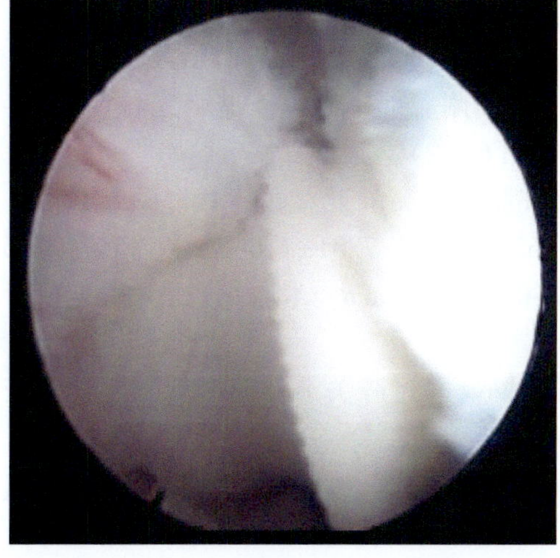

图 6-4-18 用挤压钉固定肌腱

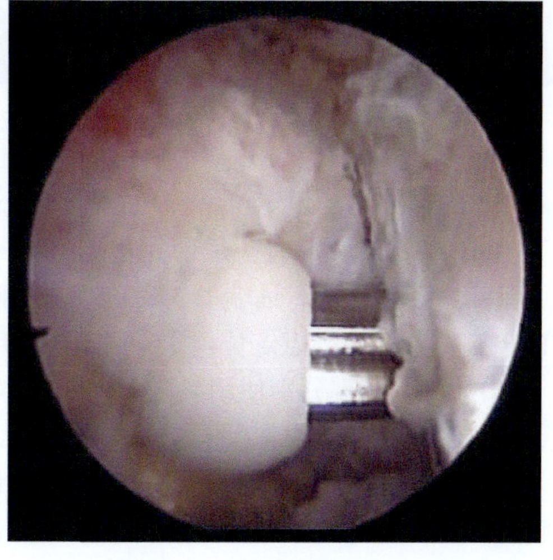

图 6-4-19 注意钉尾进入骨道

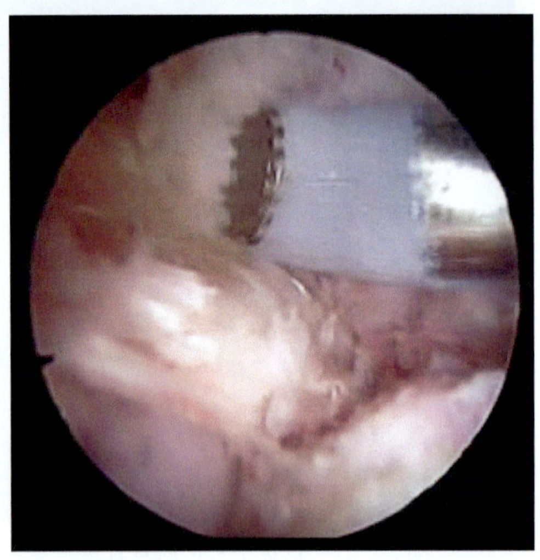

图 6-4-20　重建后的腘肌腱

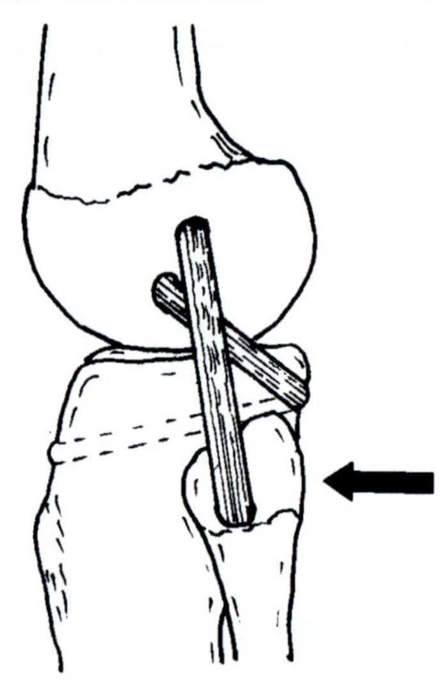

图 6-4-21　腘肌腱重建后示意图
箭头示重建后的腘肌腱

第五节　计算机导航辅助关节镜下膝关节外侧副韧带及腘腓韧带重建手术操作与技术

计算机导航辅助关节镜下膝关节外侧副韧带及腘腓韧带重建手术的基本操作设计如下：

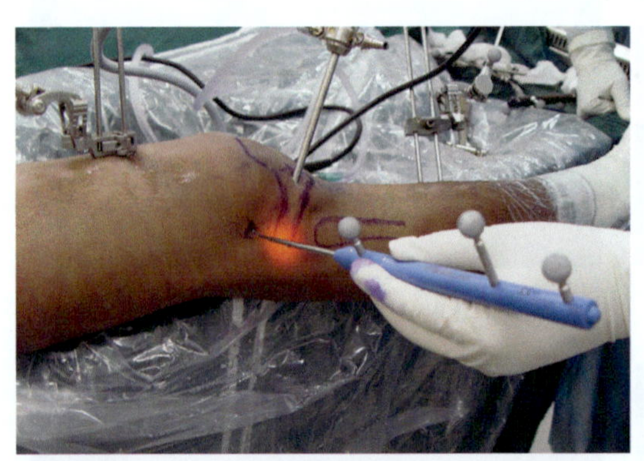

图 6-5-1　使用胫骨导航探针定位

（1）关节镜入路：常规前外、前内入路，后内入路、后外入路、穿后间隔入路、外侧辅助入路。观察膝关节损伤情况，如发现有合并半月板、软骨损伤，予以修复。

（2）股骨隧道建立：触摸股骨外侧髁，将最突出点定为股骨外上髁，用记号笔标记，根据解剖学研究，LCL 附着部中心点在股骨外上髁近端 1.27±3.10mm、后方 2.99±1.29mm，我们在术前采用导航探针于 LCL 附着部中心点皮肤上定位（图 6-5-1，图 6-5-2）。

（3）胫骨隧道隧道定位：LCL 附着部中心点在腓骨茎突最近点远端 10.56±2.17mm、前方 7.51±1.81mm，在腓骨头最前点远端 1.43±1.62mm、后方 7.81±1.86mm。PFL 附着部中心点在腓骨茎突最近点远端 1.31±0.55mm、前方 0.49±1.36mm。术前我们采用导航探针于 LCL、PFL 附着部中心点定位（图 6-5-3，图 6-5-4）。

（4）等长测定：分别使用导航系统进行撞击试验，通过膝关节伸屈活动时股骨及胫骨位点之间的距离进行调整（图 6-5-5～图 6-5-12）。

（5）骨道的钻制：确定股骨位点后，在股骨外上髁做一长约 2cm 的纵行切口，由该点自外侧向内侧打一克氏针并贯穿以便于牵拉韧带。根据移植物折叠后的粗细，以克氏针为中心股骨外侧扩孔，深约 2～2.5cm。确定胫骨位点后，沿标识点在腓骨头的后缘向近侧做一

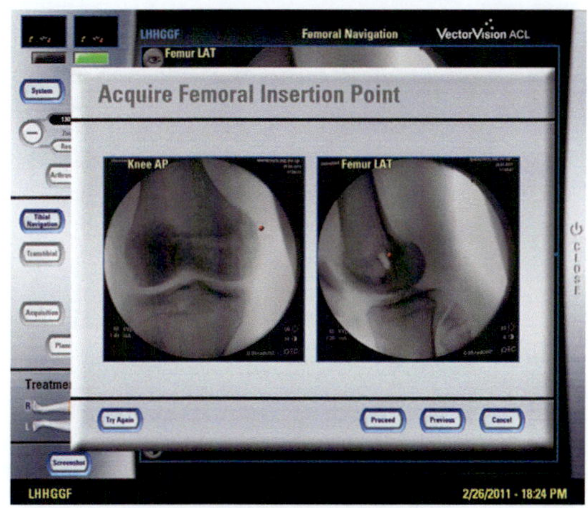

图 6-5-2　术前使用胫骨导航探针定位

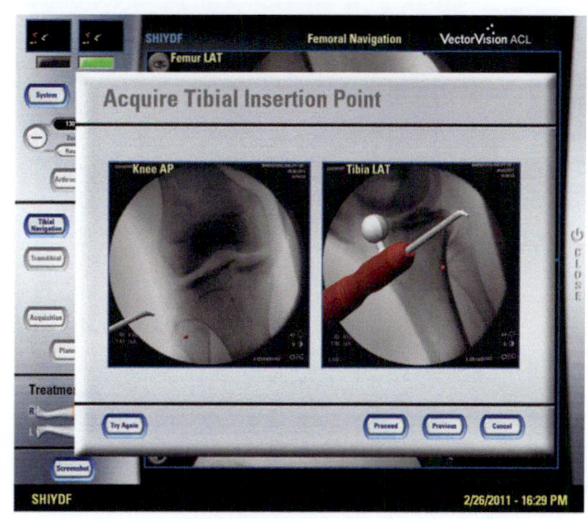

图 6-5-3　胫骨导航探针定位 LCL 腓骨位点

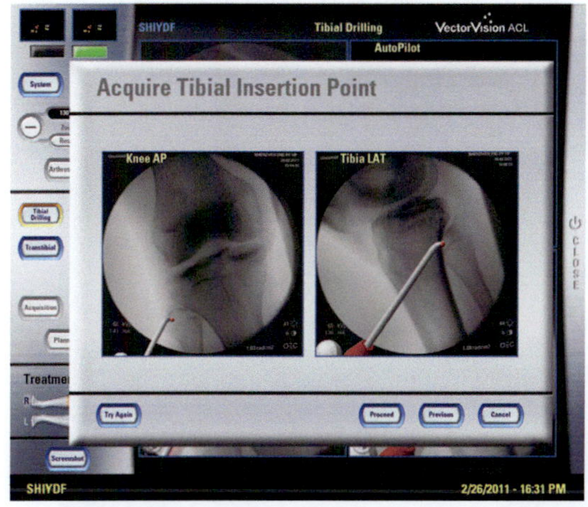

图 6-5-4　胫骨导航探针定位 PFL 腓骨位点

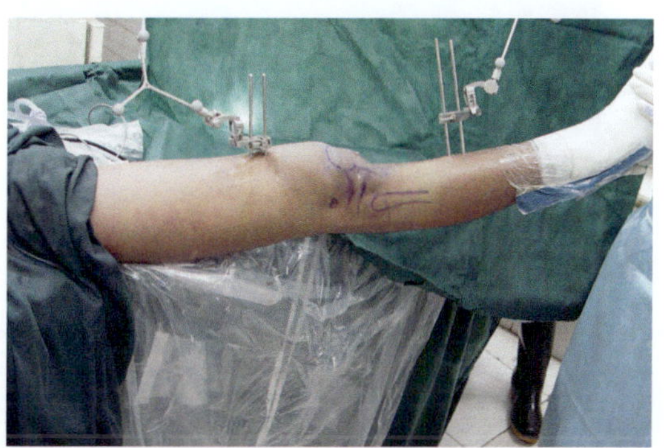

图 6-5-5　定位后，伸屈膝关节行撞击试验（伸直）

个纵行切口，长约 3cm。依次切开皮肤、浅深筋膜层，从股二头肌肌腱、髂胫束、股骨外髁及腓骨头后缘组成的三角内，向内侧分离，直至隔着关节囊能够触及胫骨平台后外侧角。同时探触腓骨头后内侧，明确其后内侧无组织结构紧贴。在导航辅助下，从腓骨头前侧 LCL 标识点向后内侧 PFL 标识点钻骨隧道（图 6-5-13～图 6-5-17）。

（6）移植物引入及固定：将编制好的移植物先穿过腓骨骨道后，再通过皮下隧道穿至股骨位点处，使用克氏针导针带线引入股骨骨道，用匹配的可吸收挤压螺钉固定股骨隧道内的移植物一端，并在腓骨骨道处使用可吸收挤压螺钉或是带线锚钉固定移植物（图 6-5-18～图 6-5-20）。

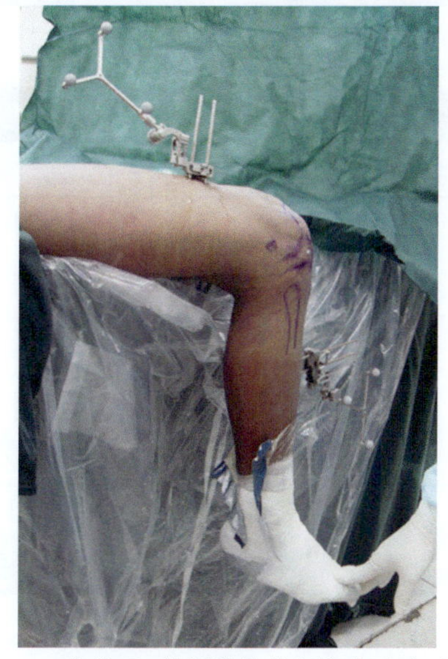

图 6-5-6　定位后，伸屈膝关节行撞击试验（屈曲）

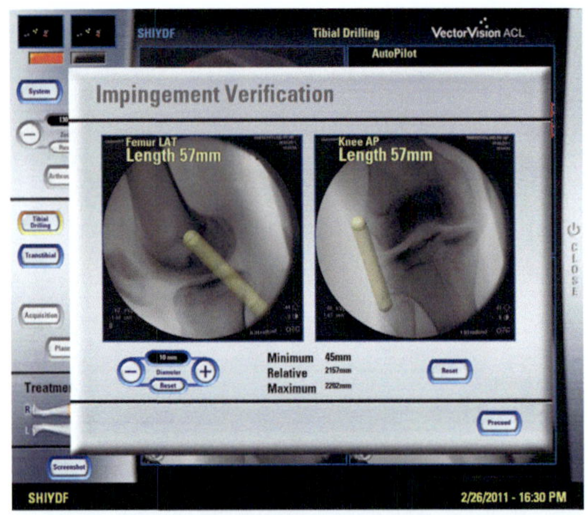

图 6-5-7　伸直时 LCL 的长度(57mm)

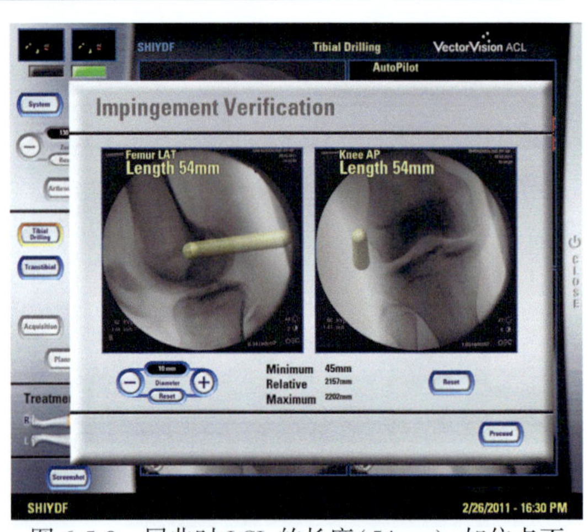

图 6-5-8　屈曲时 LCL 的长度(54mm),如位点不等长,则需调整位点直至合适为止

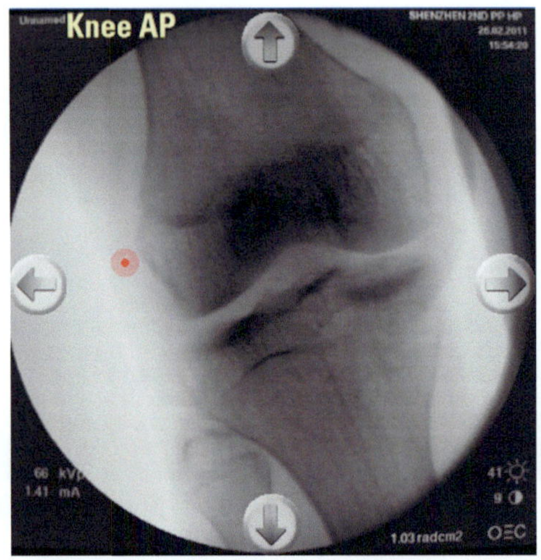

图 6-5-9　调整 LCL 位点

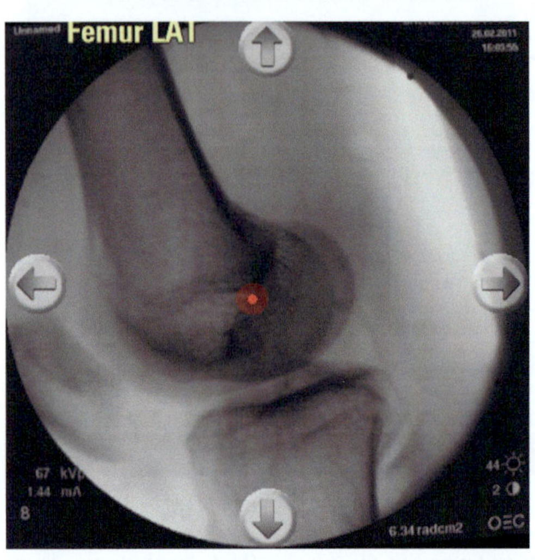

图 6-5-10　调整 LCL 位点

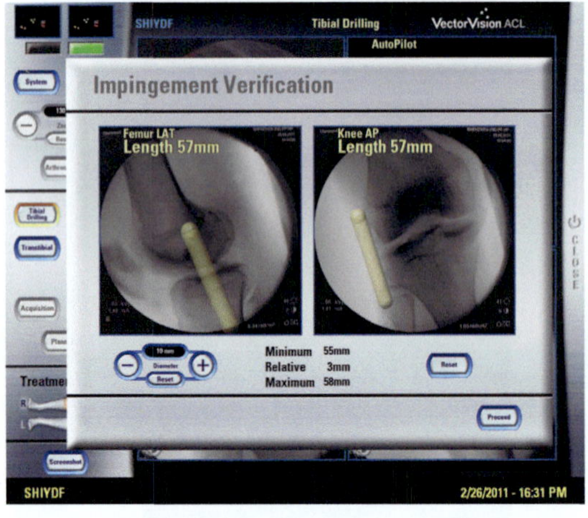

图 6-5-11　调整后伸直时 LCL 的长度(57mm)

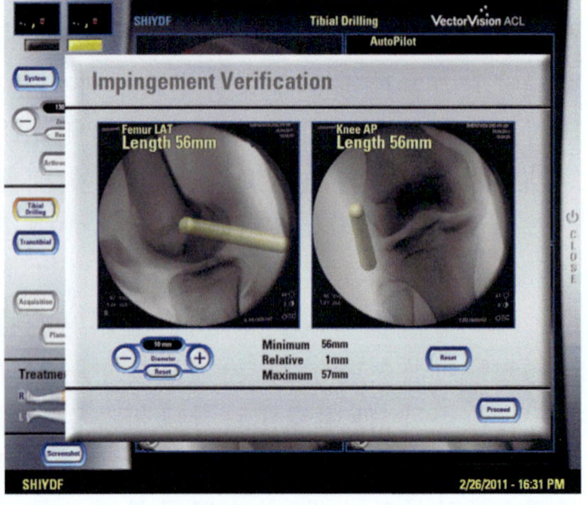

图 6-5-12　调整后屈曲时 LCL 的长度(56mm),位点基本等长

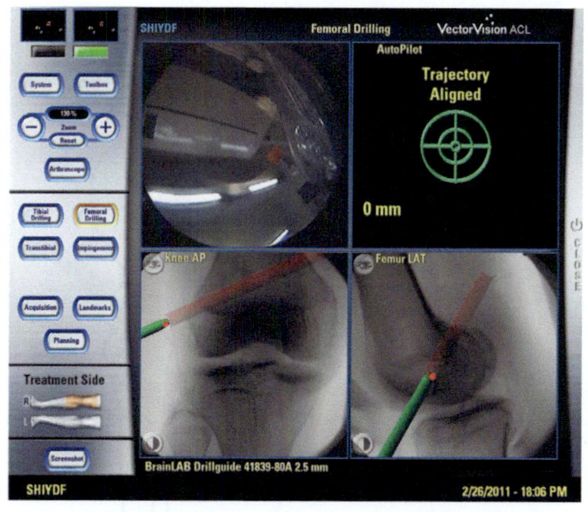

图 6-5-13　使用导航系统钻取股骨骨道

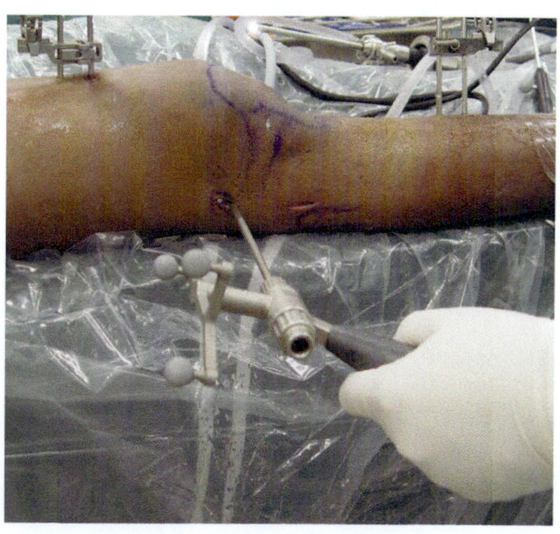
图 6-5-14　导航下骨道的钻取

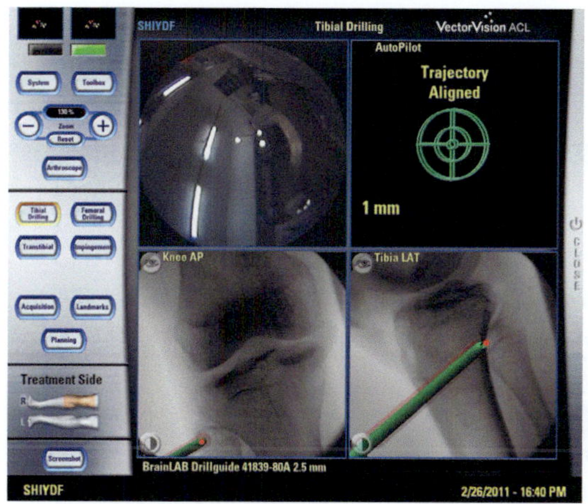

图 6-5-15　使用导航系统钻取胫骨骨道

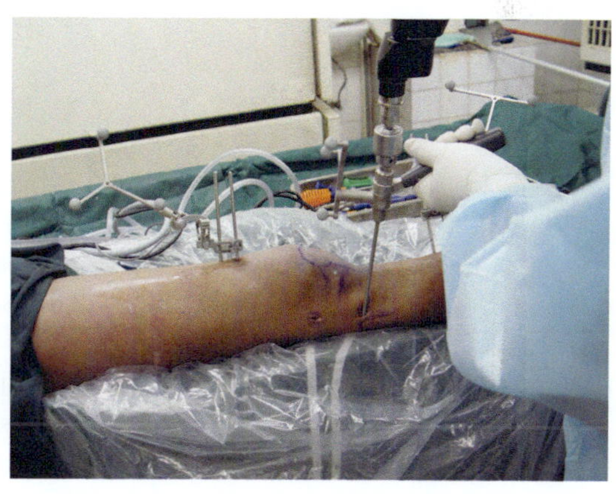
图 6-5-16　导航下骨道的钻取

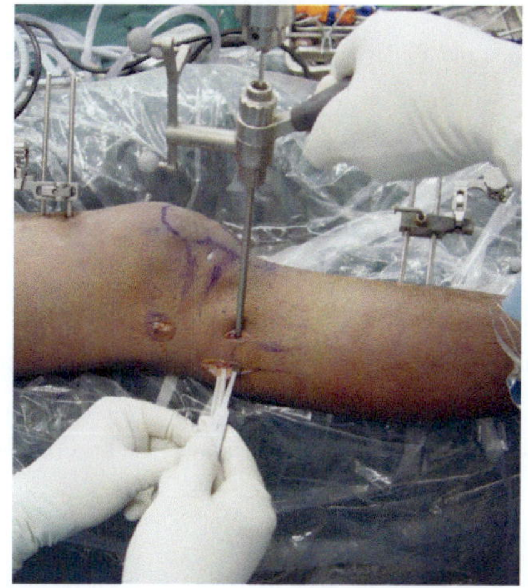
图 6-5-17　钻制骨道时注意保护腓总神经

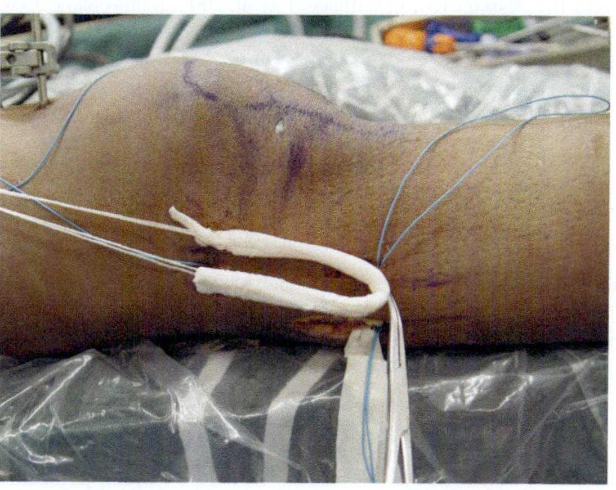
图 6-5-18　将牵引线穿过各个骨道

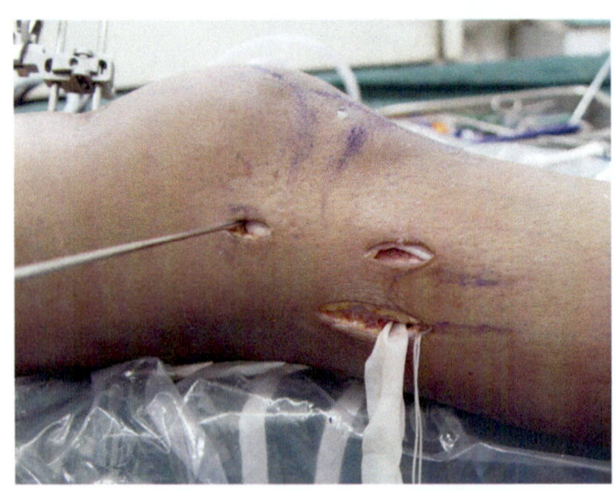

图 6-5-19 肌腱拉过骨道并于挤压钉固定

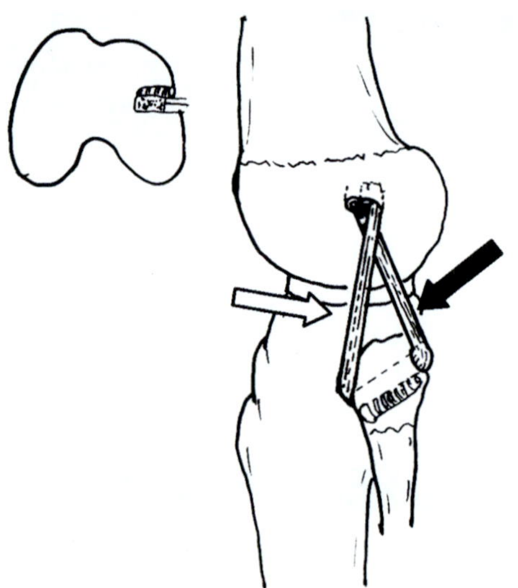

图 6-5-20 手术结果示意图

腘腓韧带(黑色箭头示);外侧副韧带(白色箭头示)

参考文献

冯华,洪雷,耿向苏等 . 2008. Inlay 技术在后十字韧带和后外复合体损伤中的应用 . 中华骨科杂志,28(4):292-297

张辉,冯华,洪雷等 . 2007. 解剖重建腘腓韧带治疗膝关节后外旋转不稳定 . 中国运动医学杂志,26(5):534-537

Fineberg MS, Duquin TR, Axelrod JR. 2008. Arthroscopic visualization of the popliteus tendon. Arthmseopy, 24(2):174-177

Gollehon DL, Torzilli PA, Warren RF. 1987. The role of the posterolateral and crueiate ligaments in the stability of the human knee. J Bone Joint Surg Am, 69(2):233-242

Grood ES, Stowers SF, Noyes FR. 1988. Limits of movement in the human knee: effect of sectioning the posterior cruciate ligament and posterolateral structures. J Bone Joint Surg Am, 70 (1):88-97

Lee MC, Park, YK, Lee SH, et al. 2003. Posterolateral reconstruction using split chilles tendon allograft. Arthroscopy, 19 (9):1043-1049

Noyes FR, Stowers SF, Grood ES, et al. 1993. Posterior subluxations of the medial and lateral tibiofemoral compartments: an in vitro ligament sectioning study in cadaveric knees. Am J Sports Med, 21(3):407-414

Oakes DA, Markolf KL, McWilliams J, et al. 2002. Biomechanical comparison of tibial inlay and tibial tunnel techniques for reconstruction of the posterior cruciate ligament: analysis of graft forces. J Bone Joint Surg Am, 84-A(6):938-944

Pasque C, Noyes FR, Gibbons M, et al. 2003. The role of the popliteo fibular ligament and the tendon of popliteus in providing stability in the human knee. J Bone Joint Surg Br, 85(2):292-298

Shabane SA, Ibbotson C, Straehan R, et al. 1999. The popliteofibular ligament: an anatomical study of the posterolateral corner of the knee. J Bone Joint Surg Br, 81(4):636-642

Sidles JA, Larson RV, Garbini JL, et al. 1988. Ligament length relationships in the moving knee. J Orthop Res, 6(4):593-610

Sugita T, Amis AA. 2001. Anatomic and biomechanical study of the lateral collateral and popliteofibular ligaments. Am J Sports Med, 29(4):466-472

Vehri DM, Deng XH, Torzilli PA, et al. 1995. The role ofthe crueiate and posterolateral ligaments in stability of the knee: a biomechanical study. Am J Sports Med, 23(4):436-443

Vehri DM, Warren RF. 1994. Posterolateral instability of the knee. J Bone Jnint Surg Am, 76-A:460-472

Vehri DM, Warren RF. 1994. Anatomy, biomechanics, and physical findings in posterolateral knee instability. Clin Sports Med, 13 (3):599-614